伝導失語

復唱障害、STM障害、音韻性錯語

日本高次脳機能障害学会
教育・研修委員会　編

株式会社 新興医学出版社

Conduction Aphasia

— Impairment of repetition, verbal short-term memory, and phonemic paraphasia —

Committee on education and training

Japan Society for Higher Brain Dysfunction

© First edition, 2012 published by
SHINKOH IGAKU SHUPPAN CO., LTD TOKYO.
Printed & bound in Japan

● 企画・編集

日本高次脳機能障害学会　教育・研修委員会

● 執筆者一覧 （執筆順）

大槻　美佳	北海道大学大学院 保健科学研究院
古本　英晴	独立行政法人国立病院機構 千葉医療センター 神経内科
大東　祥孝	京都大学名誉教授
	周行会湖南病院顧問
佐藤　睦子	総合南東北病院 神経心理学研究部門
種村　　純	川崎医療福祉大学 医療技術学部 感覚矯正学科
高倉　祐樹	道東脳神経外科病院
水田　秀子	藤井会リハビリテーション病院 言語聴覚士
小嶋　知幸	市川高次脳機能障害相談室
	仙台医療福祉専門学校
小川　七世	北海道医療大学 心理科学部 言語聴覚療法学科
	東北大学大学院 医学系研究科 高次機能障害学
春原のりこ	目白大学 保健医療学部 言語聴覚学科
宇野　　彰	LD・Dyslexia センター
	筑波大学 人間系 障害科学域
狐塚　順子	筑波大学大学院 人間総合科学研究科
	埼玉県立小児医療センター 保健・発達部
	LD・Dyslexia センター
吉村　貴子	大阪医療技術学園専門学校 言語聴覚士学科
田中須美子	東京都立広尾病院 整形外科 リハビリテーション室

はじめに

京都大学名誉教授, 周行会湖南病院顧問　大東 祥孝

　本書は, 2011年11月に鹿児島で開催された日本高次脳機能障害学会サテライト・セミナーでの講演を核として, 伝導失語に関わるさまざまなテーマを追加し, サテライト・セミナー特集として編纂されたものである. 講演をして頂いた方々は言うまでもないことであるが, 追加執筆をお願いした方々からも, 大変に得難い力作をお寄せ頂き, 結果的に, 極めて水準の高い「伝導失語についての論考集」ができあがった. お読み頂ければ, 伝導失語関連のほとんどすべての問題について, 詳細に論じ尽くされていることに気付かれると思う.

　筆者の知る限り, 伝導失語について, ここまで幅広くまとめて論じられた類書というのは, 近年, ほとんど他に見あたらないのではないかと思う. そういう意味で, 本書は, 失語症に関心をもたれている多くの読者にとって, 極めて貴重である.

　伝導失語は, その歴史的展望でも述べるように, Wernicke (1874) が感覚性言語中枢と運動性言語中枢との離断 (島損傷による伝導の障害) によって, 理解は概ね保たれているにもかかわらず, 復唱と錯語 (音韻性錯語) の障害が生じる失語型として, 提唱された. その後の研究の過程で, ①理解が保たれているにもかかわらず生じる復唱障害というのは, なぜ, どのようにして生じるのか, ②音韻性錯語が頻発するという特徴は, どのように理解すればよいのか, といった疑問に答えるべく, さまざまな仮説が提起されてきた. 要するに, その名に呼応する「伝導」の障害との関連で, ①や②がどのように説明可能なのか？が問われてきたといってもよい.

　Wernickeの提唱後, Liepmannら (1914) によって, 伝導失語とは「理解力と復唱能力の解離」をその本質的特徴とする失語型であることが確認され, なぜ復唱が障害され, 音韻性錯語が生じるのかについて, 「伝導の障害」であるよりは, 「発語の準備過程」に問題がある, ということを指摘した.

　その後, あらためて (島損傷ではなく弓状束損傷によって)「伝導の障害」

によることを強調したGeschwind (1965) を経て,復唱のみが障害されていた症例を提示して,Warrington ら (1969) は,復唱の障害は,言語に限局した短期記憶 (verbal short term memory) の障害によるものであるとした。

以後,間もなく,復唱のみが障害される症例と自発語,呼称,音読などすべての表出過程において音韻性錯語を示す症例とは区別すべきである,という見解がShallice ら (1977) によって提起され,前者は復唱型 (repetition type),後者は産生型 (reproduction type) と称された。これらはプロトタイプであって,実際の症例は,この二型が混在しているとみなされているが,臨床的には,純粋な復唱型というのはきわめて稀であり,ふつう伝導失語と称される際には,産生型の病像をとり,音韻性障害は,復唱にのみならず,自発話,呼称,音読など,あらゆる表出モダリティーにおいて出現する。この時点以降,伝導失語とはいっても,これは均質な失語型ではなく,亜型が存在するという考え方がひろがってゆく。よくみられる伝導失語は,産生型伝導失語 (reproduction conduction aphasia) である,ということになる。いずれにしても,復唱の障害をすべて言語性短期記憶の障害で説明しきれるのか,という問いは残る。

この点に関して,時代は遡るが,Goldstein (1948) の考え方は,再考に値するように思われる。彼は,伝導失語とは言わずに,これを「中枢性失語」(Central Aphasia) と称したのであるが,そこで彼が言いたかったことは,伝導失語といわれてきた失語症状の発現機序は,決して「伝導」の障害ではなく,Vygotsukyのいう内言に相当する「内言語」の中核的障害であって,それこそが,中枢性失語の本態なのであった。

ここでいわれる「内言語」の障害というのは,みかたによれば,後にHécaen ら (1955) によって「思考を音節へと展開する段階での障害」であり,Dubois ら (1964) による「言語分節における第一段階における異常」(une aphasie de la première articulation),あるいは「言語情報を構音するためのプログラミングの障害」ともみなしうるもので,これは先に述べたLiepmann ら (1914) の,「発語の準備過程」における障害説にも通じるものである。

これらのさまざまな主張をざっくりとまとめるならば,伝導失語の病態を,(1) 離断 (伝導) の障害とみなす立場,(2) 言語性短期記憶障害とみなす立場,(3) 言語における第一次分節,ないし構音するためのプログラミングの障害で

あるとみなす立場，に大きく分けることができるかもしれない．(1)の視点からは「伝導」の障害であるので「伝導失語」という呼称はふさわしいかもしれないが，(2)や(3)をその本質とみなす視座からは，「伝導」の障害ではなく，「内言語」の中核的障害こそがその本態であることになるので，むしろ「中枢性失語」という表現のほうが的を得ていることになる（Yamadoriら，1975）．

こうした問題意識のもとに，以下の第Ⅰ章からⅤ章までの論文を読んで頂くならば，本書がいかに意義深いものであるかを理解して頂けるに違いないと思う．

最後に，Freud（1891）が「伝導」の障害を強調した経緯を簡単に述べておきたい．Wernickeの流れでここまで述べてきた「伝導」とは相当に異なる考え方なので，無駄な誤解を招くことがあってはならないと思い，あえてふれておくことにした．Freudは，Wernickeの師であったMeynertが「神経細胞内に記憶心像が貯蔵される」といった考えを述べたことを痛烈に批判し，「神経細胞に記憶心像が宿る，などということはありえない」ことを強調し，中枢と称されている部位も，結局は神経細胞の集合から成り立っているわけであるから，言語中枢をふくめ，失語で問題となる解剖学的基盤は，細胞間の伝導の障害であって，そういう意味において，（アナルトリーを除く）すべての失語は，「伝導」の障害に帰着するものであったのである．つまり，Freudにおいては，「伝導」の次元が相当に異なるのである．神経学的次元と心理学的次元との関連を立ち入って考究し，苦闘していたFreudにとって，これらを混同しているとしか思えないMeynertの「神経細胞内に記憶心像が貯蔵される」といった言明は，許し難いものであった．Freudのいう「伝導」というのは，神経細胞間の解剖学的離断であって，そこにこそ失語症の基盤があると考えたのである．

文　献

1) Dubois, J., Hécaen, H., Anjelergues, A., et al.：Étude neurolinguistique de l'aphasie de conduction. Neuropsychologia, 2：9-44, 1964.
2) Freud, S.：Zur Auffassung der Aphasien. Deuticke, Leibzig und Wien, 1891.
3) Goldstein, K.：Language and Language Disturbances. Grune & Stratton, New York, 1948.
4) Geschwind, N.：Disconnexion Syndromes in animals and man. Brain, 88：237-294, 585-

644, 1965.
5) Hécaen, H., Dell, M.B., Roger, A. : L'aphasie de conduction. L'encéphale, 44 : 170-195, 1955.
6) Liepmann, H., Pappenheim, M. : Uber einen Fall von sog. Leitungsaphasie. Z ges Neurol Psychiat, 27 : 1, 1914.
7) 大橋博司：臨床脳病理学. 医学書院, 東京, 1965.
8) 大東祥孝：精神医学再考―神経心理学の立場から. 医学書院, 東京, 2011.
9) Shallice, T., Warrington, E.K. : Auditory-verbal short term memory impairment and conduction aphasia. Brain & Language, 4 : 479-491, 1977.
10) Warrington, E.K., Shallice, T. : The selective impairment of auditory verbal short-term memory. Brain, 92 : 85-896, 1969.
11) Wernicke, C. : Der aphasischen Symptomenkomplex. Max Cohen & Weigert, Breslau, 1874.
12) Yamadori, A., Ikumura, G. : Central（or conduction）aphasia in a Japanese patient. Cortex, 11 : 73-82, 1975.
13) 山鳥　重：解説：H. リープマンとM. パッペンハイム―いわゆる伝導失語の剖検例.「神経心理学の源流, 失語編, 上」. 創造出版, 東京, pp.195-212, 1982.

目次

■ はじめに .... 大東　祥孝

第Ⅰ章　伝導失語とは？
1. 伝導失語の診断 .... 大槻　美佳　3
2. 伝導失語症候のバリエーション
　　―音韻と意味をめぐるエチュード：「復唱障害」の意味するもの―
　　.. 古本　英晴　25
3. 伝導失語論の歴史的展望 .... 大東　祥孝　51

第Ⅱ章　音韻性錯語
1. 音韻性錯語 .... 佐藤　睦子　71
2. 失語症の音韻論的障害の検討 .... 種村　純　81

第Ⅲ章　復唱障害，言語性短期記憶障害
1. 言語性短期記憶（short-term memory：STM）について
　　... 高倉　祐樹・大槻　美佳　97
2. 純粋STM症候群をめぐって .... 水田　秀子　131
3. 復唱障害について .... 小嶋　知幸　151

第Ⅳ章　特殊型，小児の病態
1. logopenic progressive aphasia .... 小川　七世・大槻　美佳　173
2. 発達と音韻論的障害 .... 春原のりこ　195
3. 小児の伝導失語と発達性読み書き障害―音韻障害と音韻認識障害
　　... 宇野　彰・狐塚　順子　215

第Ⅴ章　伝導失語の言語治療
1. 伝導失語の言語治療―WM障害の立場から .... 吉村　貴子　231
2. 伝導失語の言語治療―音韻操作障害の立場から .... 田中須美子　247

■ 索引 273

第Ⅰ章
伝導失語とは？

1. 伝導失語の診断
2. 伝導失語症候のバリエーション
    ―音韻と意味をめぐるエチュード：
    「復唱障害」の意味するもの―
3. 伝導失語論の歴史的展望

第 I 章　伝導失語とは？

伝導失語の診断

北海道大学大学院 保健科学研究院　**大槻　美佳**

> **臨床に役立つ ワンポイント・アドバイス**
> One-point Advice
>
> 　様々な失語症検査バッテリーがあるが，失語型は検査の'点数'で診断されるのではない。重要なのは，その失語型に必須あるいは特異的な所見があるかどうか，あるいは除外所見があるかどうかを検討することである。保存されている機能と障害されている機能のコントラストを見出すことが，患者の病像を明るみにする。伝導失語の診断は，このポイントを押さえていると，至って明解であるが，検査の点数で診断しようとすると，とたん難しいものになる。例えば，伝導失語の中心的な症状は，「音韻性錯語の出現」，「復唱障害」，「言語性短期記憶障害」等と表現されているが，実は，そのどれもが伝導失語に特異的所見ではないのである。これらはシルヴィウス溝周辺失語症候群（Broca 失語，伝導失語，Wernicke 失語）に共通して出現する症状である。したがって，これらが出現するという事実のみでは診断はできない。伝導失語を他の失語型から区別しているのは，保たれている能力と障害されている能力の'コントラスト'である。失構音（phonetic な問題）がないのに，音韻性錯語（phonemic な問題）が出現するというコントラスト。単語レベルの理解障害（semantic な問題）がないのに，文レベル（特に長文）の理解障害（経時的把持・処理の問題）が出現するというコントラスト。伝導失語の診断はコントラストの発見に他ならない。

はじめに

　こんにち最も汎用されている失語症分類を**表1**に示した。これは，新連合主義（ボストン学派）の分類（古典的

【表1】失語型の分類

A. シルヴィウス溝周辺失語症候群
・純粋語唖（＝純粋失構音，pure anarthria） ・Broca失語 ・伝導失語 ・Wernicke失語
B. 境界域失語症候群
・超皮質性感覚失語 ・超皮質性運動失語 ・超皮質性混合失語
C. その他
1）解剖学的な部位名を冠した失語型 　・皮質下性失語（線条体失語，視床失語） 　・補足運動野失語 　・Broca領域失語 2）その他の要素的症状のみの失語型 　・健忘失語 　・純粋語聾（＝pure word deafness） 3）特殊な失語型 　・語義失語

> **KeyWord**
> **＊古典的失語症分類**
> 19世紀後半から20世紀にかけて，フランスやドイツで形成された失語症の分類である。1960年代Geschwindを中心に，解剖学的な知見も加わり，こんにち最も汎用されている失語症分類の基礎となった分類である。

失語症分類と称されている）（**表1**のA, B）に，近年の画像診断の発達に伴い，解剖学的部位名を冠した失語症候群や，その他，以前から個別に用いられていた様々な症候群を補足した（**表1**のC）形である．伝導失語は，古典的失語症分類の中のシルヴィウス溝周辺失語症候群（**表1**のA）に位置づけられている．

歴史的経緯をたどると，伝導失語はWernickeによって提起された失語型で，Wernicke領域とBroca領域を結ぶ（情報を伝達する）経路の離断によって生じる失語型とされた[1]．この考え方をよく表しているのがLichtheimのシェーマ[2]である．これによれば，Wernicke領域自体は保たれているので言語理解は可能であり，Broca領域自体は保たれているので発語にも問題がないが，両者を結ぶ経路

が絶たれているので，聴いた言葉を正しく表出できない（＝復唱障害を呈する）失語型とされている．しかし，このLichtheimのシェーマは，解剖学的な基盤に乏しいこと，また，概念的で実際の臨床の実情とかけ離れていることなどから，現在では用いられてはいない．しかし，1965年にGeschwind[3]が，'離断'という視点を明らかにしてから，伝導失語は，離断仮説で説明し得る失語型として理論的根拠を与えられた形になる．加えて，Geschwindは，Lichtheimで欠如していた解剖学的基盤についても言及し，Wernicke領域とBroca領域を結ぶ（情報を伝達する）経路は弓状束であるとした．しかし，それで議論が収斂したわけではなかった．伝導失語に関しては，その障害の中核が何であるのかという症候を巡る議論と，責任病巣が本当に弓状束なのかという解剖学的基盤に関する議論がこんにちまで絶えることなく続いている．症候学的な評価方法の発達，画像診断の発達，言語のしくみを説明できるモデルの提案など，様々な視点が増えてもなお，あるいは，増えれば増えるほど，論争は新しい視点で続いていく．このことは，実は伝導失語の特徴をよく表わしているのかもしれない．

　本稿では，まず，このような論争から少し離れて，目の前の患者にどう対峙するかという視点で，粛々と診断を進める手順とポイントを述べたい．次に，病巣について述べてから，前述した伝導失語をめぐる議論についても言及したい．

Ⅰ．伝導失語の症候と診断のポイント

　伝導失語の症候を**表2**にまとめた．言語症候の評価に沿ってみてゆくと，発語には，失構音（＝発語失行）を認め

【表2】伝導失語の症候

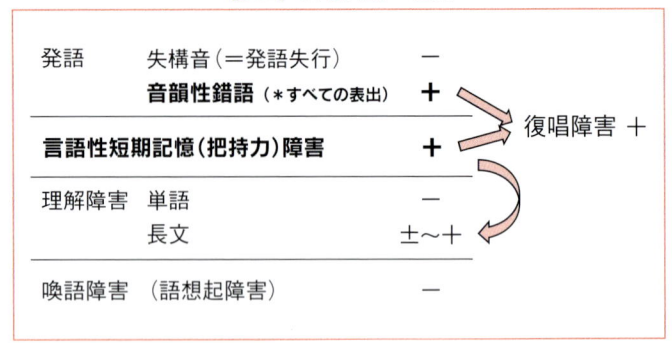

発語	失構音（＝発語失行）	－	
	音韻性錯語（＊すべての表出）	＋	復唱障害 ＋
	言語性短期記憶（把持力）障害	＋	
理解障害	単語	－	
	長文	±～＋	
喚語障害	（語想起障害）	－	

→ **KeyWord**
＊音韻性錯語
音の入れ替えによる言い間違い。音節性錯語，音素性錯語，字性錯語などの用語があるが同じ現象をさす。

→ **KeyWord**
＊言語性短期記憶
秒単位の短い時間，言語の記憶を把持する能力。こんにちのワーキングメモリの理論で，音韻性ループに相当する。

ないが，音韻性錯語を認める。また，言語性短期記憶障害（把持力低下）を認める。復唱障害もみられるが，これは，音韻性錯語の出現と言語性短期記憶障害のため，結果として復唱に障害を示すと考えられているので，音韻性錯語と言語性短期記憶障害から矢印をひいて復唱障害を記載した。すなわち，聴覚的に提示された文を復唱しようと思っても，音韻性錯語の出現とその訂正により，中断，途切れを余儀なくされ，スラスラと復唱できないことがあり得る。また，言語性短期記憶障害があるため，言うべき文を把持していられないため，復唱できなくなることもあり得る。したがって，音韻性錯語の出現も，言語性短期記憶の障害も，いずれも復唱障害の原因となり得る。理解に関しては，単語レベルでは理解障害は認めず，文レベルでは，特に長文では様々な程度の障害を認める。長文での理解障害は，言語性短期記憶障害があるために，文を把持できず，障害を呈すると考えられている。文法的な理解障害があるためではない。その意味で，文理解障害も，言語性短期記憶障害に由来するので，言語性短期記憶障害から，長文理解障害へ矢印を記した。喚語障害は認めない。以上の症候のプロフィールから，伝導失語の症候の中心となるのは，①音

韻性錯語の出現と，②言語性短期記憶障害であると言える（**表2** 太字）。復唱障害や長文の理解障害は，それら中心的症候から派生した症候と言える。

伝導失語では，①と②は必発の症状である（その結果，復唱障害や文レベルの理解障害も必発する）が，①と②の関係は明らかではない。例えば，①は認めるが②は認めないという症例の報告はいまだない。逆に①は認めないが②は認める症例は'純粋STM症候群'として報告されているが，極めて稀である。このことは，①と②の障害メカニズムに由来する，必然的に生起する理なのか，あるいは，単純に責任病巣の解剖学的部位の位置関係から生じることなのかは明らかではない。これらについては本書の第Ⅲ章を参照されたい。

❶ 音韻性錯語（phonemic paraphasia）

1）基本的症候

音韻性錯語とは，「ヨット」が「ヤット」になってしまうような音の入れ替えを指す[※注1]。伝導失語においては，音韻性錯語の出現は，自発話，呼称，復唱，音読，書字（仮名）など，すべての表出でみられる[4, 5]。口頭表出にみられる場合には音韻性錯語，書字表出にみられる場合は音韻性錯書（**図1**）と称されている。音韻の誤りが，口頭表出にも，書字表出にも生じていることは，音韻の誤りが，両表出に共通する言語処理過程で生じていることを示唆する。すなわち，発語や書字という特定のモダリティーの出力に関する障害ではなく，その前の段階：音を選択・配列するレベルの問題であると考えられる。この音の処理のレベルは，音韻処理（phonemicな）レベルと称されている。

伝導失語では，音韻性錯語はすべての表出モダリティーで出現し得るが，日常の会話等では，音韻性錯語が検出し

> ※注1：「ヨット（yotto）」が「ヤット（yatto）」になる誤りは，「yo」という音節が「ya」という音節に替わったと解釈されると音節性錯語，「yo」の「o」という音素が「a」という音素に替わったと解釈されると音素性錯語，「ヨ」という一文字が「ヤ」という一文字に替わったと解釈されると字性錯語と表現されるが，これは解釈の問題であり，現象としては同じことを指す。（したがって，本稿では音韻性錯語と総称する）

> しんぶん　し*ょうぶん
>
> えんぴつ　えんひ*る*
>
> ＊音韻性錯書の部分

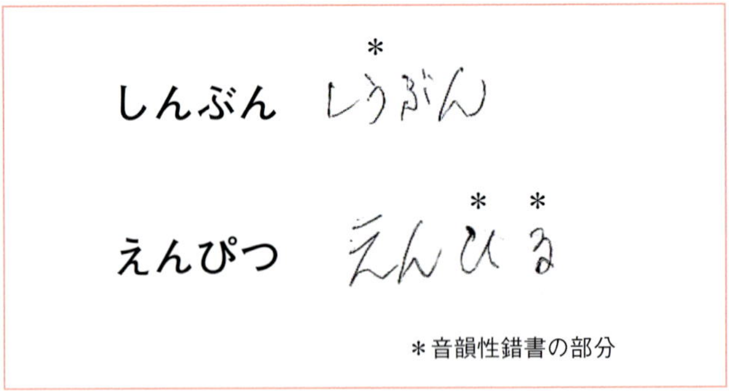

【図1】音韻性錯書の例

にくい印象もある．これは，自発話では言いやすい語を選択し，言いにくい語を避けられるという背景があるからかもしれない．あるいは，自発話では，使用する語彙数が限られ，常同的な表現が多いことも指摘されている[6]．ただし，自発話とその他の発語の条件をそろえた定量的な比較は難しいため，明らかな検証はなされていない．一方，呼称と復唱では，条件を統制した課題による比較検討の研究が散見され，それらでは，呼称のほうが復唱より音韻性錯語の出現が優位に多かったとされている[7,8]．これは，復唱などのように音を外部から与えられるほうが，それを手掛かりにすることができるためなのか，別の機序を考えるべきなのかは未解決である．

2) 接近行為（conduite d'approche）

　伝導失語におけるひとつの特徴は，患者が音韻の誤りに直ちに気づき，訂正しようと試みる現象が見られることである．これは接近行為と称されている．例えば，「25パーセント」と言うのに，「にじゅうごパント，にゆう，にじゅうごパン，にじゅうごパンテント」と何度も言い直す．このような修正は，言い直しの末，成功するとは限らない．

'接近'行為と冠されているが，結果として接近するという意味ではなく，接近しようとする行為という意味である．訂正を繰り返しながら，最初の音韻性錯語よりも，かえって目標語から遠い音韻性錯語になってしまうこともある．この現象は，伝導失語患者が，目標語の音韻情報を想起ないし保持することができていて，しかも，自らの発語をモニターできているからこそ，誤りに気づき，訂正しようとすると考えられる．音韻性錯語が出現する他の失語型として，Wernicke失語があるが，Wernicke失語では接近行為はみられない．これは，Wernicke失語では伝導失語と異なり，目標語の音韻情報が想起できていないか，保持されていないか，あるいは自らの発語のモニターができていない可能性を示唆する．

3) その他の特徴

a. 品詞による相違

音韻性錯語は一般の名詞で目立つが，「おっかけている」を「よっかけている」，「あげています」を「あけています」「売店の行ったけど」等，動詞や助詞など，他の品詞でもみられる．このような音節の誤りが助詞にみられると，文法的な障害を疑われることがあるが，他の品詞にみられる音韻性の誤りと，助詞の誤りを，厳密に統制された課題で比較しなければ，助詞に特異的な問題とは言えない※注2．

b. 音節数による相違

一般に長い音節のほうが短い音節よりも音韻性錯語が出現しやすいことが指摘されているが[9]，1音節でも音韻の誤りは出現する場合さえあり[6]，音韻性錯語の出現は，必ずしも文字数と相関するわけではなく，その機序は一様でない可能性がある．

※注2：例えば，文法能力の評価でしばしば用いられる助詞充填課題において，「a. 友達（　）会った．」の文の（　）の中に，誤って，「a'. 友達（の）会った．」と，充填してしまったとしても，その患者が，「b. コケコッコーと，（　）わとりが鳴いた．」の（　）の中に，「b'. コケコッコーと，（の）わとりが鳴いた．」と充填してしまうような誤りをするのであれば，それは，音韻充填全般の問題であるので，助詞の誤りとはいえない．このようなaタイプの充填課題を行う場合には，少なくともbタイプの充填課題も対照に行い，bタイプは問題ないのに，aタイプで誤る場合のみを'助詞の誤り'というべきである．

c. 有意味語と無意味音の相違

　復唱や音読など，目標音が規定される課題で，無意味音は有意味語よりも音韻性錯語が出現しやすく，有意味語でも言いにくい語句（早口言葉）などでは音韻性錯語が出現しやすいことも指摘されている[7,9,10]。

d. 語中の音の位置，誤りやすい音素

　音韻性錯語が単語の中のどの部位に出現しやすいかは，弁別素性の方法[※注3]で，多くの検討があるが，結果は必ずしも一様ではない。これは，検討に用いられた発話サンプルのモダリティーの相違によるのか，対象患者群の相違によるのか明らかではない。ただし，多くの見解は，誤り音の位置に関しては，Broca失語では語頭音に音韻性錯語が出やすいが，Wernicke失語では語尾にも誤りが多いこと[11～13]，誤り内容に関しては，Broca失語では母音より子音に誤りが多いが，伝導失語やWernicke失語では母音・子音のいずれにも誤りがみられ，誤り方が多様であることが示されている[11～13]。これらの研究から，伝導失語における音韻性錯語は，Wernicke失語の音韻性錯語と質的に同じで，Broca失語における音韻性錯語は異なる機序を持つ可能性が示唆される。

> **※注3**：弁別素性とは，音韻論的構造の最も基本的単位で，音素をその特徴（例えば，両唇音か歯茎音か，有声音か無声音か等）で細かく分解し，位置づけしたものである。失語症においては，音韻性錯語で入れ替わったふたつの音が，どのように入れ替わったのかを分析する手法として用いられている。

❷ 言語性短期記憶障害と復唱障害

1）言語性短期記憶（short-term memory：STM）障害

　言語性STMとは，秒単位の言語把持能力を指す。この言語性STMは，Atkinsonらのモデル[14]において記載されて以来，様々な変遷を経て，こんにちでは，ワーキングメモリ working memory[15]の音韻ループに相当すると考えられている機能である。（詳細は第Ⅲ章1.を参照いただきたい。）臨床的には，数唱の成績などがその指標として用い

られることが多い。いくつの数字を把持できれば正常であると言えるのかは，年齢毎に正常値が検討されているが，大まかには，7桁程度の数字が把持できていれば正常範囲と考えられている。伝導失語患者では，この能力が顕著に低下している。

　伝導失語の障害メカニズムの中核が，聴覚言語性STM低下であるという説がWarringtonら[16]によって提起された。この説は，伝導失語の障害メカニズムが何であるかという議論に火をつけ，また，言語の障害に，記憶の障害を関連づけた意味でも斬新な視点であった。しかし，様々な変遷を経て，こんにち，この説はそのままでは支持されてはいない。この説の問題点は，言語性STM低下のみで伝導失語の障害メカニズムを説明したことと，言語性STMの低下は伝導失語のみの特徴であるかのように説明したことであった。伝導失語において，言語性STM低下は確かに認められるが，それは伝導失語の症候の'ひとつ'ではあっても，'すべて'ではない。また，言語性STMの低下は，伝導失語だけにみられる所見というわけでなく，シルヴィウス溝周辺失語症候群（他にWernicke失語，Broca失語）に共通してみられる症候でもある[17〜19]。

2）復唱障害

　復唱障害は，Ⅰ.の表2で述べたように，音韻性錯語の出現，言語性STM障害のいずれによっても生じうる二次的に派生する症状である。復唱能力を良好・不良と判断する場合，どこにその境界線を引くか，また復唱課題における様々な反応をどう解釈するかなど，すべての疑義に解答を与えられるような診断基準はない。定量的に何語文まで復唱できたら復唱良好といえるかという点に関しては，ごく一般的に，5語程度の文まで復唱できれば復唱に大きな

問題はないとされている[20]。

　しかし，実際の臨床では，誤り方を観察することが重要になる。患者に，復唱課題を課した場合，すんなりと成功しない例として，いくつかのパターンがある。ひとつは，音韻性錯語のために接近行為や中断を余儀なくされて，結局は成功しない場合である。例えば，「トンネルを抜けると青い海が見えました」と聴覚的に提示すると，「トンメ，ト，タンネ，タンナル，いや違う，ト，トンル…」と，接近行為，中断が多く，結局，最後まで言い得ない場合である（パターン1）。ふたつめは，途中で途切れてしまうパターンで，上記の例で言えば，「トンネルを…あれ，んんと，何だっけ」と，それ以上反応できない場合である（パターン2）。もうひとつは，意味はほぼ同じであるが，言い回しを変えてしまう反応である。「トンネルを超えたら海が青く見えた」などと反応する場合である（パターン3）。これらの反応は，ひとりの患者で，課題や場面によって混在する場合もあれば，特定のパターンが多い場合もある。パターン1は，音韻性錯語の出現が復唱障害の直接の原因と考えられる。パターン2では，言語性STM障害が背景にあることが推測される。パターン3は，パターン2が基本に存在する上で，意味へのアクセスが良好である場合に生じる反応と考えられる。

3）伝導失語の亜型分類

　復唱障害を引き起こす「音韻性錯語の出現」と「言語性STM障害」という2つの症候によって，伝導失語を2つの亜型に分類する試みが多々なされている。2分類は，様々な対になる用語で表現されている。求心性（efferent）伝導失語と遠心性（afferent）伝導失語[21,22]，reproductionタイプとrepetitionタイプ[23,24]，シルヴィウス裂上方型（suprasylvian）とシルヴィウス裂下方型（infrasylvian）[25]，頭頂葉型と側頭葉型[26]などである。reproductionタイプ[※注4]の伝導失語は，語の音韻の構成と表象に障害があり，頭頂葉，島などの損傷と関係するとされている。一方，repetitionタイプの伝導失語は，言語性短期記憶に障害があり，復唱に障害が目立ち，側頭葉の損傷と関係するとされている[27]。

※注4：伝導失語の亜型分類に関して，どの用語・視点からの分類が適切であるのかは，本稿では論じないが，用語の煩雑さを避けるため，reproductionタイプ，repetitionタイプの用語を援用する。

しかし，reproductionタイプと，repetitionタイプという二分類も，例えばreproductionタイプであっても，言語性STM障害の症状がみられることも指摘されており[23]，必ずしも明確に二分されず，連続していると推測される面もある。そこで，両者がまったく異なる障害メカニズムに依拠しているのではなく，repetitionタイプは，音韻の入力バファの障害で，reproductionタイプは出力バファの障害であるという考え方[28〜30]や，入力バファや出力バファのみの障害ではなく，出力バファへの変換障害もありえるのではないかという説[31]もある。また，repetitionタイプでは音韻表象が，ただちに崩壊してしまうのではないかという考え方[32]もある。どの考え方が適切であるのか，現在のところまだコンセンサスは得られていないが，実際の臨床では，以下の知見が診断に役立つ。すなわち，reproductionタイプでは，復唱時の反応で，音韻性錯語の頻発による遂行不能（前出，パターン1）が中心になる。repetitionタイプでは，復唱時の反応で，文が途中で途切れてしまい，それ以上，想いだせないような反応（前出，パターン2）が多く，また，単語と非語の復唱の比較では，大きな解離（非語で顕著な低下）を示すことが特徴とされている[33,34]。重要なのは，伝導失語患者をどの亜型に分類するかということではなく，復唱障害の障害メカニズムを知り，有効なリハビリや日常の手助けになる情報を得ることである。

❸ その他の症候

1）伝導失語における理解障害とその留意点

　伝導失語では，単語レベルで理解障害は呈さないが，文レベルに関しては，長文の理解障害を示す．これは，**表2**で示したように言語性STM障害と関係する．すなわち，文レベルの理解に必要な，言語を把持する能力の低下があると，文を把持できず，その結果，理解し損なうからである．文理解障害に関しては，それが文法的複雑さに関係せず，長さに関係する[35]ことからも，これが文法障害によるものではなく，言語性STM障害によるものであると言える．

2）伝導失語における呼称障害とその留意点

　伝導失語では，音韻性錯語のために，呼称に成功しないことがあるので，呼称障害は出現し得ると表現できる．しかし，これは，目標語が喚起できないために起こる喚語障害（語想起障害）とは区別される．基本的に伝導失語では，喚語の障害は認めないか，認めてもごく軽度である．しかし，実際の臨床では，伝導失語で喚語障害が出現する印象があるかもしれない．それは，病巣が角回にも及んでいることが少なくないからである．角回は，古来，角回症候群として，その損傷によって，種々の症状が出現することが知られてきたが，その症候の中に「喚語障害」が含まれている．伝導失語の病巣については後述するが，伝導失語の病巣の首座とされている縁上回は，角回と解剖学的に近傍にあり，脳血管障害では同時に損傷されることも少なくないため，実際の臨床では伝導失語に喚語障害が伴うような印象があるのも無理もない．喚語障害がある患者も含めて広義に伝導失語と呼ぶか，伝導失語の症候に喚語障害は入れず，喚語障害が加わっている場合には，伝導失語＋角回

の症候と解釈するかは定義によるので，大きな問題ではない。重要なのは，喚語障害を伴わない型（＝狭義の伝導失語）があること，それに喚語障害が加わった場合には，病巣が角回にも及んでいると推測できることである。

II. 伝導失語の病巣

❶ 現時点のコンセンサス

　伝導失語の責任病巣は，左上側頭回，縁上回，中心後回 and /or それらの皮質下（弓状束）であることは，一定のコンセンサスを得ている。病巣の模式図（図2）と代表的な患者の病巣（図3）を示す。伝導失語は，上側頭回〜縁上回損傷例の報告が多いが，頻度は少ないが，左中心後回の損傷でも同様に出現する[18,36,37]。左中心後回損傷による伝導失語が少ないのは，血管支配の関係で，そもそも中心後回に限局した梗塞が少ないことに由来する可能性がある[38]。中心後回に限局した梗塞が少ない理由は，中心前回と中心

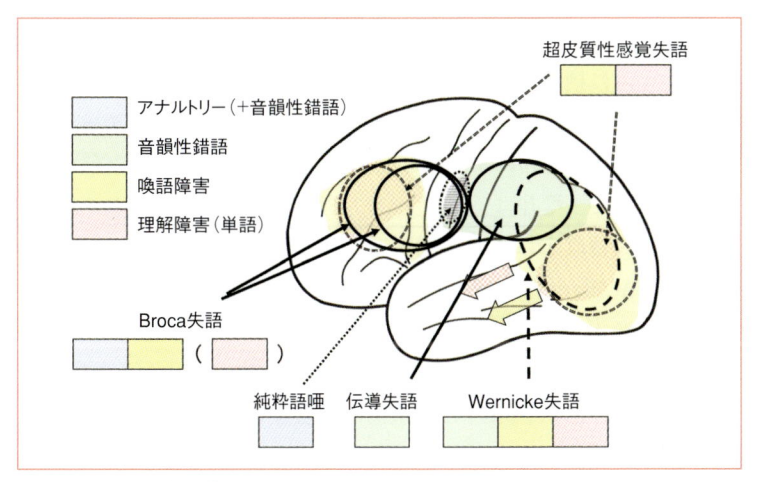

【図2】要素的症状と病巣および失語型の関係

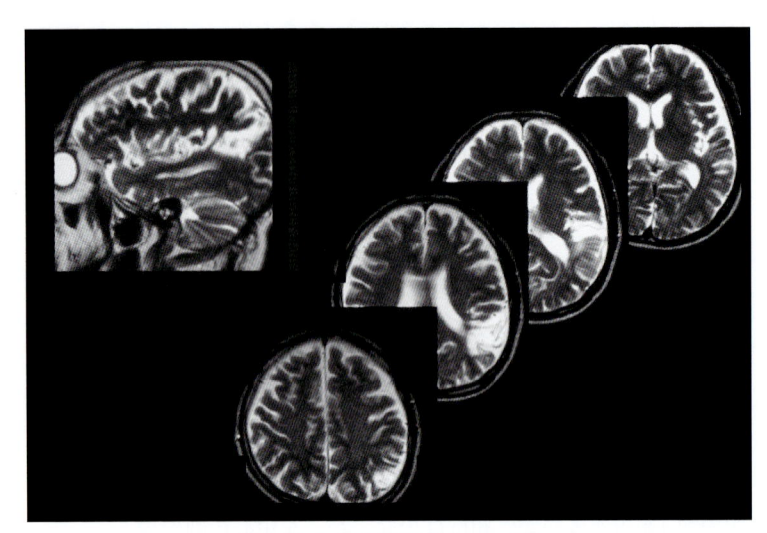

【図3】伝導失語患者のMRI例

後回は同一血管（central artery）で灌流されることが多いので、梗塞が生じる場合には、両部位が同時に梗塞になることが多いからである。中心前回に梗塞が生じると、失構音が出現するので、もはや伝導失語ではない。中心後回のみに梗塞巣が出現するのは、中心後回が別の血管（anterior parietal artery）で灌流されている特殊なパターンで、その血管のみが閉塞した場合である。その他の責任病巣として、櫻井は、伝導失語に必須の病巣は、シルヴィウス裂後枝直下にあたる側脳室三角部周辺としている[6]。また、Ardilaら[39]は、島の中央部から後方部の損傷が伝導失語の出現に関与すると報告しているが、島に関しては、Damasioら[40]は、島皮質自体の損傷よりも、むしろ島皮質下の白質、最外包の損傷が重要であることを指摘している。

❷ 弓状束説と皮質障害説

　伝導失語の責任病巣は，上述のように，左上側頭回，縁上回，中心後回and /orそれらの皮質下（弓状束）と記載したが，厳密には，and/orとして表現した部分に議論がある。すなわち，真の責任病巣は，上側頭回〜縁上回〜中心後回等の'皮質'なのか，その直下を走行している'弓状束'なのかという議論である。

　弓状束は，側頭葉後方のいわゆるWernicke領域と呼ばれる部位から前頭葉のBroca領域までを結ぶ線維束とされている。これは，上縦束（superior longitudinal fasciculus）の一部である。上縦束には4種類の異なった線維束があり，すべて，前頭葉後部に帰着しているが，始点が異なっているとされている。ひとつの束（上水平束：superior horizontal bundle）は頭頂葉から起こり，ふたつの束は角回と縁上回から起こり，一番下の束は，上〜中側頭回から起こっている。このうち，上水平束のアーチ部分が弓状束とされている。しかし，昨今の知見では，これら従来の見解に疑義も提出されている。例えば，線維束の走行に関しては，diffusion tensor法が多々駆使されるようになり，それによると，上縦束の帰着点はBroca領域ではなく，中心前回であることが示唆されている[41]。

　さて，伝導失語の責任病巣としては，弓状束説と皮質説はいまだ議論が続いている。伝導失語は，Lichtheimのシェーマで説明されているような離断仮説[2]で最初に紹介されてきた経緯から，その責任病巣として，弓状束説が最も古く，有力視されてきた。しかし，弓状束が必要十分条件なのかと言えば，単純にそうはいえなくなる。多くの症例報告では，確かに弓状束が損傷されてはいる。しかし，それらの病因は脳梗塞や脳腫瘍であり，病巣は厳密には弓状束に限局してはいない。それでは，弓状束に真に限局した

病巣で伝導失語が出現した例がないのかと言えば，確かに，そういう例の報告は存在する[42〜45]。しかしながら，その症状は軽度で一過性であったとも記載されており，このことは，伝導失語における弓状束の役割が二義的でしかない可能性をも示唆する[46]。また，逆に，弓状束に損傷があっても復唱が良好であった症例[47, 48]，弓状束に損傷がないのに伝導失語を呈した報告もある[49, 50]。これらの報告からは，弓状束が伝導失語の出現に，大きな役割を演じている部位ではないことが示唆される。しかし，最近になって，diffusion tensor imagingの方法により，'弓状説'を支持する報告が再び増えてきた。Zhangら[51]は伝導失語患者と健常人の線維束の左右差（個人差を調整するため，個々の被験者での左右差）を調べ，伝導失語患者は，健常対象群に比較して，優位に左半球の弓状束の線維が減少していたことを見出し，伝導失語の障害メカニズムとして弓状束の離断を主張した。弓状束が復唱に関係することは他にも支持されている[52]。

以上のように，伝導失語，あるいは復唱障害に関係する病巣は，'皮質説'と'弓状束説'でまだ見解の一致は見られていない。伝導失語の症候と亜型分類，障害メカニズムの想定，そして病巣の違いが，どのような関係であるのか，今後の知見の積み重ねを期待したい。

III. その他の留意点

❶ Wernicke失語と超皮質性感覚失語

伝導失語は，Wernicke失語や超皮質性感覚失語（後方型）とともに，後方に病巣を持つ失語型である（図2）。Wernicke失語，超皮質性感覚失語（後方型）と伝導失語の症候と病巣の関係を簡便にまとめた（図4）。言語の障

	音の問題 音韻性錯語	意味の問題 単語理解障害 喚語困難
伝導失語	＋	－
Wernicke失語	＋	＋
超皮質性感覚失語	－	＋

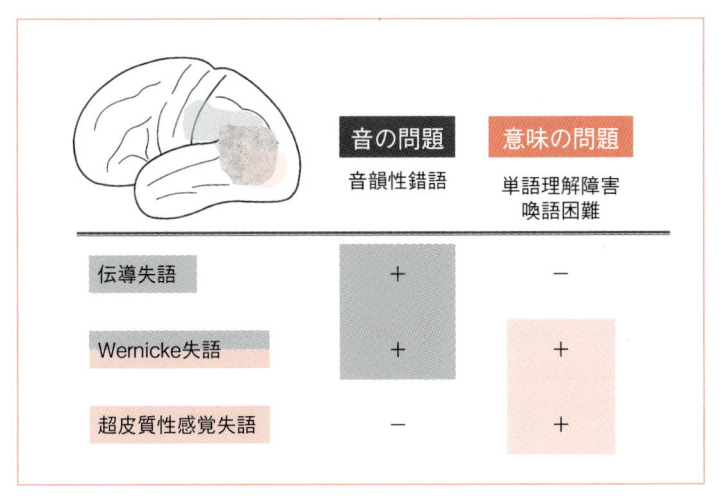

【図4】後方3失語型の関係

害を，大きく'音の問題'と'意味の問題'に二分すると，伝導失語では，音の問題のみがあり，Wernicke 失語では音の問題と意味の問題の両者があり，超皮質性感覚失語では，意味の問題があると考えると，この3型の失語型の関係がわかりやすい。これは，症候のみでなく，病巣にも反映されている関係である（図2, 4）。

❷ 語音弁別障害（＝純粋語聾）との関係

伝導失語の理解障害で，留意すべき点のひとつに，語音弁別障害（＝純粋語聾）の合併がある。左半球の上側頭回にある Heschl 横回の損傷では，語音弁別障害（＝純粋語聾）が出現する。この部位は，ちょうど伝導失語や Wernicke 失語の責任病巣の近傍にある。したがって，伝導失語＋語音弁別障害の合併は臨床的に少なからずみられる。この場合，語音弁別に障害があるので，聴覚的な言語入力に問題を生じ，復唱のみでなく一般の聴理解にも障害

が出現する。聴理解に障害を呈するので，一見，Wernicke失語と間違われる場合があり，留意が必要である。Wernicke失語との鑑別として，伝導失語＋語音弁別障害のパターンでは，聴覚入力以外では，理解障害は認めないので，視覚入力（読み）で理解障害がないことを確認すればよい。あるいは，伝導失語では喚語障害がみられないので，呼称課題で成績がよいことを示すことも有効な鑑別になる。一方，Wernicke失語＋語音弁別障害のパターンもあり得る。この場合，もともとWernicke失語は，理解障害があるが，聴覚入力による理解にさらなる顕著な低下を示し，視覚入力（読み）による理解が相対的に良好にみえる。したがって，読解が良好なWernicke失語と思われる患者がいたら，Wernicke失語＋語音弁別障害のパターンを鑑別する必要がある。

おわりに

　伝導失語の診断に，多大な検査バッテリーを施行する必要はない。目の前の患者に対して，「失構音のない音韻性錯語を認め，単語レベルの理解障害を認めない」と判断できたら，すぐに伝導失語と診断できるのである。重要なのは，保たれている機能と，障害されている機能のコントラストを明らかにすることである。伝導失語に関するコントラストは，失構音（＝発語失行）(phoneticな問題) がないのに，音韻性錯語 (phonemicな問題) がみられるという'phoneticとphonemicのコントラスト'，意味 (semantic) に問題はないのに，音韻 (phonemic) に問題を生じるという'semanticとphonemicのコントラスト'である。このコントラストを見出すことは，失語症の診断のみでなく，その患者の障害メカニズムの本質へと向かう礎となろう。

文　献

1) Wernicke, C. : Der Aphasishe Symptomencomplex. Cohn & Weigert, Breslau, 1874（浜中淑彦, 訳：精神医学, 17：747-764, 1975）.
2) Lichtheim, L. : On aphasia. Brain, 7：433-484, 1885.
3) Geschwind, N. : Disconnection syndromes in animals and man. Brain, 88：237-294, 1965.
4) Yamadori, A., Ikumura, G. : Cebtral (or conduction) aphasia in a Japanese patient. Cortex, 11：73-82, 1975.
5) Brown, J.W. : The problem of repetition. A study of "conduction" aphasia and the "isolation" syndrome. Cortex, 11：37-52, 1975.
6) 櫻井靖久：伝導失語の病像と病巣. Annual Review 神経 2001. 中外医学社, 東京, pp.287-294, 2001.
7) Gardner, H., Winner, E. : A study of repetition in aphasic patients. Brain Lang, 6：168-178, 1978.
8) 大槻美佳, 相馬芳明, 吉村菜穂子, ほか：伝導失語における音韻性錯語の出現—単語の呼称と復唱の比較—. 神経内科, 42：143-148, 1995.
9) 山鳥　重：伝導失語の諸問題. 脳神経, 31：891-897, 1979.
10) Strub, R.L., Gardner, H. : The repetition defect in conduction aphasia; mensic or linguistic? Brain Lang, 1：241-255, 1974.
11) Bruns, M.S., Canter, G.J. : Phonemic behabior of aphasic patients with posterior cerebral lesions. Brain Lang, 4：492-507, 1977.
12) 物井寿子, 福迫陽子, 笹沼澄子：伝導失語とブローカ失語における音の誤りについて. 音声言語医学, 20：33-46, 1979.
13) 鈴木重忠, 能登谷晶子, 倉知正佳："Phonemic paraphasia"について. 失語症研究, 4：16-21, 1984.
14) Atkinson, R.C., Schiffrin, R.M. : Human memory ; a proposed system and its control process. In : The Psychology of Learning and Motivation; Advances in Research and Theory, vol.2 (eds Spence, K.W., Spence, J.T.). Academic Press, New York, pp.89-195, 1968.
15) Baddeley, A.D. : Working memory. Oxford University Press, 1986.
16) Warrington, K.E., Shallice, T. : The selective impairment of auditory verbal short-term memory. Brain, 92：885-896, 1969.
17) 相馬芳明：伝導失語と短期記憶. 神経心理学, 2：21-30, 1986.
18) 相馬芳明：伝導失語失語と短期記憶（STM）. 失語症研究, 12：145-

152, 1992.
19) 相馬芳明：今日の視点からみた伝導失語. 神経心理学, 9：82-83, 1993.
20) 山鳥　重：神経心理学入門. 医学書院, 東京, 1985.
21) Kertesz, A. : Aphasia and Associated Disorders. Gruneand Stratton, New York, 1979.
22) Kertesz, A. : Aphasia. In : Handbook of Clinical Neurology, vol 45 : Clinical Neuropsychology (ed Frederiks, J.A.). Elsevier, Amsterdam, pp.287-332, 1985.
23) Shallice, T., Warrington, E.K. : Auditory short term memory impairment and conduction aphasia. Brain Lang, 4：479-491, 1977.
24) Caplan, D.M., Vanier, M., Baker, C. : A case study of reproduction-conduction aphasia I: word production. Cogn Neuropsychol, 3：99-128, 1986.
25) Axer, H., von Keyserlingk, A.G., Berks, G., et al. : Supra- and infrasylvian conduction aphasia. Brain Lang, 76：317-331, 2001.
26) Bartha, L., Benke, T. : Acute conduction aphasia : an analysis of 20cases. Brain Lang, 85：93-108, 2003.
27) Hickok, G. : Speech perception, conductive aphasia, and the functional neuroanatomy of language. In : Language and the Brain : Representation and Processing (eds Grodzinsky, Y., Shapiro, L.P., Swinney, D.). Academic Press, New York, pp.87-101, 2000.
28) Caramazza, A., Basili, A.G., Koller, J.J., et al. : An investigation of repetition and language processing in a case of conduction aphasia. Brain Lang, 14：235-271, 1981.
29) Romani, C., Martin, R. : A deficit in the short-term retention of lexical-semantic information : Forgetting words but remembering a story. Journal of Experimental Psychology : General, 128：56-77, 1999.
30) Shallice, T., Rumiati, R.I., Zadini, A. : The selective impairment of the phonological output buffer. Cogn Neuropsychol, 17：517-546, 2000.
31) Jacquemot, C., Dupoux, E., Bachoud-Levi, A.C. : Breaking the mirror : Asymmetrical disconnection between the phonological input and output codes. Cognitive Neuropsychology, 24(1)：3-22, 2007.

32) Martin, R., Lesch, M., Bartha, M. : Independence of input and output phonology in word processing and short-term memory. Journal of Memory and Language, 41 : 3-29, 1999.
33) Sidiropoulos, K., de Bleser, R., Ackermann, H., et al. : Pre-lexical disorders in repetition conduction aphasia. Neuropsychologia, 46 (14) : 3225-3238, 2008.
34) Caplan, D., Utman, J.A. : Selective acoustic phonetic impairment and lexical access in an aphasic patient. Journal of the Acoustic Society of America, 95 : 512-517, 1994.
35) Friedmann, N., Gvion, A. : Sentence comprehension and working memory limitation in aphasia : A dissociation between semantic-syntactic and phonological reactivation. Brain Lang, 86 : 23-39, 2003.
36) 大槻美佳, 相馬芳明：局在性病変による錯語. 失語症研究, 19：182-192, 1999.
37) 田邊敬貴, 住田竹男, 北嶋省吾, ほか：左頭頂葉前部に限局した梗塞巣を有し, 伝導失語を呈した1症例. 脳神経, 35：559-567, 1983.
38) 大槻美佳, 相馬芳明：伝導失語. 高次脳機能障害のすべて. 神経内科, 68：208-214, 2008.
39) Ardilla, A., Benson, D.F., Flynn, F.G. : Participation of the insula in language. Aphasiology, 11 : 1159-1169, 1997.
40) Damasio, H., Damasio, A. : The anatomical basis of conduction aphasia. Brain, 103 : 337-350, 1980.
41) Bernal, B., Altman, N. : The connectivity of the superior longitudinal fasciculus : a tractography DTI study. Magn Reson Imaging, 28 : 217-225, 2010.
42) Geldmacher, D.S., Quigg, M., Elias, W.J. : MR tractography depicting damage to the arcuate fasciculus in a patient with conduction aphasia. Neurology, 69 : 321-322, 2007.
43) Yamada, K., Nagakane, Y., Mizuno, T., et al. : MR tractography depicting damage to the arcuate fasciculus in a patient with conduction aphasia. Neurology, 68 : 789-790, 2007.
44) Tanabe, H., Sawada, T., Inoue, N., et al. : Conduction aphasia and arcuate fasciculus. Acta Neurol Scand, 76 : 422-427, 1987.
45) Poncet, M., Habib, M., Robillarde, A. : Deep left parietal lobe syndrome : conduction aphasia and other neurobehavioyral disorders

due to a small subcortical kesion. JNNP, 50 : 709-713, 1987.
46) 古本英晴, 北野邦孝, 松本俊介, ほか：復唱障害の構造について―伝導失語失語と超皮質性感覚失語の比較―. 神経心理学, 6 : 109-117, 1990.
47) Kreisler, A., Godefroy, O., Delmaire, C., et al. : The anatomy ofaphasia revisited. Neurology, 54 : 1117-1123, 2000.
48) Shuren, J.E., Schefft, B.K., Yeh, H.S., et al. : Repetition and the arcuate fasciculus. J Neurol, 242 : 596-598, 1995.
49) Anderson, J.M., Gilmore, R., Roper, S., et al. : Conduction aphasia and the arcuate fasciculus : a reexamination of the Wernicke-Geschwind model. Brain Lang, 70 : 1-12, 1999.
50) Quigg, M., Geldmacher, D.S., Elias, W.J. : Conduction aphasia as a function of the dominant posterior perisylvian cortex. Report of two cases. J Neurosurg, 104 : 845-848, 2006.
51) Zhang, Y., Wang, C., Zhao, X., et al. : Diffusion tensor imaging depicting damage to the arcuate fasciculus in patients with conduction aphasia : a study of the Wernicke-Geschwind model. Neurol Res, 32 (7) : 775-778, 2010.
52) Berthier, M.L., Lambon Ralph, M.A., Pujol, J. : Arcuate fasciculus variability and repetition : the left sometimes can be right [Review]. Cortex, 48 (2) : 133-143, 2012.

第Ⅰ章 伝導失語とは？

伝導失語症候のバリエーション
― 音韻と意味をめぐるエチュード：「復唱障害」の意味するもの ―

独立行政法人国立病院機構 千葉医療センター 神経内科　古本　英晴

臨床に役立つ ワンポイント・アドバイス
One-point Advice

　伝導失語はしばしばひとまとめで扱われるが決して均質な失語症ではない。原型としての repetition type・reproduction type が混在した症候群と考えたほうが良い。したがって伝導失語の診断を下すことで患者が抱える問題点を明らかにできるわけではない。伝導失語では音声言語表出の全面にわたって音韻性錯語がみられるが，障害は復唱に際立っている。また表出面ばかりではなく聴覚的理解の評価も必要で，SLTA や WAB ではその障害を十分検出できない可能性がある。構文ないし統語構造の理解を要する課題を用いた評価を行うことが望ましい。またいずれの評価でも反応に意味が関与している可能性に注意を払う必要がある。おうおうにして機能モデルに頼って全体像を把握しようとしがちだが，参考程度に留めたほうが良く，偏見を持たずに症状を診るほうが生産的と考える。書字障害は文字言語独自の体系があるので，従来の視点を離れて評価を行う必要がある。

Ⅰ．議論の前提と問題点の明示

　伝導失語の症状の特徴は，一般に，発話そのものは基本的に流暢で聴覚的理解力は概ね保たれている（少なくとも日常会話では困らない）が，自発発話・呼称・復唱・音読・（書字）[注1] などの言語的表現面全体にわたって音韻性錯語がみられる点にあるとされている[1]。しかし，その一方伝

※注1：伝導失語の書字障害については書字機構そのものの独立性が関与し，「音韻の写像としての書字」として扱うことはできない。また「文字言語独自の意味」も考えられるため，稿を改めて扱うべきであると考え，論じることを避けた。

失語の特徴として復唱障害が強調されているのも事実である。山鳥がその著書[2]の中で，伝導失語の特徴は自発語・復唱・呼称・漢字の音読などの表現全体に現れる音韻性錯語であるとしつつも，別の部分では伝導失語の最大の特徴は復唱障害であると述べている点にも，伝導失語における復唱障害の位置づけの難しさが表れている。冒頭で参照したBernal & Ardilaの報告（2009）[1]でも復唱障害は別格に扱われている。Buchsbaumら[3]やBartha & Benke[4]でも同様である。伝導失語における復唱障害のこの両義性—特異性と発話障害一般への解消—は何に由来するのだろうか。

よく知られているように歴史的には伝導失語は復唱障害そのものであり，その存在はWernickeによって理論的に予想され，1874年の「失語症候群」Der Aphasische Symptomenkomplex[5]に記載されている。ここから現れるのは，古典としてのWernicke-Lichtheimの図式で，いわゆる運動言語中枢と聴覚言語中枢の離断により伝導失語が生じると考えることになる。離断という考え方自体は初歩的なシステム論と捉えられなくもないが，この古びたWernicke-Lichtheimの図式は伝導失語の症状に関して後述するように現在もなお影響を与え続けている。古典図式から派生してきた諸々の説明パラダイムの妥当性はどの程度のものなのであろうか。

一方，離断という素朴な伝導障害の説明に対して大きな波紋を起こしたのはWarringtonらの「伝導失語の復唱障害は聴覚的言語性短期記憶（auditory-verbal short-term memory）障害に因る」という主張[6,7]であった。種々の議論・反論を経て，この主張は結果として，伝導失語に二つのprototype—repetition typeとreproduction type—を規定することになった[8]。すなわち，repetition typeは聴覚的言語性短期記憶の選択的障害で復唱のみが障害されるが，

reproduction typeは音韻列の生産障害で発話ないし表現全体にわたる障害であると考える。実際の症例ではこの二つ要素は混在していると考えられているが，prototypeとはいえ，この二分法に従えば先述した復唱障害の両義性は表面上は解消するように見える。しかし復唱障害の本質はそこまでなのだろうか。そこにはもはや探求に値するだけの問題は無いのだろうか。

II. 伝導失語の発話と聴覚的理解—その1—

　純粋なrepetition typeは極めてまれなため，伝導失語の研究の大半はその対象をreproduction typeとしている。基本的に流暢とされるその発話・復唱は，個々の音素（phoneme）の産生は正常—「構音障害」がなければ結果として言語音として聴取可能—であり，誤りとしての音韻性錯語は目標語を構成する音韻の置換（substitution）・欠失（deletion）・挿入（insertion）・位置の入れ替わり（transposition）が主体とされる[9]。発話を繰り返して目標語の音韻形態に近づく接近行為（conduite d'approche）がみられる点も有名である。Tip of the tongue現象が伝導失語でもっとも著明であることも知られている[10]。

　このような点から，Wernicke-Lichtheimの図式の素直な延長としてMaCarthy & Warrington[11]による発話のtwo route model（図1）が現れるのは当然であった。ここでは伝導失語の出現機序として音韻ルートの障害が想定されている。一見妥当性のあるモデルに見えるが，音韻ルートに代わり意味機能を介して復唱が行われる場合，素朴に見るなら音韻性錯語でなくて意味性錯語が出現することが期待される。また刺激として与えられた音韻はcueとなり，成績が向上する可能性も考えられる。これらから，復唱課題

図1
聴覚/音韻 code 変換処理の障害で伝導失語が生じると考える。「誤りをモニターする feedback loop」は既に Wernicke & Lichtheim によって想定されていたという。このルートは語の選択にも関与し，聴覚的入力バッファーの更新・アクセスとして用いられ，結果として短期記憶のリハーサル・ループの一部を構成すると考える。

```
言語入力システム ──→
   ↑ ↓              言語的意味システム
誤りをモニターする      ↓
feedback loop      意味(語義)/音韻 code
聴覚/音韻 code 変換処理    変換処理
(意味は関与しない)
   ↓                 ↓
      発声出力システム
```

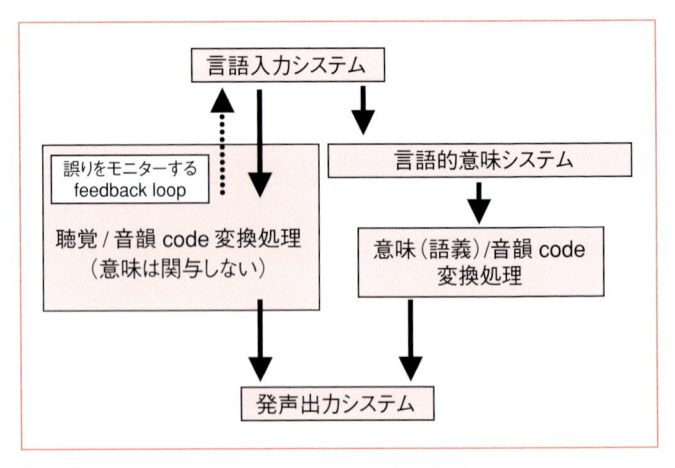

【図1】 MaCarthy & Warrington (1984) の発話の two route model

> **KeyWord**
> **＊逐語的復唱**
> 一音一句間違えずに復唱すること。伝導失語の特徴である復唱障害は音韻の負担が大きい課題で明らかになる。

の特殊性—逐語的 (verbatim)，すなわち一音一句間違えずに復唱すること[12,13]—を読み取ることができると同時に，伝導失語症状を単純な音韻ルートの離断ではなく，最終的な発話機構にその基礎を求める必要性が理解される。しかしその場合も復唱の独自性はどのように説明されるのかという問題は残る。

一方，伝導失語の障害は発話などの表出面に限定されない。聴覚的理解の保存は日常会話では困らないというにとどまり，文レベルの理解障害を呈するとする報告は多い[14]。Vallar & Shallice[15] は伝導失語の文理解障害は言語性短期記憶 (STM) 障害の結果と考えている。Bartha & Benke[4] も 20 例の reproduction type の伝導失語患者に Aachen Aphasia Test・Token Test と，独自に工夫を加えた統語理解課題を課した観察から，伝導失語患者が示す統語構造 (syntax) を含めた文理解障害が聴覚的言語性短期記憶障害に因る可能性を支持し，Token Test と統語理解検査の重要性を強調している。

> **KeyWord**
> **＊統語構造**
> 文の基本的文法構造。伝導失語では語彙レベルの理解は良好でも文の理解力は低下していることが多い。

単語レベルを超えた文理解には作業記憶（ワーキングメモリ working memory：WM）ないし聴覚的言語性短期記憶の参与が必要であると言われれば素朴には同意できる。しかし記憶は理解と同義ではない。記憶負荷と統語構造理解の関係は簡単に済ませられる問題ではなく，文理解と記憶の関係を緻密に考察する必要が生じてくる。

III. 伝導失語の統語構造理解と言語的短期記憶ないし作業記憶

　Friedmann & Gvion [16] は3例の伝導失語患者と3例の失文法患者を対象に文理解とWMの関係を検討している。彼らは始めに，1）呈示される関係詞が主格か目的格か，2）関係詞と先行詞の間に入る語数（2，5，7，9と増加させる），の二つの要因が理解力にどのような影響を与えるかを picture-matching で測定した。ここでは伝導失語例の結果のみを呈示する。その結果，3名の伝導失語例は関係詞の構造が主格であっても目的格であっても成績に有意差はなかった（図2）。伝導失語患者は統語構造の影響を受けなかったことになる。さらに関係詞と先行詞の間に入る語数を変化させても伝導失語患者は影響を受けなかった（図3）。すなわち単純な記憶負荷量を増やしても理解の低下は起こらなかった。しかし，多義的ないし曖昧な語の意味が文が聴取されるにつれて確定していく文を課題として与え，文としての妥当性の評価と文意の内容説明を行わせると，語の意味が確定するまでに入る語数が多いと成績が低下することが示された（図4）。

　以上から彼らは，曖昧あるいは多義的な語を含む文の理解には，初期段階で解釈された曖昧語の不適切な意味ではなく，その語の語形 word form が再活性される必要がある

図2

GM, AF, IC は伝導失語患者3名を表す。上段の一行目は関係詞 that が以下に続く関係節の主語となる例で二行目は目的語となる例。通常は関係詞が目的語のほうが理解が難しいが，伝導失語では差がなかった。
（Friedmannら，2003[16]より引用 ※実際の検討ではヘブライ語が使われている）

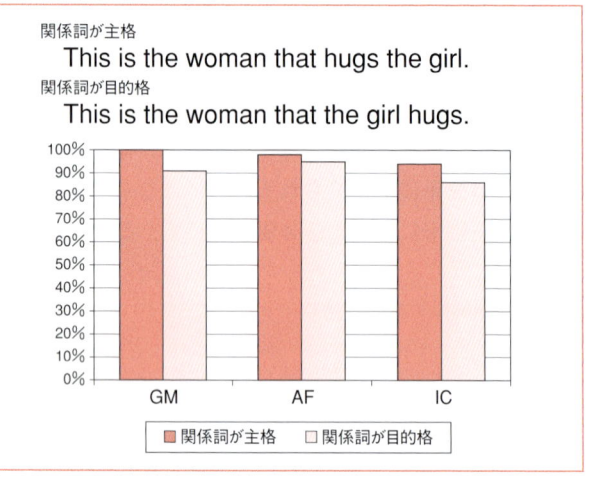

関係詞が主格
This is the woman that hugs the girl.
関係詞が目的格
This is the woman that the girl hugs.

【図2】Friedmann & Gvion（2003）[16] による伝導失語患者の文理解能力の検討結果 ①

図3

GM, AF, IC は図2と同じ。先行詞と関係詞の間に余分な語を挿入し，語数と理解の関係を調べたが，有意な所見は得られなかった。
（Friedmannら，2003[16]より引用 ※実際の検討ではヘブライ語が使われている）

先行詞と関係詞の間に複数の語がはいった文
This is the woman with the brown pants and white skirt that hugs the girl.

先行詞と関係詞の間に挿入された語数
□ 2語　■ 5語　■ 7語　■ 9語

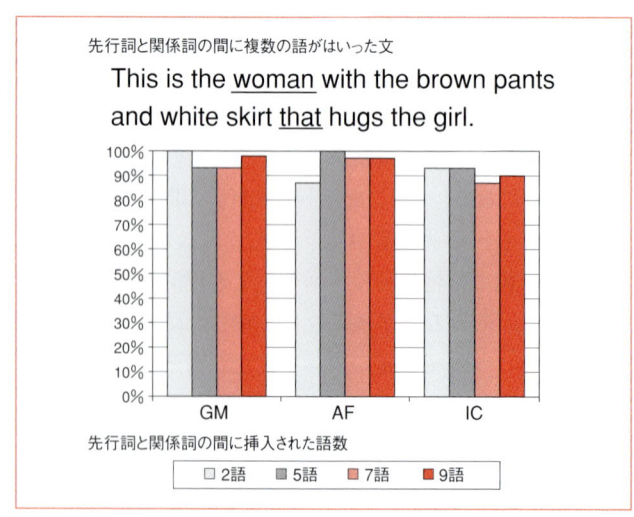

【図3】Friedmann & Gvion（2003）[16] による伝導失語患者の文理解能力の検討結果 ②

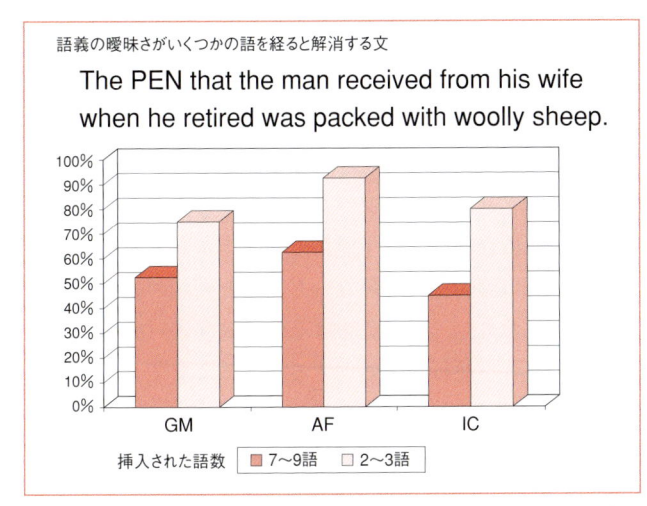

語義の曖昧さがいくつかの語を経ると解消する文

The PEN that the man received from his wife when he retired was packed with woolly sheep.

挿入された語数 ■ 7〜9語 □ 2〜3語

【図4】 Friedmann & Gvion（2003）[16] による伝導失語患者の文理解能力の検討結果 ③

図4
GM, AF, IC は図2と同じ。伝導失語患者は曖昧な語（ここでは PEN ＝ペンの他に家畜の檻・囲いの意味がある）の意味が文が聴取されるにつれて確定していく課題では、語の意味が確定するまでに入る語数が多いと理解力が低下した。（Friedmannら，2003[16] より引用 ※実際の検討ではヘブライ語が使われている）

と考えた。伝導失語ではこの word form の再活性過程が障害されていることになる。彼らは WM を syntactic WM と phonological WM に分け，後者が伝導失語で障害されていると考えるが，word form の「持つ」意味を抜きにしてはこの議論は成り立たない。そこには音韻形式の再活性の名の下に「音韻形式と裏腹の意味解釈」がそっと忍び込んでいる。何よりも文の意味を確定する作業の下でなければ「再活性」の仮定は成立しない。音韻要素の量で量った単純な記憶負荷量の増加では文の意味解釈は障害されないことを彼ら自身が示している。初期段階で選択された語の意味は不適切なものと言えるのか，再活性されるのは word form と言って良いのか。ここには文と語の意味理解の複雑な様相が示されている。曖昧な多義的意味を担う音韻と言う視点に立つとき，音韻とは一体何なのだろうか。

　なお，このような実験は認知科学でしばしば研究対象となる主節関係節曖昧性をもつ複文（例：山田が高橋を殴っ

た佐藤を叱った）の理解にみられるガーデンパス効果（初期に主節と解釈した部分を後半の関係節主要部で再解釈するため理解に時間がかかる）を想起させる。ガーデンパス効果は文の構造が同じでもその程度に差があり，統語構造解析を優先させるガーデンパス理論ではこの差を説明できない．制約依存モデルや予測可能性モデルなどでは，語の意味的・語用論的結合関係ないし名詞と動詞の結合関係が注目されており[17]，文の意味はその構成要素（語彙）と統語構造の両者を並行して処理することによって，よりダイナミックに把握されると考えられている．

Ⅳ. 伝導失語の発話と聴覚的理解—その2—

Ⅱ.で挙げられたBartha & Benkeの報告[4]では伝導失語の発話の特徴の一つに，文の復唱にみられるparaphrasing—言い替え＝目標文と意味的には一致するが音韻列としては同一ではない—を挙げている．実際彼らの観察した20例の伝導失語患者では，文の復唱課題においてparaphraseが観察され，さらに単語の復唱では形式錯語 formal paraphasiaも観察されている（例：Meerkatze（オナガザル）→märchenkatze（妖精猫 fairytale cat），Kollaps（collapse 失敗・崩壊する）→klaps（smack ぴしゃりと叩く））．このような復唱の様相は，その遂行に当たり音韻形式とともに何らかの形で意味が関与していることを示唆している．呼称課題では意味性の誤りも観察され，さらに単語レベルの理解検査では呈示された単語と意味的に類似した線画を選択する誤りがみられたことも記されている（例：train → bus, peninsula → island）．

Berthierら[18]は伝導失語では初めて聞く文の復唱が定型文＝常套句の復唱よりも優れている点を挙げ，伝導失語の

文の復唱障害に意味が関与することを明確に指摘している。

さらに，深層失語（主症状：単語の復唱で意味性錯語が生じ，無意味語復唱が困難。また具象語の復唱が抽象語の復唱よりも良好＝心像性効果がある）と伝導失語の関係を見ると，Martin Nら[19]が単語産出の相互活性化モデルの検証・深化のために呈示した症例NCは，初期は深層失語であったが症状の回復に伴い伝導失語に変化している。また多少粗雑な言い方になるが，repetition typeの伝導失語患者は復唱を遅延させた場合や二つの単語を続けて復唱させた場合に深層失語と同様の意味性錯語（necklace → gold）を示すことも報告されている[20〜22]。

このような伝導失語患者が示す一定の負荷のもとでの復唱における形式錯語や意味性錯語の出現や，伝導失語と深層失語との連続性は，復唱という行為が単純な音韻処理—その受容と表出—に依存するものではなく，意味理解・語彙・音韻のすべてが参与するものであることを示している。

ここで先に示したMcCarthyとWarringtonによるtwo-route model（図1）を改めて見ると，すでに意味のルートは記述されている。ここに欠けているのは二つのrouteの相互作用である。

> **Key Word**
> ＊**深層失語**
> 単語の復唱で意味性錯語が生じる。伝導失語との連続性を示唆する報告がある。

V. 症例からわかること

以上をふまえた上で，実際の症例を検討する。

【症例 YI】

85歳右利き女性。高卒程度の教育歴だが短歌を詠み，非常な読書家であった。話しにくさを主訴に受診。左縁上

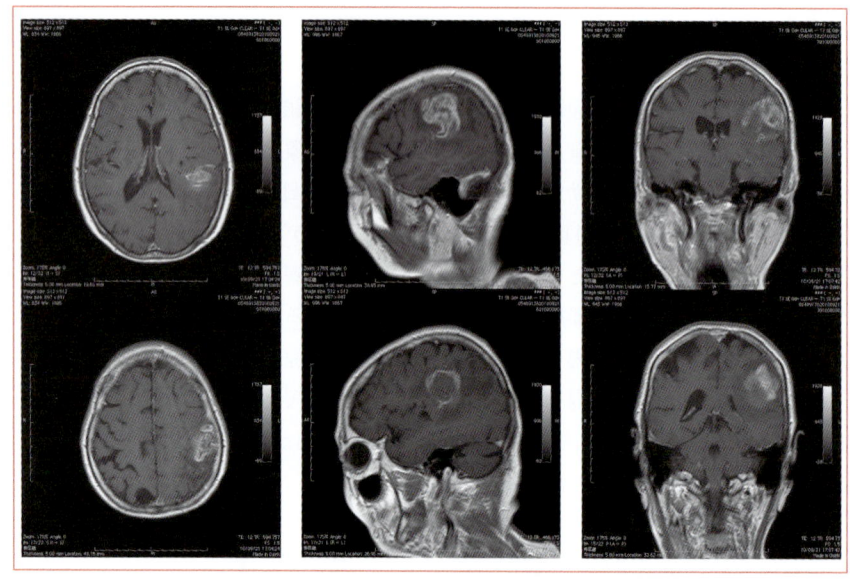

【図5】症例 YI の造影 MRI 画像
左縁上回を中心に脳腫瘍が認められる。

回を中心とした脳腫瘍を認めた。MRI を図5に示す。

　呼称例1:「たわし」の線画に対して「た…ぽた…じゃないのよ…とぺ‥わた…暖かいものなんだけど…と，とぱ…」と正解に至らない。明らかに湯たんぽと誤って認識し，接近行為を行うとともに「暖かいもの」と paraphrase を呈している。「わた」のような意味性錯語ともとれる発言もみられる。さらに「たわしですね」という検者からの正解の呈示に対して「あぁ，たわのこ」と言って納得し，明示されていない語彙—かめのこ—の音韻の混入がみられる。すなわち意味が語彙を引き出し，引き出された語彙から音韻が独自に動いて新たな「語」を産み出し，しかもそれは話し手にとってしっかりした意味を持っている。

　呼称例2:「おむすび」の線画に対して「おむすみ…お

むすに…あぁ，おみずにの方だ」と，「おむすび」と「おにぎり」の間で動揺し，同じ意味の二つの語彙が競合している様子がみられる。

　復唱例：「猿も木から落ちる」に対して「さるもかき…かきじゃなくてさるまで落ちる…さるは‥さるは・き・の・て…てじゃないのよ」。常套句あるいは慣用句が拙劣であることに対応するとともに「サルも柿」ととれる発話がみられ，さるかに合戦が想起される。しかも「柿」を引き出す糸口は「木」の音韻以外考えにくい。音韻が独自に動いて語彙を引き出しているとみることができる。

【症例HT】

　69歳右利き女性。高卒だが読書家で手話サークルで活動していた。言葉の出にくさを主訴に受診。左上側頭回後部から縁上回・一部角回に及ぶ梗塞を認めた。MRIを図6に示す。

　呼称例：「たつまき」の線画に対して「たつまじ…とつまじ…と・とつま…じ，あれ？‥とつまき，とつまきですか？，とつまきですね？」。

　単語の復唱例：「トンネル」に対して「とんでる，とんでる，あら，おかしいわ‥とん・とんで‥とんで‥あ，とんねる！」。

　文の復唱例：「うちの庭に桜の木があります」に対して「家の庭に桜の花があります」。

　呼称と復唱は典型的な音韻性錯語と接近行為を示し，発話の様相はほぼ同質だが，文の復唱では典型的なparaphraseを示している。

　両例の簡単な比較を表1に示す。全体にHTのほうが症状が軽い。auditory pointing spanが優れたHTのほうが文

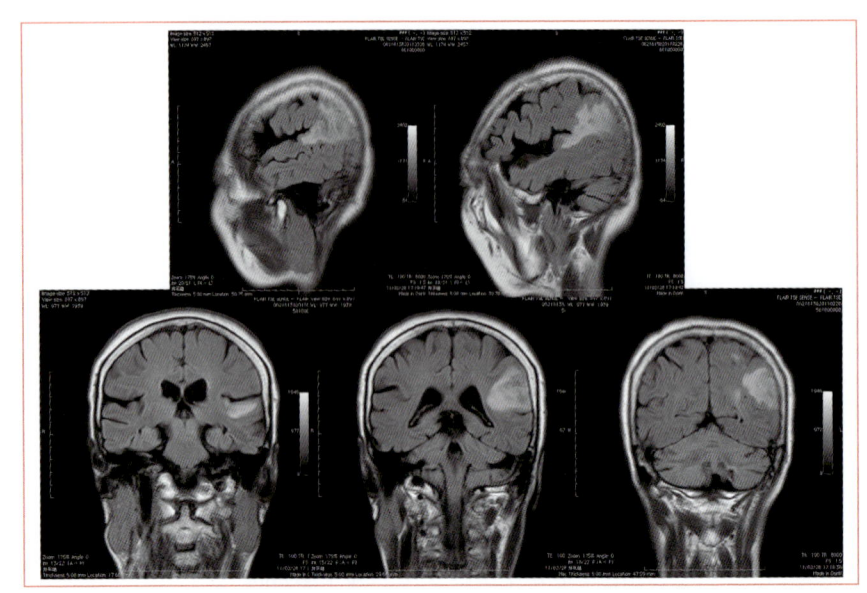

【図6】症例 HT の単純 MRI 画像
左上側頭回後部から縁上回・角回の一部に及ぶ梗塞を認める。

の聴覚的理解は保たれ（digit span はともに3桁程度），表面上は「言語性短期記憶（STM）」が文理解に関連しているとする立場に一致している．しかし有意味語（実在語）の復唱は両者ではほぼ差が無く，さらに無意味語（非語）復唱でのみ mora 数の増加に伴い著明な成績の低下を示している．すなわち，データの量的側面からは意味にも関連する短期記憶と音韻のみに関連する短期記憶は解離し，意味と音韻は独立しているようにみえる．

　しかしそうであるなら YI にみられた「たわのこ」はどのように説明できるのか．音韻列としてどこにも明示されなかった「かめのこ」を自ら引き出し「たわし」と合成された「たわのこ」を出現させるためには，呈示された線画が「たわし」であると認識された時点で「/ta/wa/si/」に

【表1】呈示2症例の簡単な比較

		YI	HT
auditory pointing span		3	6
SALA AC8 (1) 文の聴覚的理解		68.8%	95.8%
SALA AC8 (2) 位置関係文理解		60%	95%
SALA R30 単語復唱(mora)	3 mora	83.3%	76.7%
	4 mora	80.0%	76.7%
	5 mora	73.3%	76.7%
SALA R31 無意味語復唱	2 mora	42.9%	85.7%
	3 mora	21.4%	85.7%
	4 mora	14.3%	42.9%
	5 mora	0	28.6%

関わる多数の語彙ないし語彙素を産出し，その中から既成の語彙の一つを選択するのではなく，いわば関連するすべての語彙-語彙素の収束点として新しい「語」が造られ，しかもそれは無意味語でもjargonでもなく，意味としての妥当性を少なくともYIにとっては保持している。それは社会的約束事としての言語からは外れているが，それにもかかわらず我々もまたこの事態を追体験できる。このように考えるなら，無意味語の復唱においてすらも，与えられる非語には，復唱しなければならない課題という性質から生じる，あるいはオノマトペのような，決して厳密ないし豊かとは言えないもののある種の意味があるといえるように思われる。

　意味と音韻の関係は，与えられた音声を解析して音韻を確定し，語彙へと移り，次いで意味理解が生じる，あるいは意味から語彙，そして音韻配列の確定を経て音声の実現へと情報処理が進行し発話に至る，と考えられてきた。各処理レベル間の相互作用の仮定の有無にかかわらず，この

ような音声・音韻・語彙・意味の各処理レベルの区別は真に妥当なものなのだろうか。音韻には音韻の意味とも言うべきものがあっても良いのではないだろうか。また意味と称するものは真に確定できる対象なのだろうか。

VI. 従来の発話・復唱に関わる認知モデルの検討

この時点で現在提唱されている復唱に関係する認知モデルを概観する。いわゆる機能モデルの例としてMaCarthy & Warringtonの発話のtwo route model（1984）（図1）をより精緻にしたdual-route modelを示す[23]（図7）。Levelt[24]らの説に沿い，lemma，語彙素（lexeme）などの区別を取り入れたものとなっている。ここでは実在語は意味を介してlemmaから音韻出力バッファー（phonological output

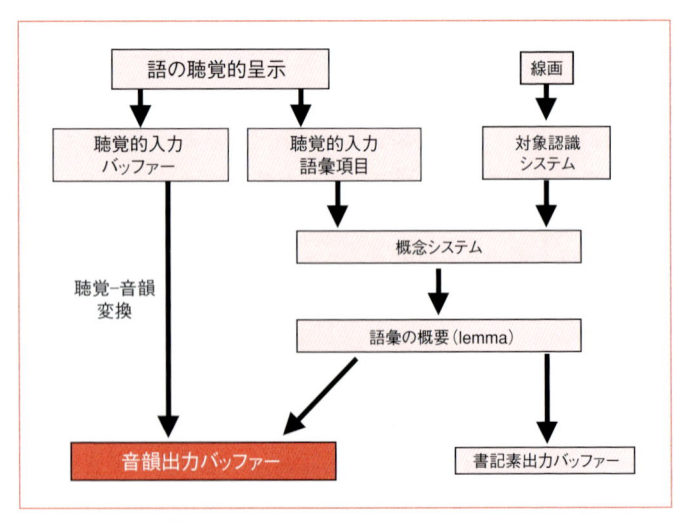

【図7】Hanleyら（2002）[23]をもとに作成した，復唱と線画の呼称に関わるdual-route model
詳細は本文参照。

buffer)に至り，ここで具体的な音韻配列が生じると考える。また「意味をもたない」非語は聴覚-音韻変換を経て直接音韻出力バッファーに情報が送られる（この経路は実在語の復唱でも使われるとされる）。音韻出力バッファー障害に伝導失語の基礎を求めた場合，図から明らかなように，発話面のすべてにおいて音韻性錯語が生じることは説明できるが，Hanlery[23]らが指摘するように復唱障害の独自性は消えてしまうことになる。伝導失語の復唱障害を発話障害一般と同等に扱うことは，その鏡像としての音韻性失名詞の復唱の保存と一致しない。いわゆる非語の復唱がより障害されることと併せ，このモデルの告げるところは伝導失語ではlemmaの確定が不十分であるか，あるいはlemma以降の問題，そして古典的図式と同様の聴覚-音韻変換の不都合などに帰せられることになる。伝導失語の理解障害は触れられない。

　機能モデルに対して，Dellを中心とする相互活性化モデルに代表されるコネクショニスト・モデルはその基本的な3層—音韻・語彙・意味—が相互に影響し合う形式となっている。各層の基本単位の結節点（node）の活性は次々に伝播し，モデル全体の振る舞いはnodeを結合する強度と活性の減衰率によって規定される。Martin Nら[19]はnode活性の減衰が激しい場合をコンピュータ・シミュレーションし，実際に観察される症状を再現できることを示している。しかし相互活性化モデルの主題は深層失語であり，音韻性錯語は二次的にしか扱われない。また彼らのモデルでも結局発話へ展開する段階では機能モデルと同様，lemma以降の音韻配列を行うことになる（図8）。これでは機能モデルの音韻出力バッファーと変わらない。実際Martin RCら[25]はDellらの相互活性化モデルにinput，output別の音韻バッファーを加えたモデルを呈示している。また

> **KeyWord**
> *音韻出力バッファー
> 語彙の音韻構造が確定されると考えられる場。抽象的段階の語彙であるlemmaに沿って音韻が配列される。

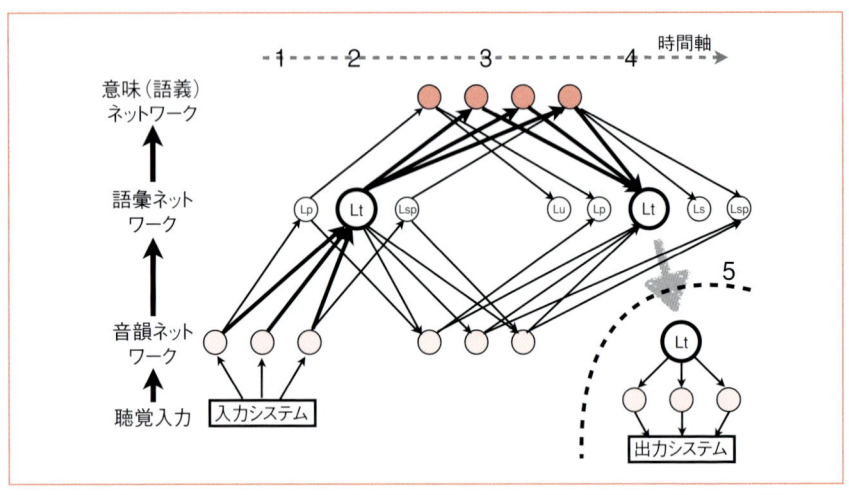

【図8】 Martin Nら[19]による復唱を念頭においた相互活性化モデルの例示

聴覚入力により最初に活性化された音韻nodeは語彙nodeを活性化する．この時，目標語彙node（Lt）がもっとも活性化されるが，音韻的に関連した語彙node（Lp）やたまたま音韻的にも意味的にも類似した語彙node（Lsp）も活性化される．音韻nodeの活性は崩壊し始める．活性化された語彙nodeは意味nodeを刺激するとともに，崩壊しつつある音韻nodeも刺激する．これもまた活性を失っていく．しかし今度は意味nodeと再活性化された音韻nodeから再び刺激される．この時意味的に関連した語彙node（Ls）や以前と同様に音韻的に関連した語彙node（Lp）なども弱いながら活性化される（Luは音韻的に関連した語彙から活性化された意味を介して，活性化された語彙項目．元の聴覚入力された語とは関係性が極めて薄くなる．"す"みれ→"す"いか→めろん）．最終的には目標語彙（Lt）がもっとも活性化され，選択される．選択後は出力システムに依存した処理を受ける．

※注2：「作業記憶 working memory」，「言語性短期記憶STM」，「音韻性短期記憶AVSTM」などは報告者により様々な使い方をされているように思われる．ここではなるべく報告者の使い方を残す形で使用したため，言葉の使用としては一貫性を欠いたものとなっている．STMの概念の混乱を表すものとして受け止めていただきたい．

Martin Nら[19]は彼女らの症例NCが回復に伴い深層失語から伝導失語へと変化した点をnode活性の減衰率の改善として捉えている．この場合，音韻レベルのnode活性の減衰率の障害が強く残り，結果として音韻性短期記憶（auditory verbal short-term memory：AVSTM）障害として伝導失語へ変化したと考えることになる．したがって深層失語と伝導失語はその基礎—nodeの減衰率の変化という点—で連続的な関係になる[26]．Gold & Kertesz[20]やWilshire & Fisher[27]もこのような音韻レベルのnode活性の減衰率の増加とAVSTMの障害とを結びつける考えを示している．

この議論の流れで現れるAVSTMを通常のSTMとして捉えて良いのか，また彼らの言う"音韻性"失語"phonological" dysphasiaを伝導失語と同列に捉えて良いのか厳密には問題は残るが，結局は復唱時の音韻性錯語は音韻処理のレベルの問題になってしまい，彼らが批判する機能モデルと本質的に変わらない印象を与える。これは復唱に関して相互活性化モデル[28]に非語彙経路を加え，"dual route model"とせざるを得なかったHanleyらの報告[29]をみても同様である。前記の症例YIの呼称課題でみられた「たわのこ」は相互活性化モデルで説明できるようにみえる。しかし「たわのこ」は呼称の試みに引き続いて正しい音韻列を与えられた場合に生じた新しい「語彙」であり，上記のように「AVSTM障害」という一括りは，音韻・語彙・意味の総合の産物である「たわのこ」を説明するには不適当と言わざるを得ない。

　並列分散処理モデル（PDPモデル）は，相互活性化モデルを含むコネクショニスト・モデルに対して，音韻なら音韻自体が，意味なら意味自体が複数のnodeの活性化のパターンで表現されると考える。すなわち一つの情報単位が多数の活性化されたnodeの集合に対応する。しかもnodeの結合強度は学習によって変化し獲得される。極論すればrandomに結合されたnodeが学習によって自己組織化し，ネットワーク全体を構成してゆく。自由度が高く魅力的に見えるモデルだが，伝導失語に関連した報告を発見することはできなかった。都築らの報告[30]をみると，音韻・統語的情報・意味などの明確な層を分離しないものの，実質には各nodeの設定などで代替している印象を受ける。しかしあらゆるnodeが相互結合している点は，音韻と意味の，抽象的ではあるが自由な相互作用と干渉を許すダイナミックなモデルの形を呈している。

※注3：相互活性化モデルや並列分散処理などの計算論的モデルの詳細は各自専門書に当たっていただきたい。計算論的モデルで使われる数式はそれ自体はけっして難しいものではないが，臨床の片手間で手を染めるには厳しい面があり，また症状との対応付けも単純ではない。

もとより認知モデルはその性質上言語現象のすべてを説明できるわけではない。特にコネクショニスト・モデルやPDPモデルは言語現象のある側面に注目して，その都度構成され，シミュレーションによって評価されるモデルといえる。それらはモデル評価のための変数（parameter）設定も含めて，直観的に理解しやすいとは言いにくい。また脳損傷部位との関係も容易には論じられない。これに対して機能モデルは，より素朴，かつ，より直観的で，解剖学的構造と併せた症状解釈を行う臨床家にとって親しみやすい印象を与える。

Ⅶ. 脳機能障害としての伝導失語

伝導失語を脳の解剖学的構造と関連づけた場合，古典的ではあっても弓状束の役割に関する議論を避けて通ることはできない[18, 31, 32]。弓状束ではなく皮質病変を重視する立場もある[3, 33~36]が，伝導失語において復唱障害を重視する点は共通している。

Cataniら[31]の考察はコネクショニスト・モデルを強調する点でやや異なっているが，概ね両者の中心概念は音韻から発話への"monitoring"機能にある[37]。これによって復唱障害のみならず自発発話の音韻性錯語をも包括的に説明することになる。Jacquemotら[32]は巧妙な実験によって，このmonitoringが音韻性入力と出力間で双方向の結合を形成していることを示している。この時基本となっているのはほとんどWernicke-Lichtheimの図式である。すなわち伝導失語の全体像の説明はHickokら[34, 35]の説明を除けば音韻処理に絞られている。

既に記述してきたように，伝導失語では，その発話に限定しても，文復唱におけるparaphraseの出現や深層失語と

の微妙な類縁性など，意味の関与をある程度考えざるを得ない。一方聴覚的理解に関して改めて考察すると，複雑な文の理解障害は，逆の面から表現すれば伝導失語患者は大体のことは何となくは理解できることを示している。Baldo ら[12]はこの状態を「要旨はわかるのに痕跡は残らない」と表現している。これをさらに一般化すれば，伝導失語に限らず失語症患者の多くは普通の会話なら何となく理解ができる―そうでなければ失語症検査そのものができない―のは何故かという疑問も生じてくる。

　復唱課題の位置づけを機能モデルで改めて考えると，Ⅱ．でも触れたように促進と抑制の二つの面をもつことがわかる。cue としての音韻が与えられ，バッファーないし lemma 以降の過程が補助されるという側面と同時に，忠実に所与の音韻を再現しなければならない―逐語的に正確（verbatim）でなければならない―という縛りをそこにみることができる。正しい復唱の実現にはこの双方の折り合いをつけなければならない。伝導失語の復唱ないし呼称において現れる音韻性錯語の出現には機械的な情報処理の流れだけではなく，どのような方略をとるかということが大きく影響するものと思われる。その背後に意味を想定することはさほど困難なことではない。

　復唱を含めた発話と理解の構造について Hickok らの dual-stream model [34,35] を以下に呈示し，検討する（**図 9，10**）。彼らは従来重視されてきた左縁上回に代わり，伝導失語の中心部位は左 Spt（頭頂側頭部分：posterior portion of the planum temporale, Sylvian-parietal-temporal）であると考える[34]。聴取された言語音は初めに両側の聴覚皮質（Aud）で音声学的な解析を―音としての処理を―受ける。ここには言語という要因は含まれない。続いて音韻レベルの処理が両側の上側頭溝（STS：superior temporal sulcus）

図9
(Hickok, 2009[34]
Hickokら, 2007[35] を
参考に作成)
詳細は本文参照。

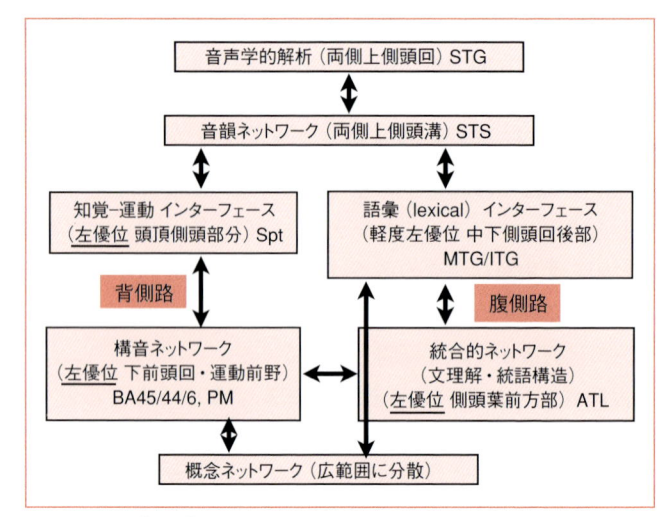

【図9】 Hickokらのdual-stream model

図10
(Hickok, 2009[34] より引用)
AUD：聴覚皮質,
STG：上側頭回,
STS：上側頭溝,
Spt：頭頂側頭部分,
MTG/ITG：
 中下側頭回後部,
BA 45/44/6,
PM：
 下前頭回・運動前野,
ATL：側頭葉前方部,
SMG：縁上回

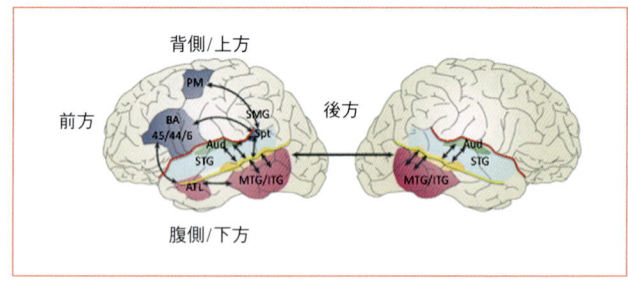

【図10】 Hickokらのdual-stream modelに対応する脳部位

で行われる。この段階でようやく言語処理の様相を帯びてくる。ここから情報の流れは背側路 dorsal stream と腹側路 ventral stream に分かれる。

　背側路は圧倒的に左半球優位で，左シルヴィウス裂後方の頭頂葉と側頭葉の境界部であるSptを経て感覚や音韻的な情報を構音運動に関連する領域（PM：premotor area；

BA 45/44/6：Brodmann 45/44/6野）に投射する。

　腹側路は全体として両側半球に存在するがやや左優位とされる。上側頭溝を経て語彙媒介者 lexical interface としての中下側頭回後部（MTG/ITG：middle temporal gyrus/inferior temporal gyrus）に至り，意味と音韻情報の照合（語彙の意味確定）が行われる。これに対して左側頭葉前方部（ATL：anterior temporal lobe）は文の理解・統語理解・複合的な意味の理解（文の中で各語彙の意味を統合する）に関与すると考えられている。

　この dual-stream model には二つのポイントがある。ひとつは左 Spt が知覚と発話などの複雑な構音運動の interface として位置づけられ，この部位の障害を伝導失語の基礎と考える点である[3]。Dhanjal ら[38]や Wise ら[39]も左 Spt が自発発話に関与することを示している。もうひとつのポイントは意味理解が両半球で行われると考える点である。すなわちはっきりした言語にならなくても漠然とした理解が生じることが主張されている。この指摘に従えば，非語を意味を欠くものとは必ずしも言いきれないことになる。音韻には音韻自体で意味があるとも表現できる。Hickok & Poeppel[35] は現実の発話は情報の呈示としては冗長で，それ故かなり聞き取りにくい発話も理解できることを指摘し，これを両側半球が語彙理解の場であるとする根拠の一つに挙げると同時に，音素・音節の共通性から非語は実在語と同様の処理を受けると明確に述べている。

　なお dual-stream model では，しばしば伝導失語で障害されているとされる音韻性短期記憶 phonological short-term memory は専用の記憶バッファーを備えたシステムというよりも背側路による知覚-運動回路により創発された機能であると考えられている[3]。

VIII. 脳機能を超えて

　Hickok らのモデルは脳と症状の対応関係を明示し，直観的でわかりやすい。伝導失語を含めた失語症患者一般の理解能力に対しても一定の示唆を与えてくれる。モデルの図からは復唱における意味の役割も推定される。伝導失語の復唱障害については，それが逐語的復唱 verbatim repetition の障害であることをはっきり意識している[34]。すなわち伝導失語における復唱障害の特異な位置づけは復唱という課題の特異性に依っている。従来から伝導失語の復唱には語の頻度・語長（mora 数）・心像性（imageability）などの要因が影響することが指摘されてきた[18]が，この視点に立てば当然と言える。しかし彼らのモデルでは呼称の機序はまだ曖昧で，音韻と意味の相互作用は必ずしも明示されていない。

　一方，音韻出力バッファーについての議論も続いている。Romani ら[40]は実在語一語の発話には音韻出力バッファーを考える必要はないと主張しているが，非語と実在語には本質的な差はなく，音韻バッファーにかける負担の量が異なるとする考えもある[41]。

　音韻と意味の相互作用の問題に戻る。本稿でも音韻と呼び，語彙と呼び，意味と称してきた。しかし今まで，「意味とは何か」という本質的な問は立てられていない。PDP モデルでも都築らの報告[30]を見ると，意味を特徴の集合として表現するが，意味そのものを問うことはなされていない。純然たる音韻列とみなしやすい非語は意味が無いのではなくいわば薄い状態にある。意味が未だ十分には限定されていないという言い方もできる。実在語も，音韻列の進展に伴い語彙になるにつれ，その意味は曖昧性を完全には払拭はできないとしても制限され確定されていく。語彙の

意味の確定過程は混沌から秩序が徐々に姿を現すかのように見える。一方，文理解では先述したように統語構造と語の意味の相互作用で意味が確定されていく。すべては音によって支えられ，与えられている。ここに至り，音韻はもはや意味と区別がつかないと言っては過言だろうか。音韻とそれによって構成される言語自体が意味であれば，先述した伝導失語の復唱に影響を与える種々の要因は，音韻列に内在する性質＝意味そのものといえる。意味は言語に内在しており，脳が産み出すものではないことになる。伝導失語の症状は発話と理解に加え，意味と音韻の織りなす言語の不思議を改めて教えてくれる。

文　献

1) Bernal, B., Ardila, A. : The role of the arcuate fasciculus in conduction aphasia. Brain, 132 : 2309-2316. 2009.
2) 山鳥　重：神経心理学入門．医学書院，東京，1985.
3) Buchsbaum, B.R., Baldo, J., Okada, K., et al. : Conduction aphasia, sensory-motor integration, and phonological short-term memory ─ an aggregate analysis of lesion and fMRI data. Brain Lang, 119 : 119-128, 2011.
4) Bartha, L., Benke, T. : Acute conduction aphasia: an analysis of 20 cases. Brain Lang, 85 : 93-108, 2003.
5) Wernicke, C. : Der Aphasische Symptomencomplex. Eine Psychologische Studie auf Anatomischer Basis. Max Cohn & Weigert, Breslau, 1874（邦訳：精神医学, 17 : 747-764）．
6) Warrington, E.K., Shallice, T. : The selective impairment of auditory verbal short-term memory. Brain, 92 : 885-896, 1969.
7) Warrington, E.K., Logue, V., Pratt, R.T. : The anatomical localisation of selective impairment of auditory verbal short-term memory. Neuropsychologia, 9 : 377-387, 1971.
8) Shallice, T., Warrington, E.K. : Auditory-verbal short-term memory impairment and conduction aphasia. Brain Lang, 4 : 479-491, 1977.

9) Kohn, S.E. : The nature of the phonological disorder in conduction aphasia. Brain Lang, 23 : 97-115, 1984.
10) Goodglass, H., Kaplan, E., Weintraub, S., et al. : The "tip-of-the-tongue" phenomenon in aphasia. Cortex, 12 : 145-153, 1976.
11) McCarthy, R., Warrington, E.K. : A two-route model of speech production. Evidence from aphasia. Brain, 107 : 463-485, 1984.
12) Baldo, J.V., Klostermann, E.C., Dronkers, N.F. : It's either a cook or a baker : patients with conduction aphasia get the gist but lose the trace. Brain Lang, 105 : 134-140, 2008.
13) Damasio, H., Damasio, A.R. : The anatomical basis of conduction aphasia. Brain, 103 : 337-350, 1980.
14) Caramazza, A., Basili, A.G., Koller, J.J., et al. : An investigation of repetition and language processing in a case of conduction aphasia. Brain Lang, 14 : 235-271, 1981.
15) Valler, G., Shallice, T. : Neuropsychological impairments to short-term memory. Cambridge, MA : University Press, 1990.
16) Friedmann, N., Gvion, A. : Sentence comprehension and working memory limitation in aphasia : a dissociation between semantic-syntactic and phonological reactivation. Brain Lang, 86 : 23-39, 2003.
17) 井上雅勝：日本語文の理解における曖昧性の解消と保留．認知科学, 13 : 353-368, 2006.
18) Berthier, M.L., Lambon Ralph, M.A., Pujol, J., et al. : Arcuate fasciculus variability and repetition : The left sometimes can be right. Cortex, 48 : 133-143, 2012.
19) Martin, N., Dell, G.S., Saffran, E.M., et al. : Origins of paraphasias in deep dysphasia : testing the consequences of a decay impairment to an interactive spreading activation model of lexical retrieval. Brain Lang, 47 : 609-660, 1994.
20) Gold, B.T., Kertesz, A. : Phonologically related lexical repetition disorder: a case study. Brain Lang, 77 : 241-265, 2001.
21) Jefferies, E., Crisp, J., Lambon Ralph, M.A. : The impact of phonological or semantic impairment on delayed auditory repetition: Evidence from stroke aphasia and semantic dementia. Aphasiology, 20 : 963-992, 2006.
22) Jefferies, E., Sage, K., Ralph, M.A. : Do deep dyslexia, dysphasia and dysgraphia share a common phonological impairment?

Neuropsychologia, 8 : 1553-1570, 2007.
23) Hanley, J.R., Kay, J., Edwards, M. : Imageability effects, phonological errors, and the relationship between auditory repetition and picture naming : Implications for models of auditory repetition. Cogn Neuropsychol, 19 : 193-206, 2002.
24) Levelt, W.J. : Spoken word production: a theory of lexical access. Proc Natl Acad Sci U S A., 98 : 13464-13471, 2001.
25) Martin, R.C., Lesch, M.F., Bartha, M.C. : Independence of input and output phonology in word processing and short-term memory. Journal of Memory and Language, 41 : 3-29, 1999.
26) Martin, N., Saffran, E.M., Dell, G.S. : Recovery in deep dysphasia : evidence for a relation between auditory-verbal STM capacity and lexical errors in repetition. Brain Lang, 52 : 83-113, 1996.
27) Carolyn, E., Wilshire, C.E., Fisher, C.A. : "Phonological" dysphasia : A cross-modal phonological impairment affecting repetition, production, and comprehension. Cognitive Neuropsychology, 21 : 187-210, 2004.
28) Foygel, D., Dell, G.S. : Models of impaired lexical access in speech production. Journal of Memory and Language, 43 : 182-216, 2000.
29) Hanley, J.R., Dell, G.S., Kay, J., et al. : Evidence for the involvement of a nonlexical route in the repetition of familiar words : A comparison of single and dual route models of auditory repetition. Cogn Neuropsychol, 21 : 147-158, 2004.
30) 都築誉史, Kawmoto, A.H., 行廣隆次：語彙的多義性の処理に関する並列分散処理モデル：文脈と共に提示された多義語の認知に関する実験データの理論的統合. 認知科学, 6 : 91-104,1999.
31) Catani, M., Jones, D.K., ffytche, D.H. : Perisylvian language networks of the human brain. Ann Neurol, 57 : 8-16, 2005.
32) Jacquemot, C., Dupoux, E., Bachoud-Lévi, A.C. : Breaking the mirror : Asymmetrical disconnection between the phonological input and output codes. Cogn Neuropsychol, 24 : 3-22, 2007.
33) Axer, H., von Keyserlingk, A.G., Berks, G., et al. : Supra- and infrasylvian conduction aphasia. Brain Lang, 76 : 317-331, 2001.
34) Hickok, G. : The functional anatomy of Language. Psy Life Rev, 6 : 121-143, 2009.
35) Hickok, G., Poeppel, D. : The cortical organization of speech processing. Nat Rev Neurosci, 8 : 393-402, 2007.

36) Quigg, M., Geldmacher, D.S., Elias, W.J. : Conduction aphasia as a function of the dominant posterior perisylvian cortex. Report of two cases. Journal of Neurosurgery, 104 : 845-848, 2006.
37) 古本英晴：復唱障害の構造について―伝導失語と超皮質性感覚失語の比較―. 神経心理, 6 : 109-117, 1990.
38) Dhanjal, N.S., Handunnetthi, L., Patel, M.C., et al. : Perceptual systems controlling speech production. J Neurosci, 28 : 9969-9975, 2008.
39) Wise, R.J., Scott, S.K., Blank, S.C., et al. : Separate neural subsystems within 'Wernicke's area'. Brain, 124 : 83-95, 2001.
40) Romani, C., Galluzzi, C., Olson, A. : Phonological-lexical activation : A lexical component or an output buffer? Evidence from aphasic errors. Cortex, 47 : 217-235, 2011.
41) Shallice, T., Rumiati, R.I., Zadini, A. : The selective impairment of the phonological output buffer. Cogn Neuropsychol, 17 : 517-546, 2000.

第Ⅰ章　伝導失語とは？

伝導失語論の歴史的展望

京都大学名誉教授, 周行会湖南病院顧問　大東　祥孝

> **臨床に役立つ ワンポイント・アドバイス**
> One-point Advice
>
> Wernicke は，Broca の報告した構音言語の喪失を運動性失語とみなし，これとは別に，第一側頭回後方領域を中心とする病変で，言語理解の障害を主とする失語型が生じることを指摘し，前者を運動性失語，後者を感覚性失語と称した。そして，運動性言語中枢と感覚性言語中枢とを連絡する部位（これを彼は島 insula にあると考えた）の損傷で，言語理解は保たれているが，錯語と復唱の障害を主たる症状とする「伝導失語」が生じるとした。しかし，復唱の障害や錯語が，伝導の障害で生じるものか否かについては，Geschwind の離断症候群説のようにこれに賛同する立場（連合路は島ではなく弓状束であるとみなした）がある一方，言語性短期記憶の障害（Warrington ら）や内言語の障害（思考から言語へ至る過程の障害：Goldstein），あるいは発語の遠心性過程における最初の段階ないしコード化の第一段階の障害（Hécaen，Dubois ら）こそが伝導失語の中核的病態である，と考える立場も有力であり，なお十分な決着には至っていない。

はじめに

Broca が構音言語の喪失（aphémie）を記載（1861）して以降，これとは異なる失語型の存在が指摘されはじめた。感覚性失語に相当する記載は，Wernicke 以前にもみられるが，運動性失語との対比のもとに重要な理論構築を行い，オリジナリティーの高い「伝導失語」という失語型を記載したのは，Wernicke であった。つまり，理論的にも臨床的

にも伝導失語を最初に概念化したのは，まさにWernickeであったといえる。その後，LiepmannとPappenheimによる伝導失語の極めてすぐれた剖検症例の報告などを経て，失語症の古典論が構築されていくのであるが，相前後して，ほとんど間をおかずに，Freudが根本的な批判を行うことになる（1891）。20世紀に入ると，Marieの徹底的な古典論批判が現れる。Goldsteinは，伝導失語という名称の問題点を指摘し，これを「中枢性失語」と称した。20世紀の半ばに入ると，Geschwindによる古典論の再興ともいえる「離断症状群」が提唱され，伝導失語も離断症状の一つとして明快に位置づけられる。その後，勃興しつつあった認知心理学の流れのなかで，Warringtonは，言語性短期記憶障害によって，復唱障害を説明することを試みる。

　伝導失語における，言語理解の良好性，復唱の障害，音韻性錯語の出現，という特徴は，こうした流れのなかで，さまざまに解釈されてきた。本稿では，主な論者の考え方を示しながら，伝導失語論についての今日までの主要な流れを概観し，とりわけGoldsteinの「中枢性失語」について再考を試み，今日では伝導失語の責任病変とみなされることの多い「弓状束」の意義について可能な範囲で見直したうえで，伝導失語の字性錯語や復唱障害がどのような機序に基づいて生じると考えうるかを，論じてみたい。

I．Wernicke と伝導失語

　1874年の「失語症候群」（Der aphasische Symptomenkomplex）において，Wernicke（図1）は，Brocaのaphémieを「運動性失語」と位置づけ，それに対立する失語型として「感覚性失語」の存在を明確にするとともに，両者の間にあってその連合が断たれた失語型とし

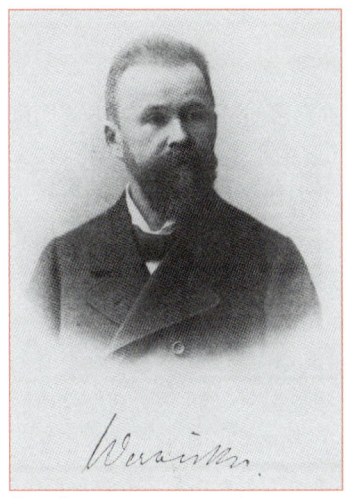

【図1】 Carl Wernicke（1848-1905）

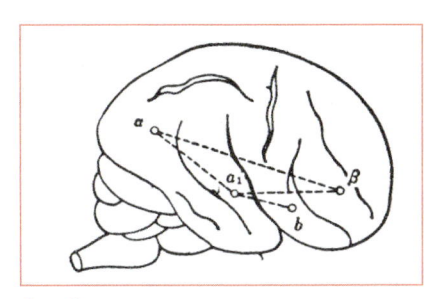

【図2】 Wernike C：Der aphasische Symptomenkomlex（1874），図3

a₁：聴神経の第一側頭回における中枢側終末
b ：語音再生に必要な運動表象が，ここから遠心路を発する
α ：字母の視覚的感覚中枢
β ：書字運動中枢

て「伝導失語」（Leitungsaphasie）をはじめて概念化した。「伝導」の意味するところは，感覚性言語中枢から運動性言語中枢へと聴覚的言語心像を伝導するということであって，その過程が障害されて生じる失語型が伝導失語ということになる。Wernickeによる図2でいえば，a₁－bの伝達が断たれる事態をさしている。

　病像としては，聴覚的言語理解はほぼ保たれていて，発話面における構音の障害がないにもかかわらず，錯語と復唱の障害がめだつという特徴を有する失語として提起された。Wernickeは，こうした伝導失語を生じさせる脳部位として，「島」（insula）を重視した。後でも述べるが，20世紀なかばになって，Geschwindは，Wernickeにはじまる立場の再興をもくろむ離断学説を提起し，ほぼWernickeに回帰する主張をするが，伝導失語の責任病変に関しては，「島」ではなく，「弓状束」が重要であることを指摘している。

●KeyWord
＊伝導失語
（Leitungsaphasie, conduction aphasia）
Wernickeによって，感覚性言語中枢から運動性言語中枢への伝導の障害として概念化された失語型。

II. Liepmann と Pappenheim の剖検例（1914）

　伝導失語の極めて詳細な病像と，連続切片による明快な病巣とを記載した Liepmann（図3）と Pappenheim による剖検例の報告は，伝導失語の様々な問題点を明らかにし，それに対して，包括的かつ説得的に論じている最初の文献として，看過しがたい重要性を有している．本論文の主要な貢献は，山鳥（1982）が適切に指摘しているように，(1)正確で詳細な病像記載，(2)剖検所見から，それまで主流であった「島」病変説を否定し，伝導失語の典型例の病変が後部言語領域ないし拡大 Wernicke 領域にあることを確証したこと，(3)言語の理解が良好であるにもかかわらず，同じものを復唱できない，つまり理解力と復唱能力の解離が，伝導失語に本質的に特徴的な所見であることを指摘したこと，(4)言語の記憶痕跡（エングラム）は左右大脳半球で分担されているという仮説を提起していること，(5)

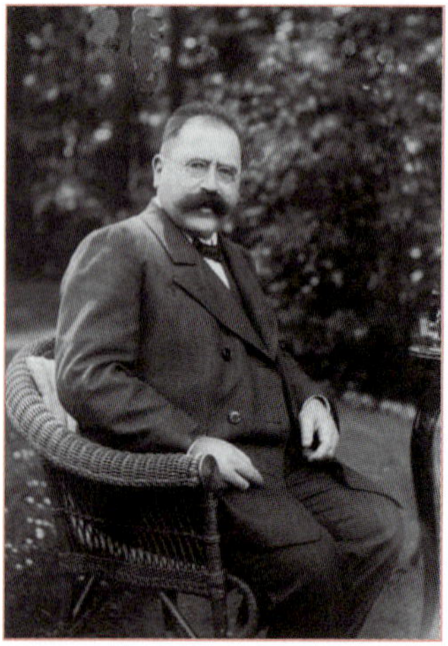

【図3】 Hugo Karl Liepmann（1863-1925）

伝導失語の特徴が「遠心性過程」すなわち「発語準備過程」の障害にあることを指摘したこと，などにある。

　こうした貢献は，ほとんど現代の伝導失語論に通ずるものであり，当時におけるその緻密な洞察には，あらためて驚かされるほかはない。いくつかの重要な論点を今少し詳しく検討しておこう。

(1) 病像の特徴として，自発語，命名，復唱で共通して錯語が多いこと，錯語の主流が字性のものであること，復唱では音節数の増加とともに悪化すること，命名障害の本態が，いわゆる喚語，語発見にあるのではなく，語形態が表出されることにあること，などを詳細な病像観察から導きだしている。

(2)「島」にはまったく病変が認められず，側頭横回，上側頭回後方部，縁上回，角回，中側頭回の白質部分に認められたという報告は，島病変説に大きな疑義を提起し，その後，Kleist（1934），Pötzl（1924），Stengel（1955），AjuriagerraとHécaen（1956）らは，伝導失語で，縁上回，上側頭回を中心とする後部言語領域の病変が見出されたことを指摘するに至っている。しかしその後も，Goldstein（1948）や斎藤（1975）らは，島に主病変を有した症例を報告している。ただし，病変ないし機能障害が後方領域にまで及んでいた可能性は，両例とも否定しえないと思われる。

(3) 言語理解と復唱障害の解離という指摘は，伝導失語における復唱障害の重要性をあらためて喚起する結果となり，ひいては復唱障害がなぜ，どのようにして生じるのかという問題意識を生むに至る。当時すでに，語音響に限局した記銘力の障害説（理解の障害をきたすほど強くはないが，運動再生には不十分な程度）が論じられていたようであるが，本論文ではこれを否定し，

> **KeyWord**
> ＊字性錯語
> （literale Paraphasie, literal paraphasia）
> ターゲットとなる語を発話しようとする際，語自体は誤っていないけれども，語を構成する音節が正しく発話されない言い違え。語自体を言い違えるのは語性錯語である。

> **KeyWord**
> ＊復唱障害
> （Nachsprechenstörung, impairment of repetition）
> 検査者の述べた語句をそのまま復唱することが困難な状態。反射的な模倣とはとりあえず区別される意図的な復唱の障害をさす。

発語や復唱では強度に左半球聴覚痕跡（エングラム）に依存するが，理解には右半球の聴覚痕跡の強い支持があることで説明が可能である，としている。いずれにせよ，語音響の記銘力の障害説は，後のWarringtonらの「言語性短期記憶」（verbal short-term memory）障害説（1969, 1971）として，あらためて論じられることになる。

(4) (3)で述べたように，語理解は，左右半球の言語の記憶痕跡（エングラム）によって担われているという本論文の主張は，その妥当性はとりあえず措くとしても，心理学的水準でのみ「理解」の機序を考えているだけでは出てこない発想であり，後の「脳梁離断症候群」における病態理解にも一脈を通じる考え方として，注目に値する。

(5) 伝導失語における発語の障害がいかなる水準のものであるかについて，それが「遠心性過程」すなわち「発語準備過程」の障害にあることを指摘した点は，極めて重要であると考えられる。事実，その後の研究によって，例えばHécaenら（1955）のように，これを「思考を音節へと展開する段階での障害」とみなし，Duboisら（1964）は，言語分節の第一段階における異常（une aphasie de la première articulation）と考え，語音情報を構音するためのプログラミングの障害に伝導失語の本質的な病態があると考える。Yamadoriら（1975）の，発語過程には聴覚的心像を安定して再表象する能力が必要で，その障害が伝導失語の発語障害にあらわれているとする立場も，同様に，本論文の主張と基本的に大きな違いはない，とみなしうる。

Ⅲ. Freud と伝導失語

のちに精神分析を創始した Freud（図4）の初期の重要な著作が，「失語症の把握にむけて」（Zur Auffassung der Aphasie, 1891）であったことは，今日では，極めて重要なことと考えられている（出版当時はほとんど注目されなかったようであるが）。彼は，当初，心理学的水準の症状を神経学的に記載できないか，という問題意識に立って，苦闘していた（科学的心理学草稿）。しかし，それが極めて困難なことであることを，失語症論を通して確認したともいえる。彼の主張は，Wernicke らの失語論への痛烈な批判ともなった。とりわけ Wernicke の師であった Meynert は「神経細胞内に記憶心像が貯蔵される」と考えたが，Freud にとっては，「神経細胞に記憶心像が宿る，などということはありえない」ことであった。中枢と称されている領域も，結局は神経細胞の集合からなりたっているわけであるから，そこで問題となるのは伝導の障害であり，したがって Freud にとっては，すべての失語は伝導の障害に帰着するものであり，ふつう中枢性失語といわれるものも，伝導の障害によるものであった。こうして，アナルトリー（Anarthrie）を除くすべての失語は，伝導失語（Leitungsaphasie）であることになり，Wernicke の論は誤っていると考えたのである。

こうした主張は，一見，極論のような印象を与えるが，Meynert が言うように「神経細胞に記憶が貯蔵される」というような考えは，生理学的事象と心理学的事象とを混同した結果であるわけで，表象や記憶心像は，脳内の生理学的事象に付随して生じる心的事象であって，神経細胞それ自体にとっては何の意味も有しえないことであり，あえて言えば，神経細胞間の伝導に付随して生じる心的事象が，

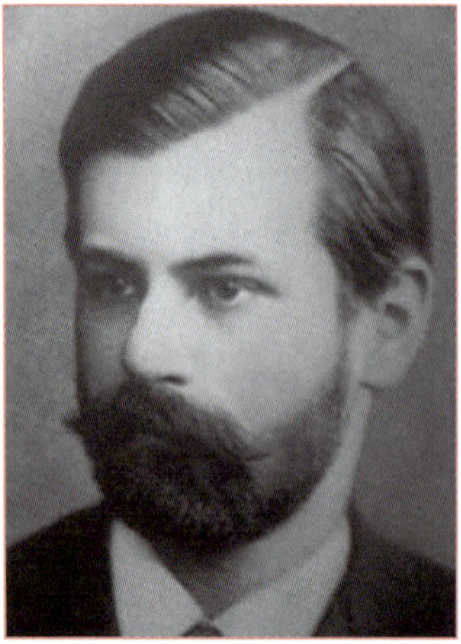

【図4】Sigmund Freud（1856-1939）

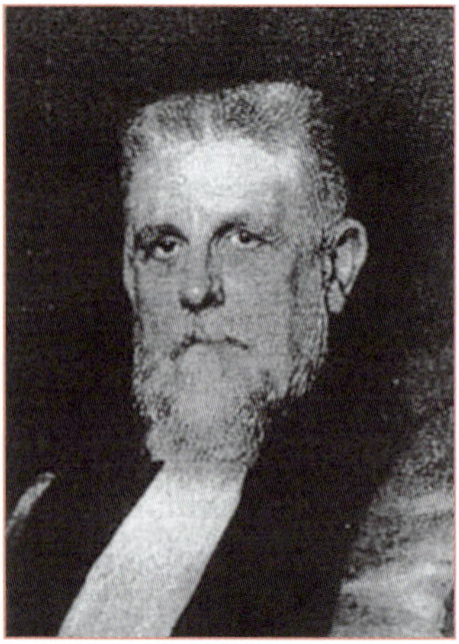

【図5】Pierre Marie

表象や記憶心像になることはありうる，と考えたのである．Freudにとっては，失語論というのは，心理学的水準の症状と神経学的水準での変化との関係を考えるうえで，結果的に大きな契機となったとみなすことができる．こうした立場からすると，すべての失語は伝導失語ということになるので，Wernickeが確立した伝導失語の概念は，心理と解剖─生理とを混同した結果として生じた誤った捉え方である，ということになるわけであった．

Ⅳ. Marieの失語論

　Pierre Marie（図5）は，1906年，当時すでに確立されていたかにみえていた失語症の古典論に対し，真っ向から反論を打ち出した．以下の3論文（第一論文：左第三前頭回は言語機能に何ら特別な機能を果たしていない．第二論文：皮質下性失語（純粋失語）をどのように考えるべきか．

第三論文：1861年から1866年までの失語症論；Broca学説の発生に関する歴史的批判の試み）を通し，古典論をフランスに導入したDejerineとの間で大きな論争を惹起することとなった。Dejerineは，古典論にならい，言語心像，とりわけ「言語聴覚心像」の存在を認め，これが「感覚性言語中枢」において受容され，蓄積される，と考える。一方，Marieは，内言語の存在は認めるが，聴覚言語心像を中心とする言語心像の存在を一切認めないし，当然のことながら，こうした言語心像が特定の言語中枢に局在するといった考えを，断固として拒否する。さらに，「失語は一つである」という主張をし，失語の局在も一つであると考え，それを広義のWernicke領域（第一・第二側頭回脚部，縁上回，角回）とみなしたのである。したがって，伝導失語に相当する失語像も，Wernicke失語の亜型にすぎないことになる。今日の見解からすれば，失語は一つであるなどと簡単には言い難いかもしれない。しかし，失語を感覚・運動性の障害に区分しうるような対象としてではなく，一つの特異な知的障害としての言語の病態とみなすならば，ある意味では失語は一つであるという考えは，興味深い洞察に裏打ちされているともいえる。MarieはBroca失語をアナルトリー＋Wernicke失語であると考えたが，この捉え方は，アナルトリーを除くあらゆる失語は伝導失語である，とするFreudの考え方と奇妙に一致するところがあるように思われる。表象Vorstellung（Erinnerungsbilde）を皮質中枢と称される特定の箇所に局在化させようとするMeynertらの仮説を，Freud（1891）は認めない。一方，Marieも，言語心像が中枢に局在する，といった考えを断固，拒否する。Freudは，言語心像を心理学的には認める。Marieは，これを言語装置の機能とみなし，端的に言語心像の存在を拒否する。Freud（1891）は，失語はすべて

「伝導失語」（古典論でいうそれとはまったく別で，連合の遮断による失語すべて）であると考え，失語の本質は伝導失語にある，とみなす。唯一の例外が，アナルトリーであり，これは失語には入らない，と考えていた。一方，Marie（1906）は，失語はただ一つ，Wernicke 失語のみであり，純粋運動失語と称されるのはアナルトリーであり，これは失語ではないと考えた。こうしてみてくると，両者の「失語」学説の間には看過しがたい共通の考想が認められる，と言ってよいだろう。Freud と Marie は短期間であるが一時期 Charcot のもとで学んでいるけれども，Marie が Freud の影響をうけていたというはっきりした証はなく，むしろそれぞれが十数年の時を隔てて独自に提起した学説の間に，興味深い考え方の類似が認められるということではないか，と思われる。

ともあれ，Marie の大胆ともいえる主張は大きな反響をよび，フランス神経学会は，1908年，6月11日，7月9日，7月23日の三回にわたり，失語症をテーマとする公開討論会をもつに至った。そのときの議論の内容はすべて，フランス神経学会誌 Revue Neurologique に掲載されている（16, pp.611-636, 974-1024, 1025-1047, 1908）。

Dejerine と Marie の見解の対立の根本がどこにあるかについて，ここでは詳細にふれることはしないが（大東：失語論争，「Broca 中枢の謎」，pp.83-100, 1985，「精神医学再考」，精神医学と神経心理学の交錯，2011 参照），結論的には，両者はほぼ完全に並行線を辿ったまま終了したといってよい。

とりわけこの失語論争以降，フランスでは，Dejerine の立場と Marie の立場とが，そのまま並行して現在にまで至っているところがある。系列的に言えば，

a) Dejerine → André Thoma, Lhermitte J → Garcin →

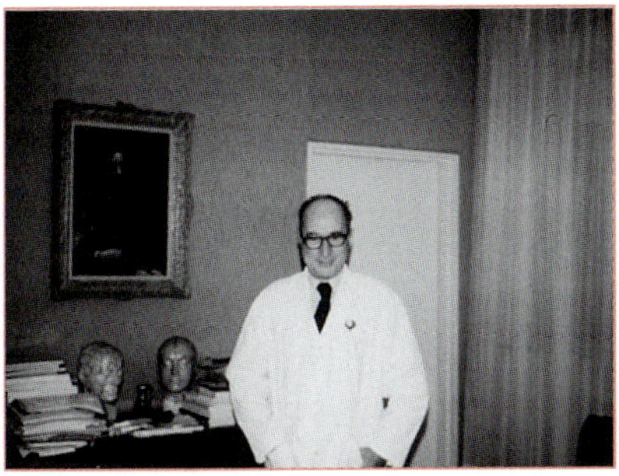

【図6】François Lhermitte 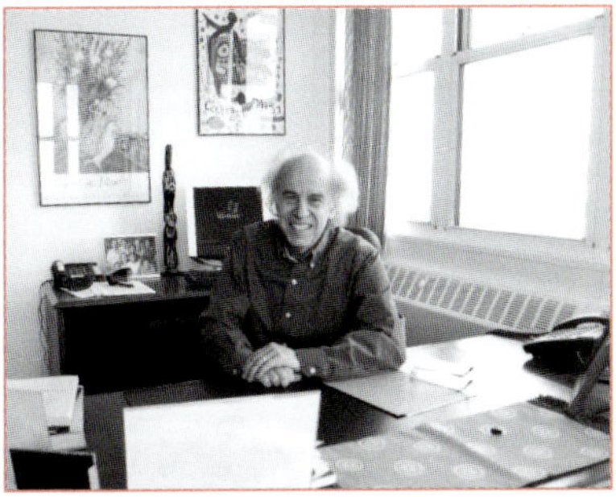　　【図7】Martin L Albert

　　Hécaen
　b）Marie → Guillain → Alajouanine → Castaigne → Lhermitte F, Signoret

といった2系列であり，a）の流れはおおむね，ボストン学派によって受容されるに至る。20世紀後半でいえば，これはフランス学派として知られるLhermitte F（図6）とボストンのAlbert（図7）との考え方の違いとして，象徴的に示されている。

V. Geschwind と伝導失語

　1965年，ボストンのGeschwind（図8）は，「動物と人間における離断症候群」（disconnexion syndromes in animals and man）という破格の大論文を，雑誌「Brain」に寄稿した。その大きな論旨は，高次の中枢としては言語中枢以外に多くを認めず，感覚中枢，運動中枢と言語中枢との連合の離断によって多くの高次脳機能障害（失語，失行，失認）の発現を説明しようとするものであり，伝導失語も「離断症候群」の一つとして提唱された。これは感覚言語中枢から運動言語中枢へ至る弓状束（fasiculus arcuatus）

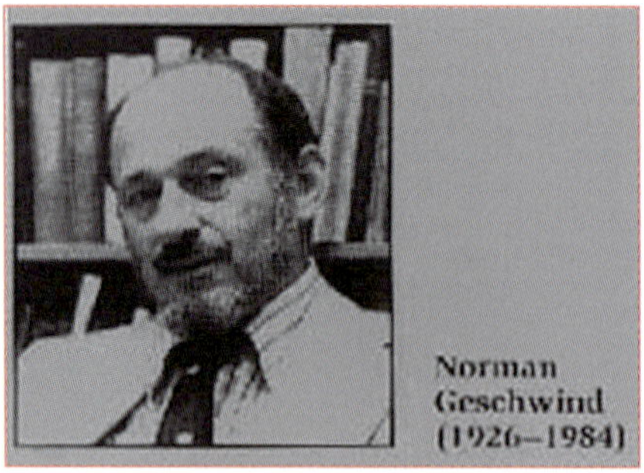

【図8】Norman Geschwind

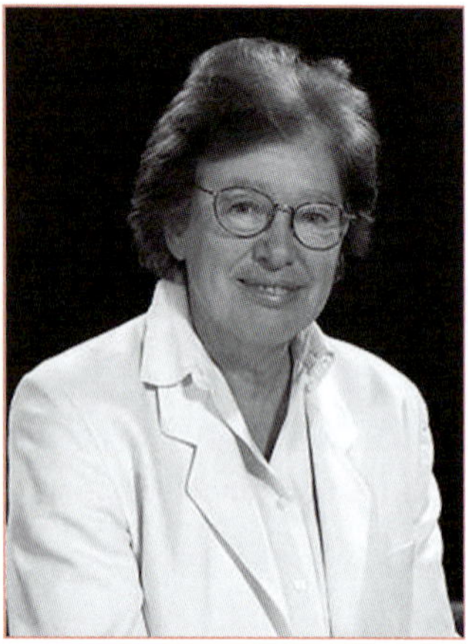

【図9】Elizabeth Warrington

　の損傷による離断によって，理解がほぼ保たれ復唱障害を主症状とする失語型である，と解釈された．これは，MarieやGoldsteinの全体論的見解を見直し，古典論への回帰を説くものであった，といってよい．

　そのクリアカットな説明原理は多くの賛同を得ることになったが，同時にその限界も次第に明らかとなってきている．伝導失語でいえば，確かに「復唱」の障害を説明はできるが，離断という説明のみでは，なぜ「音韻性錯語」が優位に出現することになるのかを十分には説明しきれないし，そもそも同一半球内での離断症状の場合には，個体における入力と出力のみからは，その中で「離断」といったことが生じていることを直接には説明しえない，という問題がある．それに対して，脳梁が離断された際にみられる半球間離断においては，それぞれの入出力を分離して取り出すことができるので，ある意味で証明が可能である．したがって，伝導失語を離断症候群として説明するとしても，それはあくまで「仮説」の域をでない，ということになる．

VI. Warrington と伝導失語

　Warrington（図9）らは，言語的素材に限局した短期記憶（verbal short-term memory）の障害を示した症例を見出し，このために，復唱にのみ選択的に障害をきたす病像を記載し，こうした病像を有する失語を伝導失語として記載した。これが古典論でいう伝導失語と類同の病型か否か議論があるが，伝導失語で言語性短期記憶の障害のみられることが多いことは否定し難いところである。そのために，伝導失語における復唱の障害を，言語性短期記憶の障害と同一視する立場もみられるが，すでにⅡ．で述べたように，復唱障害も，「遠心性過程」すなわち「発語準備過程」の障害に帰着する，あるいは「思考を音節へと展開する段階での障害」の一表現型とみなす捉え方，言語分節の第一段階における異常（une aphasie de la première articulation）と考え，語音情報を構音するためのプログラミングの障害が復唱障害をも惹起していると捉える立場からすると，復唱障害を言語性短期記憶の障害と同一視してよいか否か，なお検討が必要であることを念頭においておく必要があると思われる。

VII. Goldstein の中枢性失語

　Kurt Goldstein（図10）は，基本的には全体論的立場を貫いたが，やや逆説的ともとれる仕方で，失語の分類などは，かなり古典論にそった記載を行っている（Language and Language Disturbance, 1948）。しかしながら，よく読み込んでみれば，古典論と同様の術語を使用してはいても，その理論的説明は，彼独自の，ゲシュタルト学説に依拠していることがわかる。

> **KeyWord**
> *中枢性失語
> （Central Aphasia）
> Goldsteinは，いわゆる伝導失語の本態を「伝導」の障害ではなく，内言語の障害によるとし，これを中枢性失語と称した。

彼は，伝導失語に関しては，術語も古典論にくみすることはせず，これを「中枢性失語」（Central Aphasia）と称したのであるが，その含意は，伝導失語の発現機序は決して「伝導」の障害ではない，と考えたところにある。復唱の障害，錯語などの特徴は，「伝導」の障害ではなく，まさに彼の言う「内言語」の障害（これはVygotsukyのいう「内言」とほぼ同義である，という）の結果なのであった。すなわち，彼の言う「内言語」とは，社会的言語が内面化し，一方では言語の道具性に関わり，他方では非言語的思考に関わる中間的性質を有するものであった。ふつう感覚性失語，運動性失語と称されている病像の主たる部分は，道具性を有する末梢性の障害であり，そのいずれでもない「内言語」の障害こそが，中枢性失語（伝導失語）なのだ，ということを指摘したかったのである。

彼は，復唱（repetition）と模倣（imitation）とをしっかりと区別し，本来の復唱の障害というものは，内言語の分化障害（dedifferentiation）の結果として生じるものであると考えた。

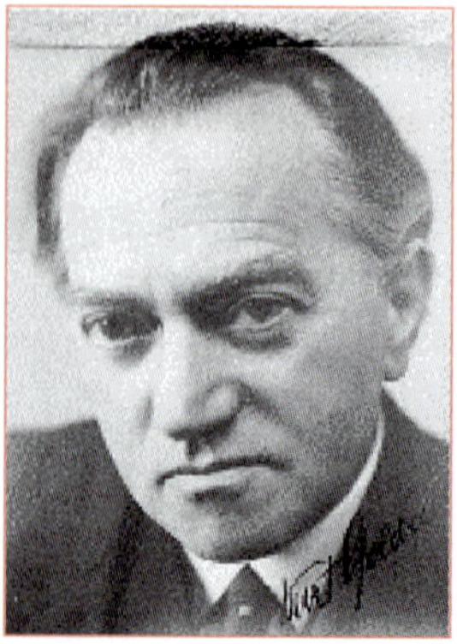

【図10】Kurt Goldstein

要するに，復唱の障害は伝導の障害ではなく，内言語の未分化状態の結果として生じる症状であるとみなしたのである。つまり，内言語の分化度が低下しているために，復唱（模倣ではない）という課題を遂行しようとすると，内言語機能の一部が復唱のために使用され，分化度の低下した内言語において，一次的に理解機能や音韻機能が低下してしまうために，復唱という一見それほど困難でないようにみえる行為が，とてつもなく，難しくなってしまうのである。

　こういう発想は，感覚性の言語理解と運動性の言語的発話との間の「離断」（伝導障害）として，復唱障害を捉える見解とは根本的に異なっている。これに対して，復唱障害を言語性短期記憶の障害とみなすWarringtonらの見解は，復唱障害を伝導の障害とみなさない点では，若干の共通性はあるかもしれない。

Ⅷ. 弓状束（arcuate fasciculus）について

　当初，Wernicke領域とBroca領域を連結する部位は「島」と考えられていたが，島は必ずしも伝導失語の損傷に伴わず，むしろ両者を直接連結しているのは，弓状束であると考えられるようになった（Geschwind, 1965）。しかし比較的最近になって，弓状束の前方端末はBroca野ではなく，中心前回近傍と直接に連結していることが画像検索などで明らかにされてきた（Bernal and A. Ardila, 2009）。また，弓状束が損傷されていても，必ずしも復唱の障害されていない症例があることも確認され，弓状束の損傷は，必ずしも復唱障害の出現に必要ではない，のではないか，復唱障害はむしろ下頭頂葉皮質皮質下損傷と関連しているのではないか，という見解が主流となりつつあるようであ

る。このことも，結局のところ，復唱障害が単純な連合離断の結果ではなく，下頭頂小葉近傍においてコード化（encoding）の最初の段階が障害されるためではないか，といった考え方を支持する知見と結びつくように思われる。

まとめ

(1) Wernicke（1874）によって「伝導失語」Leitungsaphasieの概念が最初に提唱された。
(2) Lichtheim u Pappenheim（1914）の伝導失語の剖検例報告は，現在もその価値を失っておらず，詳細かつ緻密で，確かな考察を行っている主要な文献である。
(3) Freud（1891）は，「失語はすべて伝導の障害による」としてMeynert, Wernicke批判を行った。
(4) Marie（1906）は，古典論（Dejerine）を鋭く批判し，「失語は一つ（内言語障害）」であり，言語心像といった存在を認めることをしなかった。
(5) Goldstein（1948）は，伝導失語を「中枢性失語」（Central Aphasia）と称し，復唱障害や錯語は内言語障害の結果であると説いた。
(6) Geschwind（1965）は，離断症候群を提起し，古典論への回帰を目指し，伝導失語は弓状束の損傷による離断症候群であると主張した。
(7) Warrington（1969, 1971）らは，言語性短期記憶障害を伝導失語の中心障害であると考えた。
(8) 最近になって，弓状束はWernicke野とBroca野を直接に連結しているのではなく，その終端は中心前回近傍であることが確認され，伝導失語と弓状束の関連があらためて問題となっている。
(9) 結局のところ，伝導失語における字性錯語や復唱の障

害が何に帰着するかについては，なお決着のついてはいないところがあるように思われるけれども，今回の展望を通して筆者のえた暫定的結論は，「伝導失語」として概念化されはしたが，その核心は実は「伝導」の障害ではなく，発話準備過程ないしコード化（encoding）の最初の段階における遠心性の障害なのではないか，という点であり，Goldsteinの中枢性失語（Central Aphasia）という捉え方も，再評価されてよい部分があるのではないか，と考える。

文　献

1) Ardila, A. : A Review of Conduction Aphasia. Curr Neurol Neurosci Rep , 10 : 499-503, 2010.
2) Ajuriaguerra, J de, Hécaen, H. : Examen anatomique d'un cas d'aphasie de conduction. Rev Neurologique, 94 : 434-435, 1956.
3) Bernal. B., Ardila, A. : The role of the arcuate fasciculus in conduction aphasia. Brain, 132 : 2309-2316, 2009.
4) Dubois, J., Hécaen, H., Anjelergues, A., et al. : Étude neurolinguistique de l'aphasie de conduction. Neuropsychologia, 2 : 9-44, 1964.
5) Freud, S. : Zur Auffassung der Aphasien. Deuticke, Leibzig und Wien, 1891.
6) Goldstein, K. : Language and Language Disturbances. Grune & Stratton, New York, 1948.
7) Geschwind, N. : Disconnexion Syndromes in animals and man. Brain, 88 : 237-294, 585-644, 1965.
8) Hécaen, H., Dell, M.B., Roger, A. : L'aphasie de conduction. L'encéphale, 44 : 170-195, 1955.
9) Kleist, K. : Gehirnpathologie. Barth, Leibzig, 1934.
10) Liepmann, H., Pappenheim, M. : Uber einen Fall von sog. Leitungsaphasie. Z ges Neurol Psychiat, 27 : 1, 1914.
11) Marie, P. : Révision de la question de l'aphasie: la troisième circonvolution frontalene joue aucun rôle special dans la function de langage. La Semaine Médicale, 21 : 241-247, 1906.

12) 大橋博司：臨床脳病理学．医学書院，東京，1965．
13) 大東祥孝：失語論争．「Broca失語の謎」．金剛出版，東京，1985．
14) 大東祥孝：精神医学再考―神経心理学の立場から．医学書院，東京，2011．
15) Pötzl, O. : Uber die parietal bedingte Aphasie und ihren Einfluss auf das Sprechen mehreren Sprechen. Z ges Neurol Psychiat, 96 : 100-124, 1924.
16) 斎藤正巳，南　克昌，塚本宗之，ほか：伝導失語の症例研究．脳と神経，27：877-885, 1975．
17) Stengel, E., Lodgw Patch, I.C. : "Central" aphasia associated with parietal symptoms. Brain, 78 : 401-416, 1955.
18) Warrington, E.K., Shallice, T. : The selective impairment of auditory verbal short-term memory. Brain, 92 : 85-896, 1969.
19) Warrington, E.K., Logue, V., Pratt, R.T.C. : The anatomical localization of selective impairmet of auditory short term memory. Neuropsychologia, 9 : 377-387, 1971.
20) Wernicke, C. : Der aphasischen Symptomenkomplex. Max Cohen & Weigert, Breslau, 1874.
21) Yamadori, A., Ikumura, G. : Central（or conduction）aphasia in a Japanese patient. Cortex, 11 : 73-82, 1975.
22) 山鳥　重，解説：H.リープマンとM.パッペンハイム―いわゆる伝導失語の剖検例．「神経心理学の源流，失語編，上」．創造出版，東京，pp.195-212, 1982．

第Ⅱ章
音韻性錯語

1. 音韻性錯語
2. 失語症の音韻論的障害の検討

第Ⅱ章 音韻性錯語

音韻性錯語

総合南東北病院 神経心理学研究部門　佐藤　睦子

> **臨床に役立つ ワンポイント・アドバイス**
> One-point Advice
>
> 　左縁上回を中心とした病巣を持つ右利き例では，病巣の進展具合によっては当初Wernicke失語を呈することがあるが，後に伝導失語に移行するので，発語症状については，見落としがないように初期から注目していたい。一方，病巣が比較的限局している場合は，発症当初から伝導失語を呈するが，特徴的な症状である音韻性障害は数ヵ月から1年程度で目立たなくなることが多い。伝導失語の特徴的な症状は，接近行為 conduite d'approche である。これは，正しい音系列を探索するための言い直し行為である。基本的に構音自体には支障がない。言い直しが頻繁に生じるために，見かけ上，流暢性が障害されているかのように見えることもあるが，構音の歪みはないので原則として自発語は流暢であることがわかる。なお，言うまでもなく，音韻性障害は発語のみならず読字や書字にも現れるので，読み書き障害についても検索ならびに訓練を怠らないようにしたいものである。

はじめに

　口頭表出における言い誤りは，脳損傷を被っていない健常者にも生じる現象である。言い誤りは，意図せずして出現する。健常話者は，通常，一秒間に2～4語を口頭表出しているが，その中で，言い誤りは日々1,000語あたり1～2語生じているという（Levelt, 2001）[1]。健常者の言い誤りの例を挙げると，「モイターバイク（＝モーターバイ

ク）」，「アラジブン（＝アラブ人）」のような事例がある（窪薗, 1997）[2]が，健常者の場合は，本来言いたかった語音と似た音になることが多く，聞く側にも容易に推察できる誤り方になる。その特徴は，類似性の高い2音の間で誤りが生じやすく，また文脈中の要素に誘発されて生じることであると推定されている。すなわち，「類似性」と「近接性」である（寺尾, 1999）[3]。

　錯語は，失語症の代表的な症状の一つで，本来話そうとした語ではない別の語，あるいは本来の語音ではない別の語音が口頭表出される現象である。語の操作に何らかの不具合が生じたために出現すると考えられる。現象としては健常者の言い誤りに似ていなくもない。しかし，失語症の場合は，例えば，"鳥居"を「とりす…とりう，とりうら…とりろ」（後述の伝導失語の症例）と言うなど，必ずしも音韻的に類似している音に誤るわけではなく，また，必ずしも文脈の中の要素に誘発されて生じるわけではない点で，健常者の言い誤りとは異なっている。錯語は，症状の特徴から，音韻性錯語や意味性錯語，あるいは字性錯語や語性錯語など，いくつかに分類することができる。本項のタイトルである音韻性錯語は，語音レベルに生じる症状であり日本語では概ね字性錯語に相当し，語の中の本来の音が別の語音になる現象である。

I. 音韻性錯語という現象について

　例えば，"かたつむり"を「たかつむり」や「かなつむり」等と言い誤るように，語の中の音の順序が入れ替わったり，語音が別の音に置き換わったり付け加わったりあるいは欠落したりするのが音韻性錯語である。これは特定の失語症タイプに特徴的な症状というわけではなく，基本的

> **KeyWord**
> *音韻性錯語
> 語音の順序が入れ替わったり，語音が別の音に置き換わったり付け加わったりあるいは欠落したりする錯語症状。

にはどのタイプにも生じ得る症状であり，また，多くの失語症例では，音韻性錯語だけではなく意味性錯語や語性錯語など様々な種類の錯語が混在するのが普通である．そのような中で，語性錯語が認められず音韻性錯語が主症状だった症例が報告されている．水田ら（2005）[4]による音韻性失名詞の例である．彼らの報告例には，以下のような特徴が認められた．すなわち，最大の特徴は，呼称において，目標語を表出する際に音韻性の誤りが生じることである．音韻性の誤りは，語頭，語中，語尾のいずれの部分でも生じた．一方，語全体を誤る語性の誤りや意味性の誤りはほとんど認められなかった．聴覚的言語理解は良好で，モーラ抽出や押韻判断等の音韻に関する検査でも良好な結果だった．さらに，音韻性の誤りは，呼称の際には生じるが復唱時には認められず，復唱は支障なく可能であった．この点で伝導失語とは異なった言語症状であることがわかる．例えば，呼称課題で，「これは，くく，また言いにくい，くー，くらはぎ，かなんか言わなあかん…（ふくらはぎですね）ふくらはぎ，はい」と，呼称時には音を探索しているが復唱時には迅速に応答できるという現象が記載されている．

語が口頭表出されるにあたっては，表出するべき語彙が決定されてから構音に至るまでの流れがあるが，Levelt（2001）[1]によると，呼称の過程は，以下のように考えられる．すなわち，話すべき語は，心内辞書の中で，まず概念が決定される．次に，その概念に関する統語的特徴，例えば，その語が名詞であること，単数か複数か，フランス語などでは男性名詞か女性名詞かなどが取り出される．ここまでが「語彙選択」である．語彙選択が達成されると，次はその語彙を構音できる形に符号化する段階になる．まず，形態素が取り出されて音韻が符号化され，韻律のある音韻

> **KeyWord**
> *語彙選択
> 心内辞書の中から，話すべき語の概念が選ばれ，その概念に関する統語的特徴（名詞，単数か複数かなど）が取り出されるまでの過程（Levelt, 2001）[1]．

> **KeyWord**
> *音韻符号化
> 選択された語彙について，形態素が取り出され音韻が符号化され，韻律のある音韻文節の順番に添って並べられる過程（Levelt, 2001）[1]．

文節の順番に添って並べられる。例えば、"horses"であれば、決して／h, ɔ, r, s／や／s, ɔ, r, iz／等の順にはならず、／h, ɔ, r, s, iz／となる。そのような過程を経て、最終的に構音器官の運動となって音声表出される。

　水田（2012）[5]によれば、上記の音韻性失名詞に認められる音韻の障害は、話すべき語彙は選択されているにもかかわらず音韻表象が活性化されにくいために、語の形に音韻を割り当てられない状態と解釈されている。

　現象的に音韻の誤りを来すもう一つの症状として、失構音（アナルトリー anarthria）がある。失構音の場合は、構音が歪み、音の連結が不良となることが臨床特徴（大槻, 2005）[6]で、Levelt（2001）[1]の語表出メカニズムによって説明するならば最後の構音段階での障害である。したがって、失構音では発語全体が非流暢性であり、上述の音韻性失名詞や次に述べる伝導失語の音韻性錯語とは機序が異なっている。臨床的にも、症状の全体像は明らかに異なることがわかる。

II. 伝導失語における音韻性錯語

　伝導失語は、古典的には、Wernicke-Lichtheim の図式で説明されるように、聴覚性言語中枢や運動性言語中枢が保たれているが聴覚入力と言語表出との中間経路が損傷されているため、聴覚的理解や自発語は基本的には問題がないものの聴覚入力された語を復唱する際に支障をきたすと考えられてきた。伝導失語の言語症状の中でとりわけ復唱障害が特徴的な症状とされる所以である。確かに、伝導失語の場合、復唱時には試行錯誤的に著しい言い直しが生じることは臨床的に周知の現象である。しかし、一方で、自発語や自発書字、あるいは、語の復唱、音読、書き取りの際

に，錯語や錯書が生じるとも言われる（Lichtheim, 1885）[7]。実際，伝導失語症例の発語を観察すると，表出面における症状は復唱だけに生じるものではないことがわかる。伊林（2002）[8]の報告のように，伝導失語における音韻性の言い誤りは，呼称，音読，復唱など口頭表出が関与するいずれの課題でも認められると同時に自発語でも出現しており，復唱のみならず発語全体にわたって音韻性錯語が現れることが多い。目標語に向けて自己修正を繰り返す際に音韻の誤りとなって出現することになるが，同時に，語全体が誤って表出される意味性錯語のような誤りは少ないのも伝導失語の特徴である。

このような臨床症状から，近年では，伝導失語における口頭表出障害は，Wernicke-Lichtheimの図式から導かれた説明概念よりはむしろ音韻符号化の問題であろうと推定されている。すなわち，伝導失語では，語自体は想起されているにもかかわらず音韻操作に支障をきたしているために，音韻性錯語という症状が出現すると考えられる。水田（2012）[5]によれば，「書き出されたセグメント情報が上手く配列されない」状態が伝導失語における音韻性の誤りである。

III. 症例

伝導失語の代表的な症例を供覧する（三橋ら, 2009）[9]。
症例は，62歳，男性。右利き。高卒，自営業。
既往歴：高血圧，不整脈，心肥大。
現病歴：朝から体調不良を訴えていたが夜になって受け答えがおかしくなったため，同日20時30分頃救急搬送され入院した。
診断：心原性脳塞栓症。入院時，右上下肢不全片麻痺な

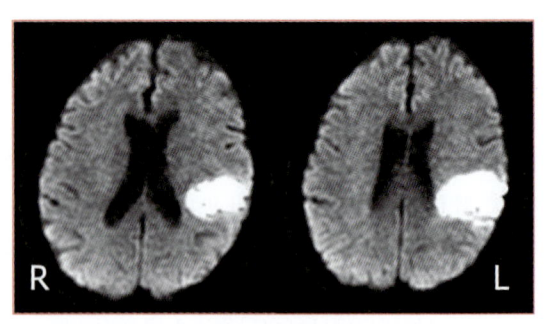

【図1】症例のMRI拡散強調画像：第2病日

らびに右半身感覚障害が認められた。第2病日のMRI拡散強調画像では左中心後回縁上回角回に梗塞巣が認められた（図1）。

言語症状：第2～4病日に施行した標準失語症検査では、自発話は流暢だが喚語困難、音韻性の誤り、新造語、自己修正が頻繁にみられ、呼称、復唱、音読いずれの項目でもほとんど得点できず、かつ、聴覚理解の低下が著しかった。このように当初はWernicke失語を呈していたが、発症1ヵ月後までに聴覚理解は著明に改善し、失語症タイプは伝導失語に移行した。図2に、標準失語症検査プロフィールを示す。発症1ヵ月後の時点で、目標語を想起すること自体は可能なものの、発語全体にわたって音韻の探索と音韻性の誤りが認められた。口頭表出の際の誤り例を示すと、以下のようなものがある。

＊自発語：
『(SLTA "まんがの説明") …風が…ふ…ふいてきてきて…で、か…か…ここん…か…帽子が…とんとんふえてきて…うし…あの、川、川…が、とれ…とぶ…といってっから…てし…て、て、ていれをとって、とってしん、とって、といった。とった』

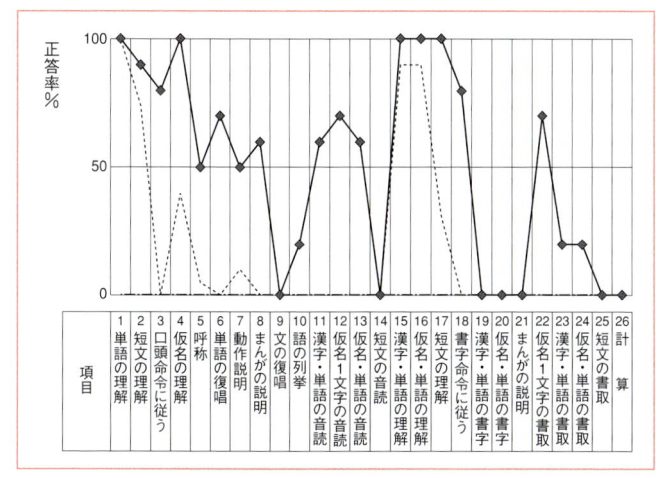

【図2】症例の標準失語症検査プロフィール

図2
点線は第2〜4病日，実線は発症約1ヵ月後。発症初期には全言語様式で著しい得点低下を示し重度Wernicke失語を呈していたが，言語理解や発語機能は早期に向上した。発症1ヵ月後，プロフィールには反映されないが著しい音韻性障害を示し伝導失語となった。

＊呼称：

『("時計") とけん，とけん，とけお，とけ…お，と，どけ…ん，とけ，と，と，とけ…ん，とけお，ときょ，とこ，とけ，とい，と，と…て，と，と…けい。とけい，はい』

『("こま") こめ，こ，こむ，こ，こめ，こま』

＊復唱：

『("馬") うーも，うーも，うま』

『("太陽") て，てえ，て，てい，ん，ゆう，お』

＊音読：

『(漢字の"時計") こ…と…これとこれと (「時」と「計」を指差して)，こた，こてぬ，こてい』

『(平仮名の"とけい") た…く…さっき言ったやつ…て…とゆ…いこ…こ…』

このように，伝導失語における口頭言語の臨床的特徴は，構音の歪みは認められないにもかかわらず音韻性の誤りが

多発し，その誤りを自覚しているために言い直しが生じることである。言い直しは，自発語，復唱，音読などいずれの口頭表出の様態でも生じ，その際に多くの音韻性錯語が産生される。語想起自体は基本的には問題がない。言い直しが頻繁に生じるために，見かけ上，流暢性が障害されているかのように見えることもあるが，音韻性の誤りが生じない時は滑らかな表出であることから，原則として自発語は流暢であることがわかる。この言い直し行為は，正しい音系列を探索するためのものであり，接近行為conduite d'approcheと呼ばれる。伝導失語に認められるおびただしい接近行為は，他の失語症タイプには見られない現象である。また，言うまでもなく，基本的に構音自体には支障がないので，先述の失構音による音韻障害とは一線を画した症状である。

　なお，本論から若干それるが，この症例の場合，音韻性の障害が多発したのは「語」の表出においてであり，一方，「数」の表出の際は，音韻性ではなく語性の言い誤りが出現していた。すなわち，語彙選択から音韻構造を表出するまでの経路において，「語」と「数」は別々の処理過程を辿ることが推察された。

Ⅳ. 解剖学的観点からの音韻性錯語

　伝導失語は古典的には白質線維の損傷によるとされるが，近年では，シルヴィウス裂後部周辺領域の皮質下のみならず皮質損傷の関与も報告されている（Axerら，2001）[10]。また，てんかん例で，左上側頭回を電気刺激すると音素性錯語と復唱障害が誘発されるという報告（Andersonら，1999）[11] や，発声を伴わない音節構音では側頭後方上部領域が賦活されたという報告（Gravesら，2007）[12] がある。

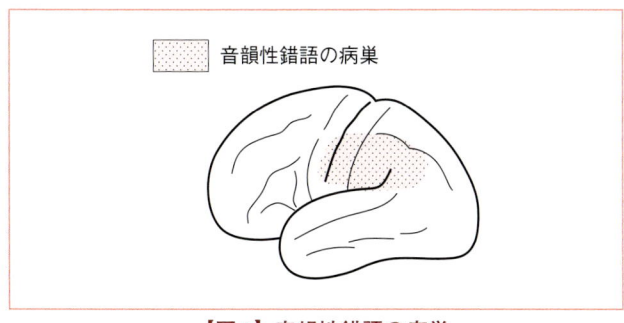

【図3】音韻性錯語の病巣

図3
ドットで示した左中心後回縁上回上側頭回領域のいずれかが損傷された場合に，音韻性錯語が生じる。(大槻，2007[15]) より改変引用)

いくつかのfMRIの報告をまとめたBuchsbaumら (2011)[13]によれば，左側頭平面最後方の限局部位に音韻性作業記憶に重要な領域があるとされる。さらに，電気刺激による脳マッピングに関する総説では，音素性錯語などの発語面の症状は，上縦束の刺激によって生じるという (Duffau, 2012)[14]。以上のように，伝導失語例に生じる音韻性錯語は，大槻 (2007)[15] がまとめたように左縁上回を中心として左中心後回から左上側頭回に至るいずれかの皮質あるいは皮質下が損傷された場合に出現すると考えられる (図3)。

まとめ

伝導失語における音韻性錯語は，自己修正行動すなわち接近行為 conduite d'approche (正しい語音表出を求めて不正確な音韻表出を繰り返す行為) を伴って生じ，当然のことながら健常者の言い誤りとは異なっている。その機序は，正しく選択された語彙が音韻符号化の過程で音韻配列に障害を来すために生じると考えられ，病巣は概ね左側頭葉上後方～頭頂葉前下方と推定される。

文献

1) Levelt, W.J.M. : Spoken word production ; a theory of lexical access. Proc Nati Acad Sci USA, 98 : 13464-13471, 2001.
2) 窪薗晴夫：日本語の韻律構造とその獲得. 音声言語医学, 38：281-286, 1997.
3) 寺尾　康：音韻性錯語と健常者の言い誤りとの比較分析. 失語症研究, 19：193-198, 1999.
4) 水田秀子, 藤本康裕, 松田　実：音韻性失名詞の4例. 神経心理学, 21：207-214, 2005.
5) 水田秀子：「音韻処理過程」再考. 神経心理学, 28：124-132, 2012.
6) 大槻美佳：anarthriaの症候学. 神経心理学, 21：172-182, 2005.
7) Lichtheim, L. : On aphasia. Brain, 7 : 433-483, 1885.
8) 伊林克彦：左頭頂葉皮質下限局病変による伝導性失語. 臨床神経学, 42：731-735, 2002.
9) 三橋　史, 佐藤睦子, 椎名香寿美, ほか：数と語で口頭表出の誤り方に差がみられた伝導失語の1例. 臨床神経心理, 20：45-52, 2009.
10) Axer, H., von Keyserlingk, A.G., Berks, G., et al. : Supra-and infrasylvian conduction aphasia. Brain Lang, 76 : 317-331, 2001.
11) Anderson, J.M., Gilmore, R., Roper, S., et al. : Conduction aphasia and the arcuate fasciculus ; a reexamination of the Wernicke-Geschwind model. Brain Lang, 70 : 1-12, 1999.
12) Graves, W.W., Grabowski, T.J., Mehta, S., et al. : A neural signature of phonological access ; distinguishing the effects of word frequency from familiarity and length in overt picture naming. J Cogn Neurosci, 19 : 617-631, 2007.
13) Buchsbaum, B.R., Baldo, J., Okada, K., et al. : Conduction aphasia, sensory-motor integration, and phonological short-term memory ; an aggregate analysis of lesion and fMRI data. Brain Lang, 119 : 119-128, 2011.
14) Duffau, H. : The "frontal syndrome" revisited : Lessons from electrostimulation mapping studies. Cortex, 48 : 120-131, 2012.
15) 大槻美佳：脳のしくみと言葉のしくみ. 臨床神経心理, 18：1-18, 2007.

第Ⅱ章　音韻性錯語

失語症の音韻論的障害の検討

川崎医療福祉大学 医療技術学部 感覚矯正学科　種村　純

> **臨床に役立つ　ワンポイント・アドバイス**
> One-point Advice
>
> 伝導失語における音韻的障害には以下のような特徴がみられる。
> 　自発話において音韻的誤りが頻発する。聴覚的理解は会話では可能である。聴覚的押韻判断は困難であり、音分節を意識することの障害を示す。書字にも影響し、音韻的障害を反映した書き誤りを示す。呼称、音読、復唱のすべての発話課題が障害されており、特に呼称が困難である。すべての発話課題で音韻的誤りを示し、単語も非語も脱落、置換があり、接近行為を示す。これらの誤りには長さの効果があり、頻度や心像性の効果は示さない。非語の復唱・音読は非常に困難である。発話表出を要するすべての課題で長さの効果を示し、復唱における音節数の効果がある。

はじめに

　伝導失語に想定される発話表出における音韻的障害について、前項ではその具体的臨床像が論述された。本項では引き続いて音韻論的障害のモデルと臨床症状の音韻論的分析について検討した。

Ⅰ. 音韻的障害, 音韻レベルと音声レベル

　言語音は最小の単位として弁別素性の組として表される音分節により記述される。発話を実際に企画する段階での

> **KeyWord**
> *弁別素性
>
> 音声の様々な特性のうち，言語音として有用な側面を整理して取り出したもの。例えば声帯振動の有無を[voice]という特徴として取り出し，[d]は[＋voice]，[t]は[－voice]として表す。音素よりも小さな単位であり，弁別素性1つのみ相違した単語の組を最小対と呼ぶ。例えば「耐用：代用」は[t]：[d]の違いのみによって別の単語になる。有声性以外には構音点や構音様式にかかわる多くの弁別素性が知られている。

> **KeyWord**
> *辞書
>
> 心的辞書，語彙目録，レキシコンとも表記される。脳の中に単語とその構成要素を記憶している。そこには音韻，表記，意味，統語に関する情報が含まれている。辞書は他の長期記憶と同じように大脳皮質細胞の活性化パターンである。辞書には個人差があり，言語によって異なる。また，意味的な類似度で組織化されている。

> **KeyWord**
> *鼻音化
>
> 鼻音以外の音を構音しているときに口蓋帆が下がって呼気が鼻腔へも抜ける。母音に鼻音化が生じやすく，特に鼻母音と呼ぶ。

最小単位は単語で，それに対応して音韻形式が抽出され，次いで音声の詳細が決定され，構音手段の運動に転換される。したがって失語症における音構造の障害は音韻レベルと音声レベルの2段階で捉えることができる。音韻レベルの障害は特定の語彙や発話の音韻表象を選択する能力に関わり，音声レベルの障害は音韻表象を正しく構音動作に変換する能力に関わる。

単語の表出プロセスを検討すると，①辞書から単語の候補を選択する，②単語の抽象的な音韻表象からその単語が発話される特定の文脈で，音韻操作を実現するために必要な構音器官の運動記号化を行う，③この音声表象を構音器官に対する運動プログラムに変換する。本稿で取り上げるのはこの②の機能で，抽象的な語彙の表象に個々の音分節を与えるプロセスである。

音韻表象は語彙知識の根底に存在し，音声表象は発話の構音器官の動作に対応する。例えば机を〔クツエ〕と表出した場合は音の配列に障害があり，音声実現は保持されている，言い換えると音韻レベルの障害であると評価される。一方，鼻音化などは音分節は保持されており，音声実現に障害があり，音声表象の障害と評価される。したがって音韻レベル（表出の企画段階）の障害は不適切に企画されているが正しく構音された発話であり，音韻性錯語（phonological paraphasia）と呼ばれる。置換（substitution），脱落（omission），付加（addition），転置（displacement）および以上の誤りが組み合わされる複合的変化に分類される[1]。

これらの音韻レベルの障害では，単語の基礎となる音韻を認知し表出する能力は保たれており，音構造を検索することの障害と評価される。音の置換では弁別素性1つの相違が多く，有声・無声の誤りと構音点の誤りの両者が同時に生じることはほとんどない。こうした傾向は健常者の言

い誤りにおいても共通してみられる。また，伝導失語例が示す自己修正では1つの素性，1つの音分節ずつ変化していく[2]。

　音韻を選択する段階での障害は，目標語の発話に関する神経ネットワークの活性化パタンに影響する。不正確な音分節が活性化閾値に達すれば，音声を処理するメカニズムを反映した誤りがみられる。例えば，置換の多くは単一の弁別素性のみが置換している。脱落および付加の誤りの多くは単語の音節構造（子音＋母音の組み合わせ）に結果として落ち着く。すなわち子音が脱落しやすく，また付加されやすい。語彙の境界を超えた次の語に影響する環境的誤りにおいても語彙の諸候補に関連した音節構造を保存している。もし影響を与える音素が目標語の第一音節にあったならば，影響を受ける音素も第一音節となる。

II. Shattuk-Hufnagel の音韻符号化モデル

　わたしたちはことばの音をどのように表象しているのだろうか。Shattuk-Hufnagel (1983, 1987)[3,4] の音韻符号化モデルでは，それぞれの単語には全体的な枠組みと個々の音という二重の表象があると考えられている。その全体的枠組みとは系列的に順序づけられたスロットのようなものであり，単語内の音とはスロットと同じ数の目標語の音分節と考えられる。その音分節のセットから適切な音分節を選択し，それぞれのスロットにコピーする。これをスキャン・コピーヤーと呼ぶ。このプロセスを監視する2つのモニターが仮定されており，一つはチェックオフ・モニターで，目標語のスロットにコピーされた音分節が正しいかを認定したり，不適切であれば削除する。もう一つエラーモニターがあり，計画した発話における誤った系列を検出し，削除し，編集を行う。

これらの各プロセスは以下のようにして順次展開する。まず単語スロット，すなわち順序づけられた枠組みが生成され，目標語彙に対応する音韻のセットが辞書から想起され，短期バッファー内に貯蔵される。スキャン・コピーヤーはスロットの第1番目の音を発見するためにバッファー内の目標語彙のセットをスキャンする。目標の音が発見されれば第1番目のスロットにコピーされ，チェックオフ・モニターがそれを適切である，と認定するか，不適切であれば削除する。その後スキャン・コピーヤーは第二スロットに移動する。

音韻的誤りは以上の音分節選択プロセスにおける機能不全と捉えることができる。各種の音韻性錯語はこのモデルに従えば次のようにして生じていると解釈される。置換はスキャン・コピーヤーにおいて音を選択する際に誤り，チェックオフがされず，転置のうち後続の音が先に出現する誤反応では音の選択に誤り，その後チェックオフに失敗している。転置のうちより以前に出現すべき音が後になってから出現する場合はチェックオフに失敗し，その後選択の誤りが生じている。付加は空所であるべきスロットに何かの分節を誤選択していて，その後にチェックオフの誤りが生じている。脱落では誤って空の要素を選択し，その後チェックオフに誤りが生じている。

健常者の言い誤りでは主に語彙検索以降の音韻符号化プロセスのスロットに音分節をコピーする段階で生じる。舌端現象（喉まで出かかった状態，自分がその語をよく知っているにもかかわらず，その語が想起できない現象）は単語の音韻形式に関する部分的情報のみ入手可能で，一般には語頭音の確認と音節数，音韻的に関連した単語・非語が目標語を想起する試みの間に出現する。例えば，enpitsuの想起途中にeipitsu，enpun，eipatsuなどが発話される。

これらは音韻的に関連のある非語であり，健常者では単語と非語が，貯蔵された単語の音韻形式を想起する上で，あるいは想起した音韻形式を正しく音韻的に符号化するプロセスにおいて誤りが生じる。

Ⅲ. 音韻意識課題

　音韻意識 phonological awareness とは単語を構成する音韻を分析し，単位ごとに操作する能力を言う。音韻意識課題は音韻符号化と語彙アクセスの障害とを区別する，1つの課題である。この課題では発声せずに音韻の表象に基づいて判断がなされ，正確な音韻表象が想起されなければならない。これらの課題には同音語判断があり，例えば「講演」と「公園」が同音であるかどうかを問う。また押韻判断では，例えば「納豆」と「弁当」の語末の音が同一であるかどうかを問う。施行法としては絵，あるいは文字単語1対を用いる。文字単語は音と文字の対応関係が不規則でなければならず，日本語では漢字を用いる。音韻的語彙判断も用いられる。これらの課題を明確に解答できれば，音韻表象にアクセスできることが示される。ある単語を発話するよりも，これらの課題に良い成績を示す場合，クライエントの障害は辞書検索以降に位置づけられる。近年この音韻意識課題が音声言語と文字言語を関連づけるために重要であることが指摘されている。押韻判断は読字機能や広く音韻処理機能に関係し，分節化は特に書字機能に関係するものと思われる。

❶ 押韻判断

　2つの単語の最終音節の音が同一であるかどうか，を判定する。例えば，「電車と馬車」とは韻を踏んでいるが，

「信号と講座」とは韻を踏んでいない。このような押韻判定課題を絵を提示する条件，文字提示により行う。成績に関わる単語の性質として，2単語が韻を踏んでいるかどうか，と2単語の最終音節に関わる文字が同一であるかどうかの2要因が挙げられる。

❷ 音節の分節化

聴覚的に与えられた単語あるいは非語の語頭音節および語末音節を，与えられた仮名文字の中から選択する。正答以外の選択肢の属性として有声・無声，構音点，構音方法，視覚的類似性の各条件のうち，いずれか一つが相違した仮名文字を用いる。

❸ 単語のモーラ分解・抽出

1）モーラ分解検査

単語を聴かせ，その単語のモーラ数だけ碁石を置く。

2）モーラ抽出検査

(a) /ka/がありますか検査：3モーラの検査語を聴かせ，その語中に/ka/が含まれるか否かを答えてもらう。

(b) /ka/がどこにありますか検査：カード上の○が一つ一つのモーラに対応することを確認した上で，/ka/を含む3モーラ語の検査語を聴かせ，/ka/の現れた位置をカード上の○を指さすことで答えてもらう。

本検査は仮名文字の読み書き能力と深く関与していることが知られている。失語症例でも仮名の読み書き能力と本課題の相関が認められ，Broca失語例で特に困難となる[5]。

単語の音韻表象が成立する場を「内言」と表現されることがある[6]。内言は非言語的思考と外的発話とを媒介する，と考えられる。内言は同音語，韻，音節の長さなどについ

て判断することに用いられる。発話表出と内言のテストの間に有意な乖離があり、多くの患者は発話表出障害のみを示し、他の患者は発話表出と語想起（語彙アクセス）の両者の障害を有する。ある患者は同音語および音節の長さの判断では健常水準の成績を示すが、押韻判断のみは障害水準である。表出音韻表象は同音性を判断するには十分であるが、押韻判断には聴覚的入力符号を参照することが必要になる。同音の非語の検出も内的な出力から入力へのフィードバック・ループを介して聴覚的入力符号にアクセスすることが必要になる。内言は誤りの構音前編集を行うためのモニタリングの一つの方法である。

IV. 辞書・音韻表象活性化の障害と音韻表象構成の障害（Nickels, 1997[6]，水田ら, 2005[7]）

どちらの障害でも単語長の効果、音韻的類似非語の表出（障害の重症度に依存）および無関連非語、単純化された子音母音の非語が表出される。しかしそれぞれのレベルの機能低下には弁別的特徴がある。辞書障害に伴って複雑化した辞書・母音構造を有する非語誤り、音韻的に類似した語性錯語、音韻的関連単語が出現する。多くの目標音韻が欠落し、音韻的障害に比べて、より多くの非目標音韻を含む、非語誤りを表出する。

音韻的障害では目標語の初頭部分を含む単語の断片、単語の初頭部から終末部に向かって増加する音韻的誤り、非語と単語の表出成績が同程度といった諸特徴を示す。

語想起の障害と音韻符号化の障害とを分離するためにモダリティ間、課題間の成績を比較する。音韻符号化の障害はすべての発話表出モダリティに影響するため、呼称、音読、復唱のすべてにおいて同等の水準を示すことになる。

なぜならそれぞれの課題がこのプロセスを必要とするからである．しかし辞書の検索障害では辞書以降の音韻的情報を用いることが可能であるため，復唱と音読のほうが呼称よりも良好となる．音韻レベルの情報は非語音読あるいは復唱で用いられうる．

V. 伝導失語における音韻障害のメカニズム

　伝導失語の下位分類として，復唱型（repetition type）と産生型（reproduction type）の両型に分類されることがある[8]．復唱型は聴覚言語性STMの障害で，復唱，単語および非語の再生，さらに再認することに障害がある．単語の表出は良好で，自発話において音韻的に類似した誤りを表出する．STM障害と復唱の障害を伴うことに限定された「伝導失語」である．本類型は伝導失語とは別に言語性短期記憶障害と捉えられることが多い[9]．

　産生型伝導失語は要求に応じて単語を再生することができない．長く，低頻度の単語を用いることによって悪化する．このようなケースでは再生障害の重症度は自発話における音韻的誤りの重症度に密接に関連している．また，呼称および音読の困難度にも関連している．本類型が通常の伝導失語像を示している．

　語想起の障害と音韻符号化の障害とを分離するために，モダリティ間，課題間の成績を比較する．音韻符号化の障害はすべての発話表出モダリティに影響するため，呼称，音読，復唱のすべてにおいて同等の成績を示すことになる．なぜならそれぞれの課題がこのプロセスを必要とするからである．しかし辞書の検索障害では，語彙レベル以下の音韻的情報を用いることが可能だから復唱と音読のほうが呼称よりも良好となる．語彙レベル以下の障害は非語音読あ

るいは復唱で検討できる。しかし非語の音読や復唱の障害など合併障害を有するクライエントの頻度が高いことから，実際の臨床ではアクセス障害と音韻符号化障害とを区別することは難しい。

頻度効果（よく使う単語ほど簡単に思い出せるが，まれにしか使わない単語はなかなか出てこない）が存在することは，辞書へのアクセス障害の可能性が高く，高頻度語は辞書レベルから大きな支持を受け，消失の効果に対して抵抗性が高い。長さの効果（より長い単語に音韻的誤りが多くなる）に関する説明が可能で，この効果は典型的に辞書以降の，音韻符号化の，あるいはバッファー障害によって生じたものとされる。

発話表出以前の準備段階で潜在的修正（構音の段階に先んじた自己修正，内言における誤りの修正）が行われる。修正はすでに構音された単語を修正する際の顕在的な試みで，これは希である。クライエントは有意に数多くの誤りを産出するにもかかわらず，修正の数はそれほど多くない。一方，構音前のモニターは数多く行われる。このような構音の準備はある項目を表出する以前の休止と定義され，語彙検索の誤り（その結果として休止となる）および構音前編集メカニズムの両要因が交絡している[10]。

Nickels，Howard（1995）[11]は自己モニタリングの行動的徴候の出現（例：自己修正）と聴覚的処理技能（聴覚的類義語判断，一対の単語の意味が似ているかどうかを判断する課題，聴覚的語彙判断，与えられた音韻列ないし文字列が単語であるか非語であるかを判断する課題）の関係について検討した。ある患者が良好な理解を有しているか，すなわち誤りを検出することが可能かどうか，と彼らが誤りを修正することを試みるか，との間には単純な関連はない。モニタリングは聴覚を通じて生じ，今話したことを聴くこ

とになる。しかし，前構音モニタリングが生起するためには，内的フィードバックループが保存されている必要がある。個々のクライエントは音韻的誤りに自己修正を試みる。発話表出に基づいた前構音モニターは自己修正の出現させる。このチェックメカニズムは発話表出過程の比較的後段で生じ，語彙選択に続く音韻符号化過程における障害によって生じる誤りを検出する。観察された自己修正はこの「前構音」表出に基づいたモニターの結果であるが，課題の必要により構音に引き続いて初めて検出されることもある。

健常者の発話は遅延聴覚フィードバック（DAF）により妨害されるが，失語症では発話の困難が小さい[12]。Wernicke失語では聴覚的理解障害を有しているためにDAFの影響を受けず，伝導失語でもDAFの影響は受けない。一方，非流暢型ではDAFによって発話が大きく妨害される。したがって，ある失語症例では誤りが検出されていてもうまく修正することができず，理解システムを通じてモニタリングすることが断念される，と考えられる。

VI. 音韻的誤りの関連要因（Nickels, 1997[6]）

1 音韻的誤りの特性

患者が表出する音韻的誤りは健常者の言い誤りと同様に，通常その言語の音素配列制約に従う。目標語とそれに入れ替わった音韻の誤りとは構音上，音声上類似している。目標語から一つの弁別素性のみ異なった誤りは，それより大きく異なった誤りよりもよく出現する。呼称課題においてWernicke失語と伝導失語において母音よりも子音に誤ることが有意に多い。

2 文脈と音節位置

> **KeyWord**
> ＊遅延聴覚フィードバック（Delayed auditory feedback : DAF）
> 自分の声が遅れて聞こえてくる装置。DAFを使って話すと，吃音者の2/3で吃音の症状が出なくなり，一方非吃音者ではDAFを使うと吃音の症状が出現する。

> **KeyWord**
> ＊音素配列制約
> 日本語では以下のような音素配列に制限がある。①語頭に子音を2つ並べることはできない。②語中に子音を2つ並べる場合，1つめは2つめの子音と構音点が同じ鼻音か促音である。例，anna, atta。③やまとことばでは同じ形態素の中に濁音が2つ入ることは許されない。④促音は無声阻害音（破裂，破擦，摩擦，共鳴，ふるえ，はじき，接近）と鼻音に限られる。⑤母音の連結は一般に回避される。

誤りに対する文脈の効果とは，目標語と誤った音韻とは類似の先行，あるいは続行する音韻を共有する傾向がある。Lecours, Lhermitte（1969）[13]は一対の同一あるいは類似の音韻の付加，あるいは削除，は系列的な誤りの中で基本的な現象であることを示した。目標語と置換する音韻とは一連の単語の中で音節系列の上で類似の位置から出現する。Kohn, Smithら（1990）[14]は予見的な，および保続的な誤りはその元となる音節と音節位置を共有することを述べた。誤りは語末音節で生じ，Wernicke失語と伝導失語は最初よりも最後の音節で誤る。単語の誤りの大半は単語の中間に位置する子音である。初頭部＋終末部が単語表出において基本的な構造である。

❸ 置換／脱落／付加

置換が音韻的誤りの中で多く（62％）を占め，付加は30％で，脱落は9％である。伝導失語ではWernicke失語に比べて脱落が2倍で，付加も優勢である。

❹ 接近行為

失語症患者はしばしば目標語に対して何回も反応を生じ，最終的に目標語を産生したり，しなかったりし，これを接近行為conduite d'approcheと呼ぶ。伝導失語では母音子音ともに目標語への継続的な接近を示す。伝導失語は非語の復唱では目標への接近が得られない。非語の一時的表象はすぐに消失してしまい，また非語には貯蔵された表象が存在しない。

❺ 単語の長さ

伝導失語では単語長と呼称成績とは著明な関連性を示す。伝導失語では復唱の際に2音節単語よりも1音節単語

のほうが困難で，また3音節単語よりも2音節単語のほうが困難である。非語については逆方向の成績を示す。多音節単語では語の最初の音節によってその単語の認知が決定され，後半の音節から得られる情報は少ない。音節構造は保存されており，明確に指定されたスロットに，それぞれの分節に1つずつ音節をコピーする。1つの単語内にプログラムされている音韻情報に関する制約があり，この制約は単語内部に適用され，単語の境界を超えて別の単語に影響することはない。

❻ 有標性 markedness

ある物を記述するために用いられる音韻間の階層関係を指す用語である。有声音は有標性があるとされ，無声音は有標性がないとされる。有標性のある音構造は有標性のない音構造よりも障害を受けやすい。Broca失語とWernicke失語では有標性のない音構造の成績が低下する傾向が認められるが，伝導失語ではその傾向を示さない。伝導失語では置換にそのような誤りパターンは示さない。

❼ ソノリティ（聞こえ）sonority

ソノリティは1つの音韻が他の音韻と比較して知覚的に目立つことである。ソノリティが最も低い音から高い音に，すなわち阻害音 obstruent（閉鎖，摩擦，破擦），鼻音，流音，わたり，母音の順の成績になる。音韻の置換は鼻音，流音，およびわたり音を閉鎖音に，また閉鎖音を他の閉鎖音に置換する。

文　献

1) Monoi, H., Fukusako, Y., Itoh, M., et al. : Speech sound errors in patients with conduction and Broca's aphasia. Brain Lang, 20 : 175-194, 1983.
2) Blumstein, S.E. : Approaches to speech production deficits in aphasia. In Handbook of Neuropsychology, Vol.1（eds Bollar, F., Grafman, J.）. Elsevier, Amsterdam, pp.349-365, 1988.
3) Shattuck-Hufnagel, S. : Sublexical units and suprasegmental structure in speech production planning. In : The Production of Speech（ed P.F. MacNeilage）. Springer Verlag, New York, pp.109-136, 1983.
4) Shattuck-Hufnagel, S. : The role of word onset consonants in speech production plannning: new evidence from speech error patterns. In : Motor and Sensory Processes of Language（eds E. Keller, K. Gopnik）. Hillsdale, N.J., Lawrence Erlbaum, pp.17-53, 1987.
5) 物井寿子, 笹沼澄子：失語症患者における音韻抽出能力と仮名文字能力との関系. 音声言語医学, 16 : 169-170, 1975.
6) Nickels, L. : Spoken Word Production and its Breakdown in Aphasia. Psychology Press, Hove, 1997.
7) 水田秀子, 藤本康裕, 松下　実：音韻性失名詞の4例（原著論文／症例報告）. 神経心理学, 21 : 207-214, 2005.
8) Shallice, T., Warrington, E.K. : Auditory-verbal short-term memory impairment and conduction aphasia. Brain Lang, 4 : 479-491, 1977.
9) 水田秀子：言語性短期記憶の選択的障害 音韻ループとしての検討から. 失語症研究, 20 : 295-302, 2000.
10) Schlenck, K.J., Huber, W., Willmes, K. : "Prepairs" and repairs : different monitoring functions in aphasic language production. Brain Lang, 30 : 226-244, 1987.
11) Nickels, L., Howard, D. : Phonological errors in aphasic naming: comprehension, monitoring and lexicality. Cortex, 31 : 209-237, 1995.
12) Boller, F., Vrtunski, P.B., Kim, Y., et al. : Delayed auditory feedback and aphasia. Cortex, 14 : 212-226, 1978.
13) Lecours, A.R., Lhermitte, F. : Phonemic paraphasias : linguistic

structures and tentative hypothesis. Cortex, 5 : 193-228, 1969.
14) Kohn, S.E., Smith, K.L., Arsenault, J.K. : The remediation of conduction aphasia via sentence repetition : a case study. Br J Disord Commun, 25 : 45-60, 1990.

第Ⅲ章
復唱障害，言語性短期記憶障害

1. 言語性短期記憶（short - term memory : STM）について
2. 純粋 STM 症候群をめぐって
3. 復唱障害について

第Ⅲ章 復唱障害，言語性短期記憶障害

言語性短期記憶（short-term memory：STM）について

道東脳神経外科病院　　　　　　高倉　祐樹
北海道大学大学院 保健科学研究院　大槻　美佳

ワンポイント・アドバイス
One-point Advice

＜失語症者に「ゆっくりと話しかけること」はゴールドスタンダードか？＞
　等しく言語性STMの選択的障害とみなしうる症例間でも，その障害メカニズムや「忘れてしまう」要因には差異があることが示唆され，それは同時にリハビリテーションにおいて「忘れないようにするための」対応が症例により異なることを意味する。一般的には，失語症者には「ゆっくりと話しかけること」が常識と考えられており，失語症者とその家族向けの書籍にも対応方法の1つとして明記されている[87]。Warringtonら（1969）[26]の症例のように「提示間隔をあけると把持成績が向上する」患者にはこのような対応が望ましい。しかし，本稿で呈示した自験例[58]のように「提示間隔が長いと把持成績が低下する」要素を併せ持つ患者に対しては，ゆっくりと話しかけることがかえって過負荷となってしまう可能性もある。具体的な対応方法については，「忘れにくい条件は何か」という視点のもと，数唱や単語把持課題などでの「誤り方」を精査した上で提案をすることが望ましい。

はじめに

　「復唱」とは，「私の言うとおりに言ってください」という教示を行って，入力された音声信号と同じ音声信号を返させる行為とされる[1]。この何の造作もない課題と思われ

る「復唱」には、多くの要素的な能力が関わっているとされ、その障害は伝導失語のみに特有の症状ではなく、Broca失語、Wernicke失語を含むシルヴィウス溝周辺失語症候群に共通して出現しうることが指摘されている[2,3]。

復唱障害を生じさせ、かつ機能的局在が明らかな要素的症状としては、入力系では「語音弁別障害」、把持系では「言語性短期記憶（short-term memory：STM）障害」、出力系では「音韻性錯語」、「アナルトリー」が挙げられる。このうち、「言語性STM障害」と「音韻性錯語」の2つが伝導失語における復唱障害の中核症状とされ[3]、さらにBroca失語、Wernicke失語、伝導失語をむすぶ共通の軸となる症状ともみなされている[2]。本稿では、前者の「言語性STM」について、今日の記憶モデル上での位置づけや基本的性質、想定されている解剖学的基盤について概説する。さらに、選択的な言語性STM障害を呈した自験例[55]の知見から、伝導失語との関連や失語症臨床における言語性STMを測定する意義について考察する。

> **KeyWord**
> ＊言語性短期記憶
> 秒単位のごく短い時間、言語性の情報を把持しておく能力。

I. 短期記憶（STM）とは何か

① 「時間」に着目した記憶の分類： 「短期記憶」と「長期記憶」

「記憶」とは「新しい経験が保存され、その経験が意識や行為のなかに再生されること」と定義される[5]。この「記憶」がもたらす現象は、様々な観点によって区分がなされてきた。そのなかで「情報が保持される時間の長さ」という観点で切り出されたものが「短期記憶（STM）」と「長期記憶（long-term memory：LTM）」という概念である[4~10]。

「短期記憶」の具体例としては、「電話をかけるまでの

数秒の間に，ある番号を覚えておく」といった場面がしばしば用いられる。すなわち，「短期記憶」とは「必要なときに必要な量の情報を一時的に保持しておくシステム」であり，必要がなくなってしまった情報は通常すぐに忘れ去られてしまうという性質をもつ[4,11~13]。さらに，2つ以上の電話番号を同時に覚えることは極めて困難であるように，保持可能な情報量には制限があるという点も「短期記憶」の主要な特徴とされる[4,5,14]。

一方，「長期記憶」は，一般的に用いられる「記憶」という言葉からイメージがなされるような能力であり[4,5,11,13]，「長時間持続的に機能し，長期間かかって学習し身につけてきた知識や技能の集合をかたちづくるシステム」とされる[12]。具体的には，自宅や親しい友人の電話番号など，すでに覚えており，いつでも想起可能な情報は「長期記憶」に分類される[4,12]。「短期記憶」とは対照的に，「長期記憶」は，容量にも把持時間にも制限はないという点が大きな特徴とされる[5,8,14]。

❷「短期記憶」と「長期記憶」の境界線

「短期」記憶は一般的には数秒から，長くとも60秒程度までの「秒単位」の時間を指すとされる[4,15,16]。ただし，用語の使われ方が文献によって異なる場合もあることが指摘されており[5,17,18]，混乱を避けるためにも，報告にあたっては具体的な記憶課題と時間経過を明記することが推奨されている[17,18]。

なぜこのような基準で「短い」「長い」という時間的な境界線が引かれることが多いかというと，情報が保持される時間が秒単位の範囲を超えると，記憶の貯蔵のされ方や呼び出し方に差異が生じることが実験的な記憶研究[18~23]や，神経心理学的な症例報告[24~27]から示唆されてきたた

めである（詳細後述）。近年では，PET（Positron emission tomography）やfMRI（functional magnetic resonance imaging）などの機能的イメージング研究によっても，情報の保持時間の差異によって大脳領野の賦活パターンが異なることが明らかとなってきている[28〜30]。

❸「短期記憶」「長期記憶」と類似する用語の整理

なお，「時間の長さ」を表す記憶分類については，心理学と臨床神経学の2つの立場で異なる区分が用いられてきた背景があるため[9,18]，ここで混乱を避けるためにも2つの分類の対応を整理しておきたい（表1）。

心理学では前述した「短期記憶」と「長期記憶」の2つの分類が用いられてきたが，臨床神経学では，「即時記憶（immediate memory）」，「近時記憶（recent memory）」，「遠隔記憶（remote memory）」の3つの分類[31]が用いられてきたとされる[7,9,18]。「即時記憶」は，秒単位の記憶であり「短期記憶」とほぼ同一と解釈してよいとされる[4]。ただし，厳密には「即時記憶」は，刺激提示から再生までの間に干渉がない場合に用いられることが多く，「短期記憶」は干渉の有無は問わずに用いられている場合が多いとされ

【表1】各記憶分類における保持時間と具体的な内容

心理学的分類	臨床神経学的分類	保持時間	具体的な内容
短期記憶※1	即時記憶	数秒	数唱，Tapping span，MMSE 3単語の直後再生など
長期記憶	近時記憶※2	数分〜数日	MMSE 3単語の5分後再生，昨日の食事内容の想起など
	遠隔記憶	数日〜数十年，一生	個人の生活史など（旅行，冠婚葬祭）

（藤井，2010[9]）をもとに作成）
※1 厳密には「干渉を置かない短期記憶」＝「即時記憶」という図式となる[2]。
※2 近時記憶，遠隔記憶には時間的な境界線がはっきりとあるわけではない[5]。

る[2,4,9,15]。したがって，より正確に表現するならば「即時記憶＝干渉を置かない短期記憶」という対応となる[2]。

一方，「近時記憶」は数分～数日の単位，「遠隔記憶」はそれ以上の年単位の記憶とされ[5,9]，これらは両者とも「長期記憶」に属するとみなされる[2,10]。特に「近時記憶」については，誤って「短期記憶」と同一視される場合があり注意が必要とされる[2,32,33]。例えば，Mini Mental State Examination（MMSE）における3単語の5分後再生を，「短期記憶」の検査と呼ぶことは誤りであり，「近時記憶」の検査あるいは「長期記憶」の検査と呼ぶことが用語法としては正しいとされる[32]。つまり，心理学的には，たった10分前の記憶であっても，あるいは10年前の記憶であっても，その違いを区別はせずに「長期記憶」と分類するということである[10]。

④「言語性」のSTMはなぜ重要か？

短期記憶によって把持される情報の種類は様々なモダリティ（＝感覚の種類とそれに即した体験内容）が想定可能であるが（図1），その中で，最も研究がなされてきたのは聴覚モダリティから入力された言語性素材の把持過程であるとされている[4,34]。その発展の背景としては，聴覚言語性のSTMは，日常生活上の言語活動と最も密接に関わる機能であり，さらに，その障害は失語症の症候の1つとしても重要であったためと考えられている[4]。

II. 記憶モデル上での言語性STMの位置づけ

① 言語性STMに関与する現象について

記憶のシステムを短期記憶と長期記憶に区別することの妥当性を示す報告は古くからみられ，現在の記憶モデルに

図1

なお，入力モダリティに関しては，体性感覚，味覚，嗅覚などを含むすべての感覚様式が想定されうる。

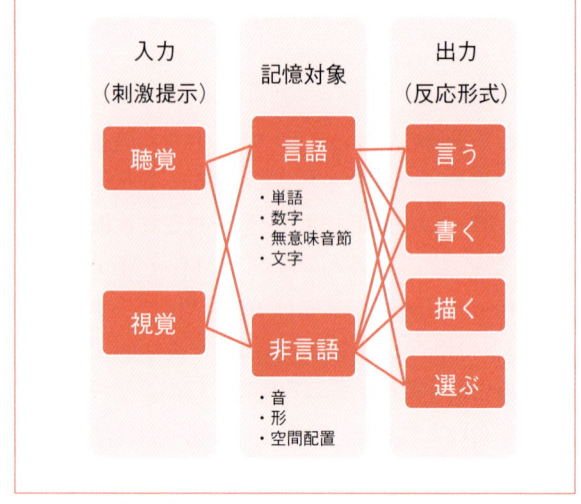

【図1】短期記憶の様々なモダリティ

(大槻, 1999[4]) より一部改変引用)

引き継がれている知見も多い。まずはそれらの基本的な現象について概説する。代表的な知見として，①音韻類似効果[35]，②語長効果[36]，③構音抑制[36,37]，④初頭効果と新近効果[22,38]などが挙げられる。

①音韻類似効果とは，提示した言語性素材が音韻的に類似していると，把持成績が低下する現象とされる[35]。この現象は，言語性素材を音声提示しても文字提示しても同様に認められるため，短期記憶のコードとしては「音韻」が用いられることが示唆される。そのため，「音韻」が類似してしまうと，相互干渉が起こってしまいやすく，把持過程においては混乱をきたすものと考えられている。また，日本語は5つの母音しかないため，音韻類似による混乱が生じやすいことも指摘されている[39]。なお，長期記憶では音韻類似による干渉効果は見られず，むしろ意味の類似に影響を受けることも示されている[40,41]。

②語長効果とは，把持すべき言語性素材の音節数が短いと把持成績が良好となる現象を指す[36]。この現象は，把持すべき言語性素材の構音に要する時間が記憶容量に影響していることを示唆しており[36]，音韻類似効果同様，短期記憶は音韻でコード化されている証拠とされる。

③構音抑制とは，刺激提示中に"the, the, the, …"など無関連な発話をすることで，把持成績が低下する現象とされる[36,37]。これは，実際の発声を伴う構音抑制が内的な構音過程を先取りしてしまい，把持過程においてリハーサルが困難になるためであると考えられている[42]。

④初頭効果とは，最初のほうに提示した言語性素材の再生成績が良好である現象で，新近効果とは，最後のほうに提示した言語性素材の再生成績が良好である現象とされる[37,38]。また，刺激が提示されてから直ちに再生をさせると新近効果が出やすく，遅延してから再生をさせると初頭効果が出やすいという結果から，初頭効果は長期記憶，新近効果は短期記憶の機能を反映していることが示唆されている[22]。

❷ Atkinsonら（1968, 1971）[23,43] の記憶の多重貯蔵モデル

短期記憶と長期記憶という2つの記憶システムの区分を明確にモデル化したものが，Atkinsonら（1968, 1971）[23,43]の記憶の多重貯蔵モデルである（図2）。このモデルは感覚貯蔵庫（sensory register），短期貯蔵庫（short-term store），長期貯蔵庫（long-term store）の3つの貯蔵庫から構成される。感覚貯蔵庫は，視覚性の画像貯蔵庫（500ms以内の保持時間）[44]や，聴覚性の音響貯蔵庫（4sec程度の保持時間）[45]など，様々な感覚モダリティからの情報入力が想定される。このモデルでは，感覚貯蔵庫に入力された情報から注意を向けたものが短期貯蔵庫内でリハーサルさ

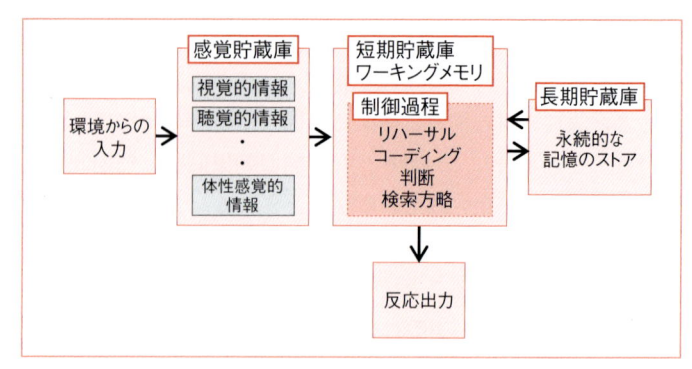

【図2】 Atkinson ら（1968, 1971）[23, 43] の記憶の多重貯蔵モデル
（Atkinson ら, 1971[43] より一部改変引用）

れる（声を出して，あるいは心の中で繰り返される）ことにより，長期貯蔵庫へ移行すると考えられていた。

このように，感覚記憶，短期記憶，長期記憶は直列的な過程と想定されてきたが，このモデルでは症状の説明が難しい症例が報告されるようになった。それが，Warringtonら（1969）[26] や Basso ら（1982）[46] が報告した言語性STMの選択的障害例である。本モデルに従えば，言語性STMに障害があれば，必然的に長期記憶にも障害が認められることになるが，報告された言語性STMの選択的障害例は長期記憶に問題はないとされている[26, 46]。一方，Scovilleら（1958）[24]，Milner ら（1968）[25] が報告した代表的な純粋健忘症例は，短期記憶が良好に保たれていながら，長期記憶が障害されており，短期記憶と長期記憶の二重解離が成立することとなった。これらの症例報告から，記憶システムとして両者を分けて考えることの妥当性が示されたが，その一方で，短期記憶を長期記憶への情報の通路とする多重貯蔵モデルには疑問が投げかけられるようになり，短期記憶の機能は何なのかという点は不明瞭となってしまったとされる[39, 47, 48]。

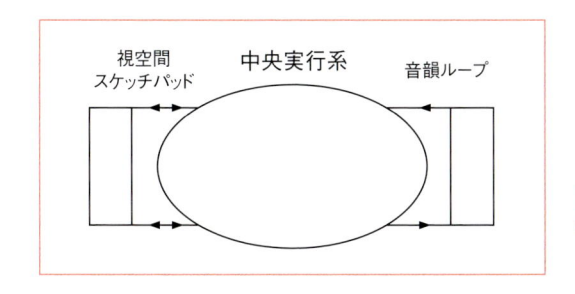

【図3】 Baddeley ら（1974）[49] のワーキングメモリのモデル
（Baddeley, 1993[53] より引用）

❸ Baddeley ら（1974, 1986）[42,49] のワーキングメモリモデル

　そこで，短期記憶の機能は何かという点を問いなおし，モデル化したものが Baddeley ら（1974, 1986）[42,49] のワーキングメモリのモデルである（図3）。「ワーキングメモリ」という用語自体は前述した Atkinson ら（1971）[43] のモデルでも用いられてはいたが，モデル上においては記憶のための制御機能が強調されていた。Baddeley ら（1974, 1986）[42,49] はその「ワーキングメモリ」の概念を，日常生活上の認知活動全般に関わる包括的なものとして発展させ，「中央実行系（central executive）」という多種類の情報を同時に扱うことが可能なモダリティフリーの機関を想定した。

　当初，この「中央実行系」は短期記憶の把持，消去，変換，統合などの過程に関わるとされていたが，その後のモデルの改定において「把持」機能は取り除かれている[50]。これは，「中央実行系」を理論的に無益な「万能システム」として位置づけてしまうことを避けるためであったとされる[51,52]。さらに現在では，「中央実行系」の担う制御機能は単一のものではなく，異なる複数の制御機能によって支えられていることも示唆されている[53]。サブシステムとしては少なくとも2つの貯蔵庫が想定されるとし，一方は「音韻ループ」という言語性情報の一時的な貯蔵庫，もう一方は「視空間スケッチパッド」という視空間情報の一時的な

→Keyword
＊音韻ループ
音韻性短期貯蔵庫とリハーサル過程で構成される音韻情報の把持に関与する機構。

貯蔵庫が想定されている。

　Baddeley (2000)[54]による最近のワーキングメモリモデルでは，これらのシステムに加え，多次元の情報を一時的に保持する「エピソードバッファー」が4つめの構成要素として加えられている (図4)。それぞれのサブシステムには「視覚的意味体系」，「エピソード長期記憶」，「言語」といった長期記憶を構成する諸要素が対応させられており，情報の把持や処理過程における長期記憶との相互作用（チャンキングなど，詳細後述）が説明可能なモデルとなっている。本モデルで想定されている「長期記憶」は，Atkinsonら (1968, 1971)[23,43]のモデルでも想定されていた「長期貯蔵庫」と本質的に相違はないものと考えられるが（なお，Atkinsonら[43]は，「短期貯蔵庫を長期貯蔵庫の一部が一時的に賦活されたものだと考えてもよい」とすら述べている），サブシステムと長期記憶との相互作用によって得られた「統合された情報」の一時的把持を担うシステムを明確に位置づけた点が，本モデルの最大の特徴であると考える。

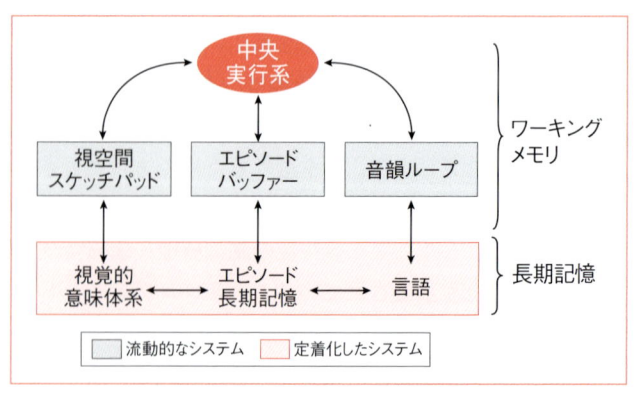

図4
ワーキングメモリのサブシステムにそれぞれ対応する「視覚的意味体系（視覚性意味記憶）」，「エピソード長期記憶（臨床的な遠隔記憶）」，「言語（言語性意味記憶，知識）」などは，既に定着化し，いつでも想起可能な「長期記憶」の諸要素とみなすことができる。

【図4】最近のワーキングメモリモデル

(Baddeley, 2000[42] より引用)

❹ 音韻ループの細分化：Vallarら（1995）の言語性STMモデル

このような経緯を経て，「言語性STM」は「音韻ループ」として，これまでの短期記憶研究から得られた知見を引き継ぎつつ（前述した音韻類似効果や語長効果など），ワーキングメモリの理論的枠組みの中に位置づけられることとなった[34, 39, 55]。しかし，単一の「音韻ループ」では説明が難しい現象もいくつか指摘されていた[56]。例えば，短期記憶課題において構音抑制によってリハーサルを妨害した際に，刺激を視覚提示した場合には音韻類似効果が消失し，聴覚提示した場合には消失しないという把持過程における相違がその1つである[37]。さらに，Warringtonら（1969）[26]の報告をはじめ，言語性STMの障害例においては，聴覚提示に比べ視覚提示の短期記憶課題の成績が良好である場合が多く，この解離も単一の「音韻ループ」では説明が困難であったとされる。

そこで，Vallarら（1984, 1995）[16, 56]は，受動的に情報が蓄えられる「音韻性短期貯蔵庫」と，減衰する情報の再活性化を担う「リハーサル過程」とに音韻ループを細分化したモデルを提案した（図5）。このモデルでは，刺激が聴覚入力された場合には，直接「音韻性短期貯蔵庫」に至るため（A–B–C–Dの経路），仮に「リハーサル過程」が構音抑制によって妨害を受けたとしても，音韻類似効果が消えるような影響は受けないとされる。しかし，刺激が視覚入力された場合には，構音抑制によって影響が生じることから，情報の流れとしては「リハーサル過程」の関与が示唆される。したがって視覚入力された際には「音韻出力バッファー」（詳細後述）から「リハーサル過程」を経たのち，間接的に「音韻性短期貯蔵庫」に入るという情報の流れの差異（A'–B'–E–C–Dの経路）が想定されている。

この「リハーサル過程」が障害された場合には，聴覚性，

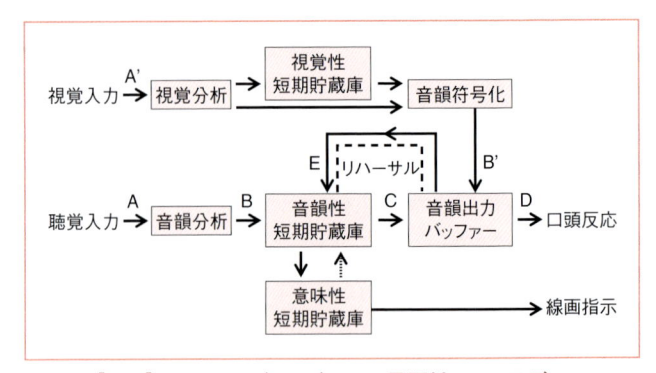

【図5】Vallar ら（1995）[16] の言語性 STM モデル
（目黒ら，2000[57] のモデルを一部改変した高倉ら，2011[58] より引用）

視覚性を含めた全般的な言語性 STM の低下が生じ，「音韻性短期貯蔵庫」が障害された場合には，聴覚言語性 STM の選択的な低下が生じることが示唆されている[2,34]。

III. 言語性 STM の基本的性質

① 容量について

Miller（1956）[59] は，短期記憶において「チャンク（chunk）」という情報の塊の概念を導入し，その容量は「7±2 チャンク」であることを示している。最近では，厳密な条件の統制によって測定される純粋な記憶容量は約 4 チャンクであるとの見解もある[60]。短期記憶における把持可能な情報量は，必ずしも音韻情報量そのものに依存せず，このチャンクを増やし，意味的にまとまりをつくることで増大するとされている[5,11,39,61]。すなわち，提示される刺激素材や把持に関与するストラテジーの差異によって，短期記憶における把持可能な情報量に差異が生じることが示唆されている[4]。例えば，「8-2-3-1」という数唱が困難であ

るにも関わらず，圧倒的に音韻情報量が多い「蜂(8)に(2)刺されて散(3)々な一(1)日だ」という文レベルの復唱成績が良好な言語性STM障害例が報告されている[58]。これは言語性情報の把持過程において，意味の付与や情報のチャンキングというストラテジーを活用することで，把持可能な情報量が増大するという典型である。

❷ 持続時間について

音韻性短期貯蔵庫での情報の保持可能な時間は，把持可能な言語性素材（7±2チャンク）の発音に要する時間と同一の2秒ほど（1つの言語性素材の発音時間×把持可能な言語性素材の数＝約2秒）と考えられており[36]，減衰する情報はリハーサル過程で再活性化されることで維持される[16]。なお，単一項目の復唱では音韻情報の減衰前（2秒以内）に口頭出力が可能であるため，リハーサル過程は関与しないとされている[62]。この知見は，逆に考えれば，単語レベルの復唱過程においては，「音韻情報の減衰」といった言語性STM障害の要因を簡単には援用できないことを示唆するものと考える。

❸ 刺激素材について

言語性STMを測定する上での刺激素材としては，数字列，単語系列，無意味音節の系列，文字などが挙げられる[4,63]。この中で，言語性STMを測定する指標として最も簡便に使用されてきたものは，数字列（数唱）であるとされる[4,63]。その理由は，数字は言語情報でありながら，意味の関与が少ないため，純粋な音韻の把持能力として近似できると考えられているためとされる[4,64]。

しかし一方で，数字はそれ自体が単一の構成要素とされ[65]，独立したモジュールを形成している可能性も指摘されてい

る[66]。したがって，独立性が高い「数字」を「言語性」のSTMを測定する指標として用いることは果たして適切なのかどうか，という疑問も生じる。実際に数字の把持能力が，言語性STMが関与すると想定される課題（例えば文レベルの聴理解や復唱など）と，直接的に関連するのかどうかは，明らかではない（詳細後述）。

いずれにせよ水田（1999, 2003）[63,67]も指摘するように，数唱の低下を一義的に言語性STMの障害と捉えることは，背景にある障害の本質を見逃してしまうことになりかねないため，注意を要する。

❹ 入力および出力モダリティにおける差異について

言語性STMはその入力形式によってさらに聴覚言語性STMと視覚言語性STMに分類される。相馬（1992, 1997）[2,34]は，聴覚性STMと視覚性STMの両者を比較することは病巣局在的意義を有することを指摘している（詳細後述）。また出力形式に関しても，通常の口頭返答に加え，指差しなどのpointing，書字などが想定される。「聴覚提示（口頭）→数字の指さし（視覚）」，「視覚提示（視覚）→口頭返答（口頭）」など，入力-出力間でのモダリティ変換を要する言語性STM課題に特異的に成績低下を示す症例も報告されている[68,69]。

Ⅳ. 解剖学的基盤について

❶ 言語性STMの解剖学的基盤

言語性STM障害は左頭頂葉の損傷で生じるという報告は多く，その中でも縁上回と明記されている報告も散見される[27,70]。しかし，臨床的には左シルヴィウス裂を囲む領域のいずれの損傷でも言語性STM障害は生じうることが

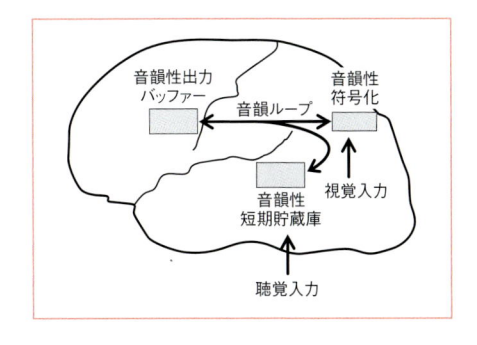

【図6】相馬（1997）[34]の左半球の解剖学的部位と音韻ループの対応モデル

(相馬, 1997[34] より一部改変引用)

指摘されている[2]。さらに相馬（1992, 1997）[2,34]は，頭頂葉の損傷群では聴覚言語性STMと視覚言語性STMはいずれも低下し，側頭・頭頂葉の損傷群ではすべての症例で聴覚言語性STMが視覚言語性STMより1〜2桁多く低下したと報告している。これらの知見から，相馬（1997）[34]は，Vallarら（1995）[16]の言語性STMのモデルに基づいて，解剖学的な対応を示したモデルを考案している（図6）。このモデルでは，「音韻性短期貯蔵庫」は左上側頭回近傍に，「音韻性出力バッファー」は左中心前回の一次運動野に，音韻性短期貯蔵庫と音韻性出力バッファーを結ぶ領域（音韻ループ）は左頭頂葉に位置づけられている。

❷ 相馬（1997）[34]の音韻ループモデルにおける「音韻性出力バッファー」の位置づけ

なお，「音韻性短期貯蔵庫」の障害は聴覚言語性STMの選択的障害を引き起こすとみなされているが[2,16,34]，「音韻性出力バッファー」の障害ついては，「伝導失語（＝reproductionの障害；詳細後述）」の要因として位置づけられていたり[71]，その一方で「言語性STMの選択的障害」の要因として位置づけられていたり[72]と，文献によってその想定は必ずしも一致していない。つまり，「音韻出力バ

ッファー」の解剖学的基盤について検討する場合，「どのような処理を想定しているのか」という点は極めて本質的な問題である。

相馬は，「音韻出力バッファー（を含む音韻ループ）」の障害を，典型的な伝導失語の症状（音韻性錯語＋言語性STM障害）を引き起こすものとみなしており，左中心前回損傷によって生じる症候群（＝純粋語唖）を「①アナルトリー（＝一貫性のない構音の歪み，音の連結不良）」＋「②伝導失語（＝音韻性錯語＋言語性STM障害）」という2つの構成要素によって成り立つものとして捉えている[73]。しかし，「純粋語唖」にはlanguageの問題としての「音韻性錯語」や，「言語性STM障害」といった構成要素は原則として認められないとする立場もあり[74]，「中心前回損傷によって音韻性錯語やSTM障害が生じるかどうか」についての見解は一致していない。

❸「純粋語唖」に"合併しやすい"言語性STM障害は何か？

本稿では，中心前回損傷によって生じる症状の構成要素として音韻性錯語や言語性STM障害が含まれるかどうかという問題はいったん保留し，少なくとも純粋語唖に「伴いやすい」言語性STM障害の機序としてはどのようなものが想定されうるかという点について論じたい。

田邉（2003）[75] は，左中心前回に病巣が限局したアナルトリーでは，音の歪みが中心であるが，病巣が中心溝を越えて左中心後回，縁上回まで及ぶと，音韻性錯語など伝導失語の要素が加わるとしている。さらに，大槻は（2008）[76]，アナルトリーが合併している場合の「音韻性錯語」について，構音レベルの問題に由来するのか，音韻の配列・選択のレベルに問題に由来するのか，その鑑別の困難さを指摘している。そこで，損傷部位や障害メカニズムを明確に区

別するために,「アナルトリー」と「アナルトリーを伴わない音韻性錯語」という分類法を採用し,「アナルトリーを伴わない音韻性錯語」の責任病巣の前端を左中心後回に位置づけている。以上より,伝導失語の中核症状としての言語性STM障害も,左中心後回に病巣が及んだ場合に生じると考えるのが自然であり,現象を分類する意義にも整合すると考える。

さらに,前述したモダリティ変換を必要とする入力-出力間の組み合わせで成績低下を示す群の病巣を確認すると,共通して左中前頭回に損傷があるとされ,左中前頭回はワーキングメモリ上の「中央実行系」,特に「モダリティ変換」の機能に関与することが示唆されている[69]。また,左下前頭回底面へ損傷が及ぶ群では,視覚情報の処理が関与する反応に特異的な低下が認められるため,左下前頭回底面は,「視覚言語性の情報処理」に関与している可能性が示唆されている[69]。

以上から,病巣が中心溝から後方に及ぶと「音韻ループの損傷」によって,左中前頭回や下前頭回底面に病巣が及ぶと,「中央実行系の損傷」によって,それぞれ機序の異なる言語性STMの障害が,純粋語唖に伴って出現するものと考えられる。

❹ 言語性STMモデルの修正案

これらの知見を基に,相馬(1997)[34]の音韻ループモデルに若干の修正を加えたモデルを示す(**図7**)。このモデルでは「音韻性出力バッファー」を左中心後回とし,現状では音韻ループの前端を左中心前回に含めないこととした。また,「中央実行系」は前頭葉領域を想定し,その「中央実行系」の制御機能の一部として,左中前頭回に「モダリティ変換システム」,左下前頭回に「視覚言語性情

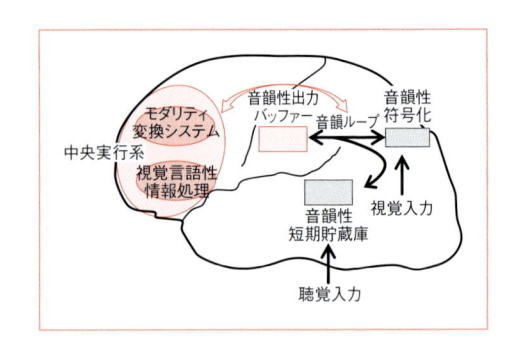

【図7】修正を加えた左半球の解剖学的部位と音韻ループおよび中央実行系の対応モデル

報処理」を位置づけた。

このように「中央実行系」が担う制御機能の一部を，音韻ループとは異なる解剖学的基盤に位置づけることで，超皮質性失語に認められる軽微な言語性STM低下[34,77]を説明できる可能性がある。つまり，「中央実行系」は情報の把持過程において，音韻情報への意味の付与や視覚的なイメージへの変換など，音韻ループをバックアップする役割を担っており，そのアシストが得られない場合には，数唱にして5桁前後の軽微な言語性STMの低下[34,77]を示すのではないだろうか。ちなみにこの記憶範囲は，見かけ上の記憶を増やす要因をできる限り排除した条件下で測定される純粋な記憶容量（約4チャンク）[60]とも，ほぼ合致している点も興味深い。

❺ 今後の課題：アナルトリーと言語性STM障害の関係について

なお，中心前回損傷によって生じる症状の構成要素として言語性STM障害を含めるかどうかは本稿では保留としたが，「アナルトリー」を呈する患者に「言語性STM障害」が必然的に伴う機序があるのかどうかという検証は，言語性STM障害の内実を考えてゆく上での重要な観点である

と考える.筆者の経験では,軽微な数唱の低下(5桁)と「アナルトリー」を呈する患者が"心の中でしゃべっているときにも,実際にしゃべっている時と同じようにつっかかる"と訴える場合があった.仮に,実際の構音を伴わない心の中でのリハーサル過程(sub-vocal rehearsal)でも「しゃべりにくさ」が生じているとすると,再活性化できる情報量には制限が生じることが予想されるため,軽度のSTM低下が生じたとしても不思議ではない.今後のさらなる検討が必要な課題であると考える.

V. 伝導失語(reproduction)と言語性STM(repetition)障害の関係

1 伝導失語のメカニズムにおける論争

Warringtonら(1969)[26]は,復唱にのみ特異的に障害を認めた症例を報告し,その障害機序を聴覚言語性STMの低下によるものと結論づけた.その後,聴覚言語性STM障害が伝導失語の復唱障害の要因とする説を展開し,大きな論争を生んだとされている[2,63,67].結局,Shalliceら(1977)[78]自身が,従来の発話全般にわたる音韻性の誤りを呈する伝導失語を「reproduction(産生型)」の障害,言語性STMの選択的障害による復唱障害を「repetition」の障害と分けることを提唱し,論争から手を引く形となったとされる[2].現在では言語性STMの選択的障害は,従来の伝導失語(=「reproduction」の障害)とは異なる症候群として位置づけられている[67,79,80].

2 「reproduction」と「repetition」の違いについて

「reproduction」の障害(産生型の伝導失語)は,表出面全般にわたる音韻性錯語が特徴で,単語復唱では低頻度

> **KeyWord**
> * reproductionの障害
> 表出面全体にわたる音韻性の誤りに由来する復唱障害のタイプ.

> **KeyWord**
> * repetitionの障害
> 言語性STMの低下に由来する復唱障害のタイプ.

でかつ音節数が長くなるにつれて障害が顕著になるとされる[78]。一方，「repetition」の障害（＝復唱型の伝導失語＝言語性STMの選択的障害）は，単独で提示された単語や数字の復唱は可能だが，高頻度の短い語であっても2つ以上の「系列」となれば再生の困難さが生じるとされる[26, 78]。また，文の復唱においては，分節の脱落や意味的に似通った言い誤りが生じることも特徴として挙げられている[81]。

❸「repetition」の障害に認められる「音韻性の誤り」をどう解釈するか

しかし，「reproduction」と「repetition」の障害を明確に区別することは臨床上難しく，それはたとえ選択的とみなされる「repetition」の障害例であっても例外ではない。例えば，純粋なSTM障害とされる症例MO[67]における，無意味音節の復唱の誤り方に目を向けると「ゆぶけそ→ゆぶく，ゆぶけそ」「しむりがも→しるむがも？しるみがも？」というように，現象としては音韻性錯語が認められている。この「音韻性の誤り」は，「reproduction」における音韻性錯語と機序が異なる誤りとみなしてよいのであろうか。

示唆を与える1つの所見として，自験例の言語性STMの選択的障害例[58]における，無意味音節の提示間隔を変化させたSTM課題の結果と，その誤り方について検討したい。本例は，症例MO同様，自発話においては発症初期から音韻性錯語を認めなかったが，無意味音節の復唱では，4～5モーラ語で「りゃくしけ→りゃくしき」などの音韻性の誤りが出現した。ただし，出現頻度は低く（SALA無意味語の復唱；4モーラ13/14，5モーラ12/14正答），無意味音節の提示間隔が最短の場合，すなわち単語らしく無意味音節の系列を提示した場合の正答率は極めて高かっ

(100％正答)。しかし，提示間隔を1秒に延長すると正答率（すべての音節を順番通りに返答した場合）は40％（再生率は75％），2～3秒間隔では正答率10％（再生率は62.5％）と著明に低下した。その誤り方は，「ねいたく→ねいた…」「ふばんず→ふば…。あとは忘れた」というように，最後のほうに提示された音を忘却してしまう誤りが多く，「いかたん→いかたね」「びかゆう→びかゆり」といった最後のほうに提示された音を置換する誤りも多かった。さらに，最も特徴的であったのは，「reproduction」の障害で認められるような，自己修正を繰り返す様子（接近行為）が認められなかった点である。系列位置ごとの再生率を**表2**に示す。

以上の特徴から，「repetition」の障害における音の誤りを考察すると，まず提示間隔が短い場合に誤りが少ないということは，音韻貯蔵庫にて情報が減衰する前に口頭返答がなされた場合，すなわち，音韻貯蔵庫の負荷が直接的に

【表2】自験例[58)]の4桁の数字列，4モーラ無意味音節の系列位置ごとの素材の再生率*（％）（n＝10）

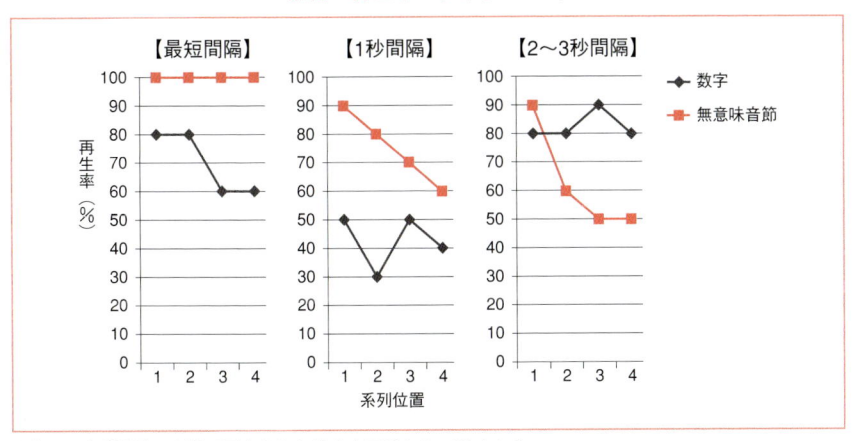

*異なる系列位置で素材が再生された場合も正答として計上した。

軽減した場合には，音の誤りも生じにくいことが推察される。さらに言えば，「忘れさえしなければ音は間違えない」ということである。もし発話出力面の問題を反映するとされる「reproduction」の障害があれば，刺激の提示間隔に関係なく音の誤りが生じるはずである。また，最後に提示した部分の音を忘却しやすいという特徴があったが，これは最後に提示された音はリハーサルによる再活性化をする時間的猶予がなく，音韻貯蔵庫での減衰の影響を受けやすいためであると推察される。さらにその忘却しやすい部分に音の置換が生じやすいということは，忘却した音を違う音で埋め合わせるというストラテジーが用いられていることが推察される。したがって，この音の誤りには「reproduction」の障害に認められるような自己修正は伴わない。自己修正を伴う場合は，目標となる音の痕跡が残存しているからこそ，その音に向けて修正を繰り返すことができると推察されるためである[82]。以上より，「repetition」と「reproduction」における音の誤りは本質的には異なることが示唆される。

　なお，純粋に「reproduction」のみを呈する症例は今のところ確認されていない[58]。すなわち，「reproduction」の障害を呈する患者には，ほとんどの場合「repetition」の障害が合併しているということである。したがって伝導失語の音の誤りには機序の異なる２つの要素が混在している可能性があることも指摘しておきたい。

❹「repetition」障害における「文の復唱」をどう解釈するか
　さらに，文復唱における誤り方については「repetition」の選択的障害とみなしうる症例間で明らかな差異が生じている。例えば，自験例[58]では，文の復唱においては「私の家に田舎から大きな小包が届いた→私の家に田舎から大き

な荷物が届きました」というように，「repetition」の障害特徴とされる意味的に似通った言い誤り[81]が出現していた．さらに「伝導失語が改善し，復唱障害が残存した」症例TU[67]も，文の復唱においては同様の誤りを呈していた．しかし，症例MO[67]は驚くべきことに，8文節文であってもつまずくことなく復唱可能であったという．ちなみに，3例の数唱能力，聴理解力は同程度であり，この差異が生じた要因は，言語性STM障害や意味処理，統語処理上の問題に起因しているとは考え難い（表3）．

この差異の要因について，既報告においては，意味的な短期貯蔵庫の情報を音韻性短期貯蔵庫の情報の再活性化に利用するストラテジー（図5の破線矢印の部分）が働いているか否かによるのではないかと考察したが[58]，本稿では異なった切り口で考えてみたい．それは，症例MO[67]の「言語性STM」は実は良好に保たれているのではないかという解釈である．

すなわち，数字という言語性素材は独立したモジュールを形成していることから[66]，症例MO[67]は「数字の把持」

【表3】自験例[58]と症例TU[67]，MO[67]の神経心理学的所見

	課題		自験例	TU	MO
知能	WAIS-R	言語性IQ	86	98	92
		動作性IQ	105	96	108
記憶	digit span（順唱）（桁）		3〜4	4	4
	三宅式記銘力検査	有関係	10	10	9-10
		無関係	0-0-1	4-9-10	2-7-8
言語	Token test		160	161	161
	百語呼称検査（自験例のみTLPA）		97	100	100
	語列挙		軽度低下	良好	良好
	読字		良好	良好	良好
	書字		未施行	良好	良好

（高倉, 2011[58]より引用）

のみが選択的に障害されていると想定する。そして，無意味音節の処理でのみ検出可能な極軽度の「reproduction」の障害が合併していると考えると（つまり無意味音節における復唱の誤りが「repetition」の障害によるものではないと仮定すると），症例MOの文の復唱の良好さが説明可能であると考える。「言語性STM」という機能単位の障害を想定するならば，文の復唱においては自験例[58]や症例TU[67]のように，忘却された音を意味的な情報によって埋め合わせるなど，何らかの影響が生じると考えたほうが自然であると思われる。

　今後，この問題をより詳細に検討するためには，文レベルの復唱・音読においても，親密度や心像性といった諸変数をコントロールした評価が必要となると思われる。

VI. 意義のある言語性STMの評価のために

❶ 言語性STM障害の内実とは何か

　伝導失語においては「音韻性錯語」と「言語性STM障害」の2つが中核症状であることはすでに述べた。しかし，具体的な症状（現象）を表現している「音韻性錯語」に対し，「言語性STM障害」については，選択的な障害とみなしうる症例間においてもその特徴には差異が生じており，障害の等質性は保障されていないという問題がある。つまり，「言語性STM障害」とは，単に音韻貯蔵庫の容量自体の減少を指すのか，あるいは容量は十分保たれているにもかかわらず，その情報が失われてしまうスピード（減衰率）に問題があるのか，音韻類似などの干渉に脆弱になってしまいやすいのかなど，様々な要因が想定され，その内実については未だ明らかではない部分を有している[61,67,81]。

❷ 言語性STMの評価方法に関する問題点

　このように言語性STM障害を再考すると，数唱などのスパン（記憶範囲）のみを測定するだけでは，その障害機序に接近することは難しく，リハビリテーションに役立てるという臨床的意義に乏しい。「数唱範囲の低下＝言語性STM障害」と簡便に評価が下される傾向が，言語性STM障害の内実が明らかにされにくい原因の1つであると考える。実際に，数唱などの言語性STM課題の「誤り方」までを詳細に記述している報告は少ない。

　臨床場面においては，数唱という単純な課題であっても様々なタイプの誤り方に遭遇するはずである。例えば，「2-7-6-3」といった数字列を「2-7-6」「2-7-6-3-9」というように，「桁数」から誤ってしまったり，「2-7-6-5」というように，桁数は合致していても異なる数字に置き換わってしまったり，さらには「2，7，その間がわからなくて，最後は3」というように，忘却した系列位置を正確に表現する場合など，その誤り方のバリエーションは様々である。言語性STMの障害を純粋に検出することの方法論的な限界は指摘されてはいるものの[83,84]，「数唱の誤り方」ひとつを例にとっても，その障害機序は複数想定可能であり，検討の余地はまだ残されているものと考える。

❸ どのように言語性STMを評価すべきか

　そこで，自験例[58]の数唱や無意味音節の復唱における誤り方を再検討し，「なぜ忘れてしまうのか」という視点から考察したい。

　自験例の特徴として（**表2**参照），①「数字，無意味音節ともに，素早く刺激を提示すると把持がなされやすい」，②「刺激の提示間隔を延長すると無意味音節では成績が低下してしまうが，数字では逆に成績が向上しやすい」，③

数字では「忘れた」という無反応が認められ（17の誤りのうち7），音の誤りは生じないが，無意味音節では「忘れた」という無反応はまったく認められず（15の誤りのうち0），音の誤りが生じやすいという点が挙げられる。これらの結果から，数字と無意味音節という刺激素材の差異により，その忘却のメカニズムや再生のストラテジーは異なることが示唆される。

　具体的には，数字，無意味音節ともに，提示間隔を早くすると成績が向上するということは，音韻性短期貯蔵庫に情報を蓄える時間そのものが短縮するため，その負担が軽減していることが伺われる。したがって，刺激素材を問わず，忘却にはまず時間的な要因が関与していると推察が可能である。一方，提示間隔を遅くした場合は，その分音韻性短期貯蔵庫にて情報を蓄えておく時間が延長するため，言語性STM障害例にとっては負荷が高い課題であると推察される。無意味音節では予想通り，成績は提示間隔が延長するにつれ低下した。これは，無意味音節では音韻を把持する過程において音韻類似による干渉が起こるため，忘却も生じやすかったものと考えられる。しかし，数字では1秒間隔に比べ2～3秒間隔で逆に成績は向上した。これは，数字は無意味音節に比べて音韻類似の干渉には強靭であり，十分な時間をかけてリハーサルが可能であったため，忘却が生じにくかったためと推察される。音韻類似の干渉に強靭であることは，無意味音節でみられるような音の誤りが数字ではまったく生じていないことからも伺える。

　なお，Warringtonら（1969）[26]の症例では，いずれの刺激素材でも提示間隔が短い条件で成績がもっとも悪く，提示間隔が延長するほど成績は向上している（**表4**）。時間的な負荷を音韻貯蔵庫に強いたとしても成績が向上するということは，音韻貯蔵庫の障害以外の側面，すなわち合併

刺激素材	0.5秒間隔	1秒間隔	2秒間隔
数字(%)	50	75	98.3
文字(%)	38.3	50	56.7
単語(%)	43.3	63.3	85

【表4】Warringtonら(1969)[26]の提示間隔を変化させた聴覚性STM課題における言語性素材の再生率（系列数は2，n＝60）

している失語症状の影響によって把持成績が低下している可能性も考えられる。

　このように，刺激提示の条件と素材を変化させ，その誤り方についての差異を検討することは，言語性STMの障害機序に迫る上でのひとつの方策となりうると考える。

❹ 失語症者に対する言語性STM課題について

　短期記憶とワーキングメモリの相違点として，短期記憶は保持の機能のみに注目する受動的な性質の記憶であるのに対し，ワーキングメモリは保持と処理の双方に関わる能動的かつ目標志向的な性質をもつという側面がしばしば指摘される[51,52,85]。ただし，これは健常者に対する短期記憶の場合であって，失語症者を対象とする短期記憶課題においては，ワーキングメモリの要素が色濃くなるものと筆者は考えている。例えば，発話の努力性を伴う重度のアナルトリーを合併した失語症者が数唱課題を遂行するためには，発話の「処理」に対する負荷が当然予想される。数字列を「保持」しながら，努力的に発話「処理」をするという二重課題とも捉えうるような状態では，情報の保持のみを評価しているとは言い難い。

　この問題は，言語性STM障害を扱った既報告においても通底している。なぜならば，これまでに報告されてきた言語性STMの選択的障害例[26,46,72,86]の多くは，軽微ではあるものの失語症状を伴っているためである。したがって，どんなに詳細な検討を行ったとしても，その結果が言語性

STM障害以外の要因で生じているという可能性も否定はできない．健常者にとっては，一時的な保持を求める単純な課題であっても，失語症者にとっては「保持」と同時に，場合によっては多重の「処理」が求められるということを常に念頭におく必要がある．

したがって，失語症者に対する言語性STMを評価する際には，意味処理上の問題等も含め，その課題遂行を困難にしている本質的な要素的症状は何か，どの要素的症状の合併によって，その患者にとっての多重課題となってしまっているのか，という視点を持つことが重要であると考える．

おわりに

冒頭でも述べたが，言語性STM障害はシルヴィウス溝周辺失語症候群に共通の症状である．すなわち，言語性STMへの理解を深めることは，伝導失語のみならず，失語症候群全般の理解を深めることにも繋がる．言語性STMの評価にあたっては，ただ単に記憶範囲のみに目を向けるのではなく，「なぜ忘れてしまうのか」「忘れにくい条件は何か」という視点に立脚することが重要であることを，再度強調して稿を終わりたい．

文献

1) 小嶋知幸：復唱における生理心理学的検討─入力および把持の処理過程を中心に─. 高次脳機能研究, 26：156-168, 2006.
2) 相馬芳明：伝導失語と短期記憶（STM）. 失語症研究, 12：145-152, 1992.
3) 大槻美佳：高次脳機能障害各論 1. 失語症 H. 伝導失語. 神経内科, 68：208-214, 2008.
4) 大槻美佳, 相馬芳明：短期記憶. 臨床精神医学講座 S2巻 記憶の臨

床（浅井昌弘, 責任編集）. 中山書店, 東京, pp.49-60, 1999.
5) 山鳥 重：記憶の神経心理学. 医学書院, 東京, 2002.
6) 山下 光：記憶のシステム. よくわかる失語症と高次脳機能障害（鹿島晴雄, 種村 純, 編）. 永井書店, 大阪, pp.347-353, 2003.
7) 大竹浩也, 藤井俊勝：記憶障害の評価. 神経心理学評価ハンドブック（田川皓一, 編）. 西村書店, 東京, pp.129-140, 2004.
8) 博野信次：エピソード記憶障害. よくわかる失語症セラピーと認知リハビリテーション（鹿島晴雄, 大東祥孝, 種村 純, 編）. 永井書店, 大阪, pp.482-490, 2008.
9) 藤井俊勝：記憶とその障害. 高次脳機能研究, 30：19-24, 2010.
10) 鎌倉矩子, 本多留美：高次脳機能障害の作業療法（鎌倉矩子, 山根 寛, 仁木淑子, 編）. 三輪書店, 東京, 2010.
11) Baddeley, A.：Your memory：A user's guide. Multimedia Publications, 1982（川幡政道, 訳：記憶力 そのしくみとはたらき. 誠信書房, 東京, 1988）.
12) Seron, X.：La Neuropsychologie Cognitive, Presses Universitaires de France, 1993（須賀哲夫, 久野雅樹, 訳：認知神経心理学. 白水社, 東京, 1995）.
13) 池谷裕二：記憶力を強くする. 講談社, 東京, 2001.
14) Loftus, G.R., Loftus, E.F.：Human Memory：The processing of information, Lawrence Erlbaum Associates, 1976（大村彰道, 訳：人間の記憶 認知心理学入門. 東京大学出版会, 東京, 1980）.
15) 山鳥 重：神経心理学入門. 医学書院, 東京, 1985.
16) Vallar, G., Papagno, C.：Neuropsychological impairments of short-term memory. In：Handbook of Memory Disorders（eds Baddeley, A.D., Wilson, B.A., Watts, F.N.）. John Wiley & Sons, pp.135-165, 1995.
17) Delis, D.C., Kramer, J.H.：Advances in the neuropsychological assessment of memory disorders. In：Handbook of Neuropsychology, 2nd ed, vol 2, Memory and its disorders（eds Boller, F., Grafman, J.）. Elsevier, pp.25-47, 2000.
18) 石合純夫：高次脳機能障害学 第2版. 医歯薬出版, 東京, 2012.
19) Brown, J.：Some tests of the decay theory of immediate memory. Quarterly Journal of Experimental Psychology, 10：12-21, 1958.
20) Peterson, L.A., Peterson, M.J.：Short-term retention of individual verbal items. Journal of Experimental Psychology, 58：193-198, 1959.

21) Postman, L., Phillips, L.W. : Short-term temporal changes in free recall. Quarterly Journal of Experimental Psychology, 17 : 132-138, 1965.
22) Glanzer, M., Cunitz, A. : Two storage mechanisms in free recall. Journal of Verbal Learning and Verbal Behavior, 5 : 351-360, 1966.
23) Atkinson, R.C., Shiffrin, R.M. : Human memory ; A proposed system and its control processes. In : The Psychology of Learning and Motivation; Advances in Research and Theory, vol 2（eds Spence, K.W., Spence, J.T.）. Academic Press, pp.89-195, 1968.
24) Scoville, W.B., Milner, B. : Loss of recent memory after bilateral hippocampal lesions. Journal of Neurology, Neurosurgery and Psychiatry, 20 : 11-21, 1957.
25) Milner, B., Corkin, S., Teuber, H.L. : Further analysis of the hippocampal amnesic syndrome : 14-year follow-up study of H.M. Neuropsychologia, 6 : 215-234, 1968.
26) Warrington, E.K., Shallice, T. : The selective impairment of auditory verbal short-term memory. Brain, 92 : 885-896, 1969.
27) Warrington, E.K., Logue, V., Pratt, R.T.C. : The anatomical localisation of selective impairment of auditory verbal short-term memory. Neuropsychologia, 9 : 377-387, 1971.
28) Okuda, J., Fujii, T., Yamadori, A., et al. : Retention of words in long-term memory : a functional neuroanatomical study with PET. Neuroreport, 11 : 323-328, 2000.
29) Tsukiura, T., Fujii, T., Takahashi, T., et al. : Neuroanatomical discrimination between manipulating and maintaining processes involved in verbal working memory ; a functional MRI study. Brain Res Cogn Brain Res, 11 : 13-21, 2001.
30) 山鳥　重：ヒトの記憶機能における海馬・海馬傍回の役割. 脳と発達, 35 : 105-112, 2003.
31) Squire, L.R. : Memory and Brain. Oxford University Press, 1987（河内十郎, 訳：記憶と脳　心理学と神経科学の統合. 医学書院, 東京, 1989）.
32) 村松太郎, 鹿島晴雄：注意・記憶・遂行機能の症候学―最近の進歩. よくわかる失語症セラピーと認知リハビリテーション（鹿島晴雄, 大東祥孝, 種村　純, 編）. 永井書店, 大阪, pp.25-33, 2008.
33) 河村　満, 山鳥　重, 田邉敬貴：失行. 医学書院, 東京, 2008.
34) 相馬芳明：音韻性（構音性）ループの神経基盤. 失語症研究, 17 :

149-154, 1997.
35) Conrad, R. : Acoustic confusions in immediate memory. Brit J Psychol, 55 : 75-84, 1964.
36) Baddeley, A.D., Thomson, N., Buchanan, M. : Word length and the structure of short-term memory. J Verb Learning Verb behavior, 14 : 575-589, 1975.
37) Murray, D.J. : Articulation and acoustic confusability in short-term memory. J exp Psychol, 78 : 679-684, 1968.
38) Murdock, B.B.Jr. : The serial position effect of free recall. Journal of Experimental Psychology, 64 : 482-488, 1962.
39) 苧阪満里子：脳のメモ帳 ワーキングメモリ. 新曜社, 東京, 2002.
40) Baddeley, A.D. : The influence of acoustic and semantic similarity on long-term memory for word sequences. Quarterly Journal of Experimental Psychology, 18 : 302-309, 1966.
41) Baddeley, A.D. : Short-term memory for word sequences as a function of acoustic, semantic and formal similarity. Quarterly Journal of Experimental Psychology, 18 : 362-365, 1966.
42) Baddeley, A.D. : Working memory. Oxford University Press, 1986.
43) Atkinson, R.C., Shiffrin, R.M. : The control of short-term memory. Scientific American, 224 : 82-90, 1971.
44) Sperling, G. : The information available in brief visual presentations. Psychological Monographs, 74 : 1-29, 1960.
45) Darwin, C.J., Turvey, M.T., Crowder, R.G. : An auditory analogue of the Sperling partial report procedure : Evidence for brief auditory storage. Cognitive Psychol, 3 : 255-267, 1972.
46) Basso, A., Spinnler, H., Vallar, G., et al. : Left hemisphere damage and selective impairment of auditory verbal short-term memory. A case study. Neuropsychologia, 20 : 263-274, 1982.
47) 山下 光：臨床神経心理学とWorking memory. 失語症研究, 17 : 140-148, 1997.
48) 苧阪満里子：ワーキングメモリと言語理解の脳内機構. 脳とワーキングメモリ（苧阪直行, 編）. 京都大学学術出版会, 京都, pp.157-180, 2000.
49) Baddeley, A.D., Hitch,G.J. : Working memory. In : The Psychology of Learning and Motivation（ed Bower, G.）. Vol 8, Academic Press, pp.47-89, 1974.
50) Baddeley, A.D. : Working memory or working attention? In :

Attention: selection, awareness, and control (eds Baddeley, A.D., Weiskrantz, L.). Oxford University Press, pp.152-170, 1993.
51) 三宅　晶, 齊藤　智：作動記憶研究の現状と展開. 心理学研究, 72：336-350, 2001.
52) 齊藤　智：認知心理学における中央実行系概念の変遷. 認知リハビリテーション 2002：1-8, 2002.
53) Miyake, A.,Friedman, N.P., Emerson, M.J., et al.：The unity and diversity of executive functions and their contributions to complex "frontal lobe" tasks：A latent variable analysis. Cognitive Psychology, 41：49-100, 2000.
54) Baddeley, A.D.：The episodic buffer：a new component of working memory? Trends Cogn Sci, 4：417-423, 2000.
55) 齊藤　智：認知心理学的アプローチによる作動記憶研究の動向. 言語コミュニケーション障害の新しい視点と介入理論（笹沼澄子, 編）. 医学書院, 東京, pp.255-268, 2005.
56) Vallar, G., Baddeley, A.D.：Fractionation of working memory：Neuropsychological evidence for a phonological short-term store. J Verb Learning Verb Behavior, 23：151-161, 1984.
57) 目黒祐子, 藤井俊勝, 月浦　崇, ほか：失語症患者の言語性短期記憶—2症例における音韻情報と意味情報の短期保持について—. 失語症研究, 20：251-259, 2000.
58) 高倉祐樹, 大槻美佳, 中川賀嗣, ほか：言語性短期記憶のメカニズムとその障害について—把持ストラテジーの検討から—. 高次脳機能研究, 31：411-421, 2011.
59) Miller, G.A.：The magical number seven, plus or minus two; Some limits on our capacity for processing information. Psychol Rev, 63：81-97, 1956.
60) Cowan, N.：The magical number 4 in short-term memory：a reconsideration of mental storage capacity. Behavioral and Brain Sciences, 24：87-114, 2001.
61) McCarthy, R.A., Warrington, E.K.：Short-term memory. In：Cognitive Neuropsychology；A Clinical Introduction, Academic Press, 1990（相馬芳明, 本田仁視, 監訳：認知神経心理学. 医学書院, 東京, pp.235-253, 1996）.
62) Baddeley, A., Gathercole, S., Papagno, C.：The phonological loop as a language learning device. Psychological Review, 105：158-173, 1998.

63) 水田秀子：作動記憶/STMの障害．よくわかる失語症と高次脳機能障害（鹿島晴雄，種村　純，編）．永井書店，大阪，pp.372-377, 2003.
64) 大槻美佳：失語症．高次脳機能研究, 29：194-205, 2009.
65) Cohen, L., Verstichel, P., Dehaene, S. : Neologistic jargon sparing numbers ; a category-specific phonological impairment. Cogn Neuropsychol, 14：1029-1061, 1997.
66) 松田　実：計算障害の評価．神経心理学評価ハンドブック（田川皓一，編）．西村書店，東京，pp.198-205, 2004.
67) 水田秀子：言語性短期記憶障害の一例．失語症研究, 19：146-153, 1999.
68) 藤井俊勝：Central Executiveの機能とその障害．失語症研究, 17：155-163, 1997.
69) 大槻美佳：前頭葉，基底核の高次脳機能．高次脳機能研究, 28：163-175, 2008.
70) Sakurai, Y., Takeuchi, S., Kojima, E., et al. : Mechanism of short-term memory and repetition in conduction aphasia and related cognitive disorders ; A neuropsychological, audiological and neuroimaging study. J Neurol Sci, 154：182-193, 1998.
71) Shallice, T., Rumiati, R.I., Zadini, A. : The selective impairment of the phonological output buffer. Cogn Neuropsychol, 17：517-546, 2000.
72) Vallar, G., Betta, A.M., Silveri, M.C. : The phonological short-term store-rehearsal system ; Patterns of impairment and neural correlates. Neuropsychologia, 35：795-812, 1997.
73) 相馬芳明：失語古典分類の問題点とその再構築への試み．神経心理学, 13：162-166, 1997.
74) 松田　実，鈴木則夫，長濱康弘，ほか：純粋語唖は中心前回症候群である；10例の神経放射線学的・症候学的分析．神経心理学, 21：183-190, 2005.
75) 相馬芳明，田邉敬貴：失語の症候学．医学書院，東京, 2003.
76) 大槻美佳：高次脳機能障害各論 1. 失語症 A. 失語症の定義とタイプ分類．神経内科, 68：155-165, 2008.
77) 相馬芳明，吉村菜穂子，吉川博子，ほか：超皮質性失語における言語性短期記憶の軽微な障害．失語症研究, 11：26, 1991.
78) Shallice, T., Warrington, E.K. : Auditory-verbal short-term memory impairment and conduction aphasia. Brain Lang, 4：479-491,

1977.
79) Goodglass, H. : Diagnosis of conduction aphasia. In : Conduction aphasia（ed Kohn, S.E.）. Lawrence Erlbaum Associates, pp.39-49, 1992.
80) 水田秀子：伝導失語. 標準言語聴覚障害学 失語症学（藤田郁代, 立石雅子, 編）. 医学書院, 東京, pp.93-95, 2009.
81) Shallice, T. : From neuropsychology to mental structure. Cambridge University Press, pp.41-67, 1988.
82) Goodglass, H. : Understanding aphasia. Academic Press, 1993.
83) 小嶋知幸：失語症セラピーにおける認知神経心理学的アプローチについて. 認知神経科学, 11：59-67, 2009.
84) 水田秀子：言語性短期記憶の選択的障害―音韻ループとしての検討から―. 失語症研究, 20：295-302, 2000.
85) 苧阪直行：前頭前野とワーキングメモリ, 高次脳機能研究, 32：7-14, 2012.
86) Howard, D., Nickels, L. : Separating input and output phonology ; semantic, phonological, and orthographic effects in short-term memory impairment. Cogn Neuropsychol, 22：42-77, 2005.
87) 加藤正弘, 小嶋知幸, 監修：失語症のすべてがわかる本. 講談社, 東京, 2006.

第Ⅲ章 復唱障害，言語性短期記憶障害

純粋 STM 症候群をめぐって

藤井会リハビリテーション病院　水田　秀子

> **臨床に役立つ　ワンポイント・アドバイス**
> One-point Advice
>
> 筆者は失語で入院してきたケースに基本的に数唱（すなわち数字を用いての，口頭再生）の検査は行わず，pointing span のみを行っている。健常では4単位を下回ることは無い（山鳥，1985）。ただ，失語が軽快した時点で，数唱を採ってみると，数と単語とは必ずしも並行しないことがあり，数字・単語・文の復唱がおのおの異なる要素をもつことがわかる。それぞれに調べておきたい。また，反応は口頭だけでなく，pointing や書字などの別の modality でも行うのが良い（水田，2003）。

　1969年 Warrington ら[1]が，聴覚性言語性短期記憶によって生じる復唱の障害を採り上げて以来，記憶と復唱の問題は様々な形をとりながら論じられてきた。とりわけ近年の Working memory 論の隆盛に伴って，言語と記憶という古くて新しい問題はさらに多くの研究を生み出している。

　本論では，純粋 STM 症候群をまず，紹介する。そのあと，STM と関連付けて取り上げられることの多い深層失語例について述べ，STM の今日的問題を考える。

Ⅰ. 純粋 STM 症候群とは

① 純粋な言語性短期記憶障害を呈した自験例
【症例 MO】（水田，1999[2]，2000[3]）

> **▶KeyWord**
> ＊言語性短期記憶障害（verbal short-term memory impairment）あるいは STM 症候群（the short-term memory syndrome）
>
> 復唱障害を主徴とし，他の失語症状がごく軽微な一型に名づけられた。言語性短期記憶は Working memory の下位システムである音韻ループ（phonological loop）とみなされ，その指標としては，端的には数唱（成人では7±2）の低下が用いられる。

21歳，右利き女性。短大卒の会社員。既往歴に特記すべき点なし。

　現病歴：○年11月，社内で倒れ，A院に搬送された。左側頭葉後半部の皮質下に血腫が認められた。血管撮影により脳動静脈奇形による出血と判断され，第9病日目に血腫除去術およびAVM摘出術が施行された。3週後に退院した。

　神経学的所見：入院時，意識は清明で，見当識良好。傍中心視野の右同名半盲以外に異常所見は無かった。発症翌日にST初診となったが，喚語は良好で，錯語を認めなかった。左右障害，計算障害なし。仕事の内容や仕事場付近の地理，入院の経過も詳細によどみなく答えた。しかし，数唱では5桁以上ができず，「電話番号ぐらいはラクラクできていたのに」と驚く様子が印象的であった。

　術後放射線学的所見：頭部MRI T2強調像で，左の側頭弁蓋を中心に動静脈奇形の摘出腔を示唆する高信号域が認められた（画像は出典文献を参照のこと。以下の症例についても同じ）。

　神経心理学検査の結果（発症5～8日）：表1。知能検査結果は良好であった。数唱以外は，言語性記憶検査，非言語性検査結果とも，良好だった。

　言語機能検査では，SLTA（標準失語症検査）は問題なく，Token Test 161/165，構文検査も全問正解。百単語呼称検査即時正答し，語列挙もカテゴリからは14個，音からは17語可能だった。音韻抽出などの音韻操作課題も容易で，書字・読字でも，拗音・促音・撥音などの処理にもまったく問題を認めなかった。以上の結果から，失語症は無いと判断された。

　ただし，復唱の反応は特異的であった（表2参照）。「しろながすくじら」「はつかねずみ」のような多モーラ語で

【表1】 MOの神経心理学的検査結果

知的機能検査	
RCPM	33/36
WAIS-R	言語性IQ 92, 動作性IQ 108

記憶検査
言語性記憶検査
　数唱　順　4桁
　三宅式記銘力検査（有関係）9-10
　　　　　　　　　（無関係）2-7-8
　AVLT　7-9-11-14-13,（干渉後）13
非言語性記憶検査
　Benton視覚記銘力検査　正確数10
　Reyの図の再生　33/36
　Corsi's Block Tapping Test　7個
　視空間的即時記憶範囲（Ichikawa）　7dot

【表2】 MOの復唱例（第2病日）

単語	くすりゆび ⇒ 正反応 雪だるま ⇒ 正反応 ハツカネズミ ⇒ 正反応 しろながすくじら ⇒ 正反応
短文	雨が降り続いているので今日も散歩に行けません ⇒ 正反応 私の家に田舎から大きな小包が届いた ⇒ 正反応 庭の隅に古い柿の木が一本あります ⇒ 正反応 夏の間に体を鍛えておくと，冬になっても風邪をひきません ⇒ 正反応
非語	ぬつげて ⇒ ぬつ…（再）正反応 ゆぶけそ ⇒ ゆぶく, ゆぶけそ しむりがも ⇒ しるむがも？ しるみがも

あっても，「夏の間に体を鍛えておくと，冬になっても風邪をひきません」のような多数の文節から成る短文であっても，なんら支障なく繰り返すことができた。しかし一方で，非語（無意味音系列）は4モーラから復唱できなかった。**表2**は発症2病日目で，当然できると思っていた非語ができず，あわてて言い直すなどの様子が見られた。その後非語はできないと自覚すると，把持できる限界を心得る

【表3】MOの聴覚的・視覚的な提示による系列の口頭再生

	単位数	1	2	3	4	5	6	7
数	聴覚	10/10	10/10	10/10	10/10	1/10	0/5	—
	視覚	—	—	—	—	5/5	7/10	0/5
非語（モーラ数）		5/5	5/5	5/5	3/5	1/5	0/5	
単語	聴覚	10/10	10/10	10/10	5/10	0/5	—	
	視覚	—	—	—	10/10	10/10	7/10	

＊単語はすべて3モーラ語を用いた

ようになった。

　短期記憶の指標とされる数唱のみが4桁と低下していたところから，表3のような検討を行った。数・非語・単語の3種の刺激を，それぞれ，聴覚的・視覚的な方法で提示し，口頭で再生（繰り返す）してもらった。再生の方法としてpointingも行ったが，口頭再生と成績に差はなかった。視覚提示では，数・単語とも5単位まで安定して可能。聴覚提示では，数なら4単位まで，単語や非語では，3単位までは確実に可能であったが，それを超えると急激に低下するのが特徴的である。

　以上より本例は，失語症を伴わず，（聴覚性）言語性短期記憶障害を呈する，と判断された。

❷ 純粋STM症候群既報告例

　のちに，Vallar & Baddley[4]がWorking memoryの観点から採り上げ，とりわけ純粋なSTM障害例として有名になった症例PV[4,5]の詳細を，初発の論文である1982年のBassoら[6]の報告から見てみよう。

　【症例PV】28歳，右利き女性。教育歴11年。
77年2月に，右麻痺（1ヵ月で消褪）と軽度の非特定な

【表4】PVの再生の検査結果

単位数		1	2	3	4	5	6
数字	*1	10/10	19/20	27/30	35/40	37/50	24/60
	*2	10/10	9/10	6/10	5/10	1/10	0/10
文字	*1	10/10	13/20	15/30	16/40	—	—
	*2	10/10	4/10	2/10	0/10	—	—
語	*1	10/10	18/20	24/30	25/40	27/50	28/60
	*2	10/10	8/10	4/10	2/10	1/10	0/10

(Bassoら,1982[6])をもとに作成)
註1) 視覚はこれより良好
 *1：再生可能であった項目数
 *2：系列全体としての再生が可能であった数

　失語で発症。7ヵ月後の失語検査で，流暢，語発見障害と少数の音韻性錯語があり，文の復唱で重篤な障害が認められた（6語＝8シラブルから成る=の文以上不可。統制群は16.67が可能）。自発書字で錯書あり。Token Testは低下していた（20/36：29以上正常）。RCPM 32/36と知的には良好であった。

　発症14と23ヵ月にも検査したが，基本的に変わりなく，ポリシラブルの語は復唱可能だったが，文は不良。訴えは，数字の聴覚系列が「理解できない」ということであり，**表4**のような口頭再生すなわち復唱検査を施行した（pointingでも施行。成績に変わりなし）。tapping spanは良好であった。spanは2～3（数唱は4桁）と結論付けられている。

　のちのVallarら（1984）[4]では，Working memoryモデル（下述❹参照）に基づいて，音韻類似性効果や構音抑制効果，語長効果などについて詳細な検査を行い，PVはphonological short-term store（以下PSTS）すなわち音韻的な容量の選択的障害であると断じた。

　しかし，**表3**と**表4**（PVでは*2：系列全体の成績が**表**

3の聴覚の成績に対応する）を比べてみると，MOが「容量」を超えると成績が急墜しているのと比べ，PVでは，できたりできなかったりしながら，なだらかに成績が低下しているのがわかる．この差異について考える資料として，ここで，PVと同様軽度失語症から軽快し，STM症候群に該当する自験例を紹介する．

【症例TU】20歳，右利き男性．
　現病歴：○年11月，脳動静脈奇形により，入院し，血腫除去術およびAVM摘出術を施行．2ヵ月後に退院した．
　画像所見：左上側頭回から上方に伸び，縁上回を中心とする病変を認めた．
　言語症状：理解は良好．発話は流暢だが，時に喚語困難による渋滞や言い直しを認めた．呼称では音韻性の誤り，復唱でも，音韻性の誤りを認め，修正しようとする行為があり，伝導失語と判断した（復唱例：薬指⇒くるび，くびる，くびるび…，雨が降る⇒あめかむ，あめが，かわ…）．
　術直後のToken Testは161/165と良好．喚語困難はわずかに遅延がみられるのみで音韻性の言い誤りや言い直しもなくなった．1ヵ月後には，復唱を除けば，書字・読字を含む言語検査で低下はなくなった．
　復唱の様相を表5に示す．実在語であれば，かなりの多モーラ語でも可能となった．一方，非語や文では，長くなれば困難となる傾向が認められた．文での誤りの特徴は，文節の脱落（付加もあり）や意味的に似た言い換えであった（下線部）．
　神経心理学的検査：数唱は4桁であった．知能検査，言語性・非言語性の記憶検査の結果は，良好でMOと同程度の成績であった．

【表5】TUの復唱例（発症1ヵ月後）

単語	雪だるま ⇒ 正反応 はつかねずみ ⇒ はつか、ね、ず、み、 しろながすくじら ⇒ しろ、しろすく、うーん
短文	たばこを吸うことは許されていません ⇒ 正反応 長いトンネルを出ると ⇒ 長いトンネルを抜けると、 海が見えました　　　　青い海が広がっています 庭の隅に古い柿の木が ⇒ 庭の隅に＿＿柿の木が 一本あります　　　　　一本立ってます
非語	ぬつげて ⇒ 正反応 ゆぶけそ ⇒ いぶけさ

　TUは，失語検査上症状が消褪したとみても良い状態でなお，復唱の障害を示し，数唱は4にとどまった。TUはまさしく，STM症候群に該当するし，STM症候群の既報告例の中でもとりわけ「純粋」な例であるPVに匹敵する症例であることがわかる。

❸ STM症候群の特徴

　Warringtonら[1,7]によれば，復唱は異なる機能系に支えられており，その障害には2つの型があるとする。ひとつは，復唱型 repetition type であり，他方は産生型 reproduction type である。復唱型は，自発話には（音韻性）錯語がない。復唱の誤りは，（高頻度の短い）語「系列」でみられるとする。後者は，音韻性錯語がみられるタイプであり，比較的低頻度の多モーラ語で障害があらわとなるとした。後者は，いわゆる伝導失語に相当すると考えられ，欧米の認知神経心理学の文献等では，以後前者と区別して，伝導失語には reproduction conduction aphasia の語が用いられることが多い。

　STM症候群での復唱を調べたShalliceら[7〜9]はさらに，

> **KeyWord**
> ＊**産生型伝導失語**
> **(reproduction conduction aphasia)**
> 古典的な伝導失語に相当するものを指して言う。言語性短期記憶障害とほぼ同様の症候を，この産生型と対比させて述べる場合には，復唱型伝導失語 (repetition conduction aphasia) と呼ぶ。

文の復唱での誤りの特徴として，意味的な置き換えや文節の脱落が認められることを指摘した。

ところで，ButterworthとHoward（1986）[10]は，発達性の選択的STM障害である自験例REが（PVらSTM症候群＝PSTS例とは異なり）文の理解障害を示さなかった（Token Test 95％以上）と報告した。この症例に対し，Vallarら（1987）[11]は，症例REは発達性の障害ゆえ，文理解過程においては健常ともPSTS例とも異なるストラテジーを用いているか，あるいは特異な認知能力を発達させているのだと批判し，『文の理解にPSTSは必須』と主張した。これに対し，HowardとButterworthは1989年[12]に，健常では，文の理解は単に長さに拠らず，その統辞構造と意味に依存すると反論した。例外として，ガーデンパス文（「花子が太郎に電話を掛けた次郎に問いかけた」のような文で，文を聞いている途中に再解釈を求められるようなものを指す）を挙げている。実際，現在ガーデンパス文はWMと関連付けられて研究が続いている。彼らは，PSTSに障害を持つとされる症例のすべてとは言わないまでも或るものは，文の理解に記憶以外の問題を持ち，それがSTMの障害と一緒に生じているのだと論じている。

筆者の見解もHowardとButterworthの見解に近い。STM症候群として，あるいは失語を経てPSTS限局例とされる症例群は，記憶以外の問題を持ち，それがSTMの障害と一緒に生じている可能性は否定できない。spanが1,2のような症例では，（storeの低下とともに）言語処理上の問題が，storeの低下を見かけ上倍加させている可能性[13]は極めて高いことを，Ⅱの最後に採りあげ論じる。

❹ phonological loop（音韻ループ）

昨今，STM症候群という語自体はあまり使用されなく

なってきている。一方で，phonological working memory，verbal working memoryあるいはphonological loopの語を検索にかけると，おびただしい数の文献があがってくる。これらと，上記のSTM症候群との関係性について，簡単に述べる。

Working memoryの代表的モデルであるBaddeleyによるモデル[14]では，言語材料の系列的処理と保持にかかわるphonological loop（以後，音韻ループ），視空間的材料の処理と保持にかかわるvisuo-spatial sketch pad，そしてこの2つの従属システムの働きを管理し制御するcentral executiveが仮定されている。言語性短期記憶障害とは，このモデルで言うと，音韻ループにほぼ相応するとされる。音韻ループはさらに，phonological short-term store（PSTS）というstore部分と，符号化された言語材料をリハーサルによって維持するrehearsal部分とに区分されている。上に挙げたような選択的なSTM障害例は，このPSTSの選択的な障害とみなされている（Vallarら，1984[4]，1995[5]，Baddeley，1992[14]）。

ちなみに，前述の症例MOとTUでのちに，Working memoryの検索に用いられる二重課題（処理と保持）を模した検討を行ってみたのだが（水田，2000[3]），MOではわれわれ健常人がこうした課題で行うのと同じく，（少ない）容量を勘案しながら破綻しないよう（トレードオフしながら）確実に処理が行えた。一方でSTM症候群であるTU（社会復帰し自覚的にもほとんど失語を自覚しなくなった時期にあったが）では，MOのようには処理できず，破綻した。いわゆるSTM症候群（＝PSTSの選択的障害例）が，それのみに限局された障害であるか，には疑問を呈さざるを得ない結果がここでも示されたわけである。

現在の趨勢として，入力と出力のSTMを想定したり[15]，

意味性，音韻性のSTMを想定する流れがある。それぞれに，論拠となる実験とその結果があるのだけれど，これらのモデルをみると，いわゆる言語処理モデルとの差異はどんどん見出し難くなってきているようにも思える。復唱あるいは再生を中心とした言語行為を，一方では言語理論として，一方では記憶論として捉えていく―その行く先が，臨床的に実りあるものをもたらしてくれるのか，は，いまだ不明だ。

II. 深層失語

まず，復唱の例（**表6**）を見ていただこう。通常，復唱での誤りと言えば，音韻性錯語が頭に浮かぶが，これらの例では，提示した刺激語とは異なる「単語」へと誤っている。目標である刺激語に対し，意味的な関連語への誤り（意味性錯語：百円玉 ⇒ お金），語形の似た実在語への誤り（形式性錯語：由緒 ⇒ 随所），一見関連性は明らかにできず無関連性錯語とされるも輪郭的な音形上の関連性を否定し難い誤り（部落 ⇒ グラス）が見られている。こうした復唱における実在語への誤りを，深層失語と呼ぶことがある（Key Word参照）。深層失語は，回復後STM症候群へと移行した（N.Martinら，1992[16]，1994[17]）とする指摘のように，言語性短期記憶と関連付けて解釈されることが多い。症例TUの復唱例（**表5**）をみていただけばわかるが，STM症候群では「文」で意味的な置き換えが表れ何らかの関連がありそうにも思われる。本稿では，これまでに経験し報告した自験例5例の概略を示す（詳細はそれぞれの既出報告を参照されたい）。興味深い経過を示した新たな症例Mについてはやや詳しく紹介する。

> **→ KeyWord**
>
> *深層失語（deep dysphasia：Michel, 1983, Martinら, 2001）
>
> 失読における深層失読に似て，復唱において形式性錯語・意味性錯語を呈する症候。「失語」と名付けられているが，復唱の病態のみを指して言う。非語に障害が強く認められ，心像性効果がある。また，品詞効果（名詞・形容詞＞動詞＞機能語）が認められる。

【表6】復唱でみられた実在語への誤り

【症例Ka】	部落	⇒	グラス
	ネズミ	⇒	にぎり
	はかま	⇒	刀
	指輪	⇒	入れ歯
【症例Mt】	理由	⇒	理屈
	由緒	⇒	随所
【症例Ki】	百円玉	⇒	…ひゃくだ, <u>お金</u>…は, はすか, ひゃく…
	桃	⇒	..<u>梅</u>ですか？..も, と, もと, とも, とーも…（再）も, 桃
	朝顔	⇒	はか, はー, はが, <u>葉書</u>, はー, はさ, はわ, <u>鋏</u>, はさ, <u>かさ</u>, かさ....かさ, かわ, かさ, <u>花</u>です, 花やけど言われへん

【表7】症例Kaの復唱の誤りの内訳（全55語）

実在語への誤り	23（42%）
意味性	1
形式性	15
その他	7
音韻性錯語	22（40%）
その他新造語	10（18%）

【症例Ka】（水田, 2007[18], 2012[19]）

90歳, 右利き男性。脳梗塞で発症。

画像所見では左側頭葉外側部から頭頂葉にかけての散在性の病巣（ことに上側頭回〜縁上回）を認める。

言語症状としては, 発話は基本的には流暢。喚語困難を認める。聴理解障害を認めるが視覚理解は良好。年齢による聴力低下は見られるが聴覚弁別ほぼ可能。しかし, 聴覚性語彙性判断（実在語か否かの判断）は著明に低下（TLPA 25/40）していた。SALA復唱課題で, 語長効果は認めず, 頻度効果あり。誤りの内訳を**表7**に示す。非語の復唱障害は重度であった。また, 「/か/がありますか」検査は45/48,「/か/がどこにありますか」検査は9/24であり, これら音韻操作課題では顕著な低下が認められた。

【症例 Mt】（水田, 2009[20], 2012[19]）

60代，右利き女性。脳出血で発症。

画像所見では左被殻後部から側頭・頭頂葉皮質下のかなり広い病変を認める。

言語症状としては，発話は基本的には流暢。強い喚語困難を認める。語の聴覚的理解は良好で，TLPA 意味カテゴリ別理解検査でも誤りなく，抽象語理解検査も 29/32 で，失点した課題も聞き返してのち正答した。聴覚弁別はまったく問題なかったが，聴覚性語彙性判断は低下していた（SALA 90/96）。「/か/がありますか」検査 24/48，「/か/がどこにありますか」検査は 16/24 と極めて低かった。単語の復唱では，(SALA) モーラ別で 56/90 で語長効果は認めず，心像・頻度別で，42/52 で，頻度効果が認められた。復唱での誤りを「意味が違うわ」と明確に否定することもあった。

【症例 Ki】（水田, 1999[21]）

75歳，右利き女性。脳梗塞で発症。

画像所見では，左側頭葉後部から頭頂葉にかけての皮質・皮質下の病変を認めた。

言語症状としては，発話は流暢で，喚語困難を認め，言い直しを多く含む発話であった。聴理解に比べ，視覚的理解は良好だった。2モーラ語で（1音素を変えた2分の1選択）絵の聴覚指示を行ったところ 43/43 であり，語音弁別能力は保たれていると考えられた。

【症例 I】（渡邊ら, 2009[22]，水田, 2012[19]）

50代，右利き女性。

画像所見で，左被殻後部から側頭・頭頂葉皮質下に出血を認める。

言語症状としては，発話は流暢だが，量は少なく，「頼りなげ」な話しぶりだった。音韻性錯語が多いが，修正行為はほとんどなかった。意味性錯語は少ない。SLTAは全体に良好な成績であるが，口頭命令と文の復唱に顕著な低下が認められるのが特徴的であった。聴覚性異同弁別はほぼ保たれていたが，語彙性判断では低下が認められた（TLPA 27/40）。復唱では，SALAの心像性・頻度別で42/52で，心像性・頻度とも若干の効果を認めた。はだか⇒はたき，火山⇒かがみ，デモ⇒ダム，のような実在語への誤りを少数ながら認めた。pointing spanは2単位であった。数唱は4桁が不安定だった。

【症例H】（渡邊ら，2009[22]，水田，2012[19]）

　30代，右利き女性。
　画像所見では，左上側頭回から縁上回の皮質・皮質下，一部中側頭回，両側の脳室周囲深部白質に虚血性変化が認められる。
　言語症状は症例Ⅰに類似する。また，聴覚性異同弁別（SALA）35/36と良好，語彙性判断は（SALA）91/104と健常下限で，若い彼女の成績としては十分とはいえず，他の検査でも非語を提示した後，意味を問い返すので，非語だと告げると驚く様子がみられたこともあった。名詞の類似性判断（視覚）は48/48と良好だった。復唱では，SALAの心像性・頻度別復唱検査で46/52であった。音系列としては正しい（すなわち正答）が，pitchの異常な復唱が多かった。語長効果はなく，また非語では2モーラ12/14，3モーラ9/14であった。pointing spanは2単位が不安定であった。tapping spanは8桁が可能だった。復唱例：批判 ⇒ かくん，口 ⇒ くつ，浜辺の町で暮らす ⇒ 浜辺の家に住む，隣の町で火事があった ⇒ …町で……火

事があった。

両例とも，聞き取りにくさの訴えがしばしば認められた。口頭表出ことに復唱に際しては，とても「困った」顔をし，復唱しながら首を傾げる様子が見られることもあった。

【症例M】50代，右利き男性。

現病歴：〇月〇日，勤務中に倒れ，緊急搬送され，CTにて左側頭葉に梗塞巣を認め，保存的に加療。約ひと月後にリハ目的で当院入院した。下四分の一盲。糖尿病の治療歴あり。

放射線学的所見：上・中側頭回の病変はやや前方より後方に伸び，角回・縁上回に及ぶ。また一次視覚野を除く視覚連合野にも認められる。下側頭回は保たれる。

神経心理学的検査ではRCPMが29/36（のちに33/36）と良好であった。

言語症状：ほとんど話し出すことはないが，基本的に流暢な発話であった。聞き返しが多く，ぶつぶつと繰り返しながら意味を考える場面もあった。SLTAの単語の聴覚理解では10/10だったが，TLPA名詞理解検査では33/40（高心像20，低心像13）と低下がみられた（視覚的には38/40）。語音弁別検査は31/36とほぼ可能（同じ対を違うと答える誤りが2）だったが，聴覚性語彙性判断では84/104と著明な低下がみられた。pointing spanでは単語は2単位までだった。

呼称は，SLTAで14/20（そのひと月後には19/20）と比較的良好であった。

復唱での誤りは，多くは新造語（無意味な音系列）や音韻性の錯語だったが，表8（上段）に示すような誤りがあった。

【表8】症例Mの復唱例（上段は発症1ヵ月，下段は3〜4ヵ月）

> バナナ ⇒ ばなり，ばなべ（再）正
> 雪だるま ⇒ 正
> 33 ⇒ ？すんじゃすが？（再）正
> 92分の1 ⇒ 正
> 魚屋は元気でした ⇒ さか，さかなあ元気でした
> 日本高校野球連盟 ⇒ にほんは，ごこう野球こうえん，これ以上は無理です．

> 酒 ⇒ さける，さけだ？さけ？
> はなたば ⇒ はなうた
> はなお ⇒ はなひょ？
> すずらん ⇒ すずなり？
> ゆびわ ⇒ ゆーびんわ，えっ？ゆーきょんわ，ゆーびんきょ，郵便局
> 兄はまだ戻ってきません ⇒ 正
> 日本高校野球連盟 ⇒ 日本こっこう野球けん
> 定期券を駅でなくした ⇒ 定期券を家でおとした
> 食後に昼寝をした ⇒ 昼食後に食事をした

　順調に全般的な改善が得られ，ひと月後の類似性判断（視覚）で48/48と語彙・意味レベルの保存が確認できた．しかし，聴覚性語彙性判断は発症3ヵ月後で71/104と変化がなかった．日常会話場面でも，ごく簡単な話題が捉えられない場面が多々みられた．

　復唱の障害も残存した（**表8**下方参照）．新造語（無意味な音系列）のほか，形式性錯語も多く，「水枕」を「みず…ゴミ袋」と復唱した際には「なに言ってるんだ」と苦笑いした．短文では，2〜3語文で一部が無意味な音系列へと誤ることが多かったが，意味的な置き換えもみられた．非語復唱は4モーラがおおむね可能となった．

　以上，計6例の「深層失語」例を見てきた．意味性錯語ないし形式性錯語の発現は，相互活性理論のなかではノードの急激な減衰によってシミュレーションできる[16,17,23]など，言語性短期記憶との関連のなかで理論付けられたり，

語聾との関連[24, 25]，バファの障害との関連[26]などが指摘されている。

　本邦での報告は少ないが，自験例や松田ら[27]の例（重度Wernicke失語からの改善例）を見ても，その経過，錯語の様相，全体像はかなり多様性があるようにも見える。その点は欧米の報告も変わりない。深層失語は復唱において，「意味性」ないし「語性」錯語の発現を指すのだが，意外にも，自験例すべてに共通するのは，音韻処理上の不安定さであり，調べ得た5例では，（語音の弁別に粗大な問題は無いが）聴覚性語彙性判断が正常とは言えず—すなわち「音韻入力辞書」での障害が示唆されたのであった。これはロゴジェンモデルで言えば，語形聾[25]に関連付けられる症候である（症例Mは加えて語義聾を合併かもしれない）。

　ここで，Ⅰの症例TUに立ち戻ってみると，論文執筆当時には深層失語や語形聾，あるいは音韻性失名詞[28]という症候概念は分析が進んでおらず，SALAやTLPAのような検査も導入されていなかった。TUが精査できていれば，どうだったろう。ヒントは，症例Mの経過後や症例Hに見られる「文」の復唱例である。これらは，TUの復唱に近い。TU，すなわちSTM症候群の「文」の復唱での「意味的置き換え」を深層失語の連続上に想定する妥当性は高いように思える。

　逆に，言語処理上良好ながら語形聾（ないし深層失語）を呈した症例ⅠやHやMらのspanが2単位を超えなかったことを思い出してほしい。数値としては顕著なspanの低下だが，その障害を「容量それ自体」とは到底みなすことはできない。Ⅰで疑問を提出したように，「spanの低下」をすべてPSTSの障害と捉えるのは適切ではない。

　臨床的には，深層失語はどういう意義があるのかをここであらためて考えたい。

復唱とは，聴取した「語」を，語のまとまりとして，かつ語内のそれぞれの音韻として，正確に捉え，それを口頭で再現する作業である．臨床的に，復唱の様相をみることで，症例の「不全」がどこにあるのか，手がかりが得られる利点は大きい．喚語という負荷をさけたい症例ではなおさらである．これまでの研究からは，復唱における「意味的な」あるいは「無関連な（語性）」の誤りを認めても，それが「意味的な」不全に由来すると短絡できないことを示している．本邦での「深層失語」症例の集積が待たれるが，呼称など言語症状の全体像，その経過，また錯語の種類とその割合の分析が必要だ．症例ごとに，音韻処理上の「不全」の内容は異なり（水田，2012[19]），また，語彙・意味へとどのように「アクセス」しているか（lemma がどのようにふるまうのか），あるいは再表象の際にどのように内的なモニター機構が働くのか，等とも関係して，発現してくる錯語は，「意味性」であったり「形式性」であったり「（輪郭的な音形的つながりのある）語性（無関連性）」であったりするのであろう．それを見極めることで，臨床アプローチもまた，おのずと決まってくるように思われる．

文　献

1) Warrigton, K.E., Shallice, T. : The selective impairment of auditory verbal short-term memory. Brain, 92 : 885-896, 1969.
2) 水田秀子：言語性短期記憶障害の一例．失語症研究，19 : 146-153, 1999.
3) 水田秀子：言語性短期記憶の選択的障害—音韻ループとしての検討から．失語症研究，20 : 295-302, 2000.
4) Vallar, G., Baddeley, A.D. : Fractionation of working memory ; neuropsychological evidence for a phonological short-term store. J of Verbal Learning and Verbal Behavior, 23 : 151-161, 1984.
5) Vallar, G., Papagno, C. : Neuropsychological impairment of short-

term memory. In : Handbook of memory disorders (eds Baddeley, A.D.,Wilson, B.A., Watts, F.N.). John Willey & Sons, West Sussex, pp.135-165, 1995.
6) Basso, A., Spinner, H., Vallar, G., et al. : Left hemisphere damage and selective impairment of auditory-term memory. A case study. Neuropsychologia, 20 : 263-274, 1982.
7) Shallice, T., Warrington, E.K. : Auditory-verbal short-term memory impairment and conduction aphasia. Brain & Lang, 4 : 479-491, 1977.
8) Shallice, T., Vallar, G. : The impairment of auditory-verbal short-term storage. In : Neuropsychological impairment of short-term memory (eds Vallar, G., Shallice, T.). Cambridge Univ. Press, New York, pp.11-53, 1990.
9) Shallice, T. : From neuropsychology to mental structure. Cambridge Univ. Press, New York, pp.41-67, 1988.
10) Butterworth, B.L., Campbell, R., Howard, D. : The use of short-term memory : A case study. Quarterly J of experimental Psychology, 38A : 705-737, 1986.
11) Vallar, G., Baddeley, B. : Phonological short-term store and sentence precessing. Cognitive Neuropsychology, 4 : 417-438, 1987.
12) Howard, D., Butterworth, B. : Short-term memory and sentence comprehension : a reply to Vallar and Baddeley, 1987. Cognitive Neuropsychology, 6 : 455-463, 1989.
13) Tornjano, L., Stanzione, M., Grossi, D. : Short-term memory and verbal learning with auditory phonological coding defect : a neuropsychological case study. Brain & Cognition, 18 : 12-33, 1992.
14) Baddeley, A. : Working memory. Science, 255 : 556-559, 1992.
15) Howard, D., Nickels, L. : Separating input and output phonology ; semantic, phonological, and orthographic effects in short-term memory impairment. Cognitive Neuropsychology, 22 : 42-77, 2005.
16) Martin, N., Saffran, E.M. : A computational account of deep dysphasia : evidence from a single case study. Brain & Lang, 43 : 240-274, 1992.
17) Martin, N., Dell, G.S., Saffran, E.M., et al. : Origins of paraphasias in deep dysphasia: testing the consequences of a decay impairment to an interactive spreading activation model of lexical

retrieval. Brain & Lang, 47：609-660, 1994.
18) 水田秀子：その音の誤りはどこから来るものか. 高次脳機能研究, 27：160-169, 2007.
19) 水田秀子：「音韻処理過程」再考. 神経心理学, 28：124-132, 2012.
20) 水田秀子：失書とリハビリテーション；いくつかの問題. 高次脳機能研究, 29：239-246, 2009.
21) 水田秀子, 藤本康裕, 松田 実：deep dysphasia；単語復唱における意味性錯語. 神経心理学, 15：241, 1999.
22) 渡邊絵美, 関口恵利, 水田秀子：「音韻辞書」選択的障害を呈した2例. 高次脳機能研究, 30：108, 2010.
23) Martin, N.：Repetition disorders in aphasia：theoretical and clinical implications. In：Handbook of Neuropsychology, 2nd ed（ed Berndt, R.S.）. Elsevier Science Publishers, Amsterdam, pp.137-155, 2001.
24) Howard, D., Franklin, S.：Missing the Meanig? MIT Press, Cambridge, 1988.
25) Franklin, S.：Dissociations in auditory word comprehension：evidence from nine fluent aphasic patients. Aphasiology, 3：189-207, 1989.
26) Duhamel, J.R., Pncet, M.：Deep dysphasia in a case of phonemic deafness：role of the right hemisphere in auditory language comprehension. Neuropsychologia, 24：769-779, 1986.
27) 松田 実, 鈴木則夫, 水田秀子：失語症患者の言語表出過程における錯誤の意味. 失語症研究, 19：170-181, 1999.
28) 水田秀子, 藤本康裕, 松田 実：音韻性失名詞の4例. 神経心理学, 21：207-214, 2005.
29) Michel, F.：Deep dysphasia：an analogy of deep dyslexia in the auditory modality. Brain & Lang, 18：212-223, 1983.
30) 山鳥 重：神経心理学入門. 医学書院, 東京, pp.200-203, 1985.
31) 水田秀子：作動記憶／STMの障害. よくわかる失語症と高次脳機能障害（鹿島晴雄, 種村 純, 編）. 永井書店, 大阪, pp.372-377, 2003.

第Ⅲ章　復唱障害，言語性短期記憶障害

復唱障害について

市川高次脳機能障害相談室，仙台医療福祉専門学校　小嶋　知幸

> **臨床に役立つ ワンポイント・アドバイス**
> One-point Advice
>
> 　復唱は，ことばの把持能力という観点で捉えられがちであるが，復唱は把持のほかに，ことばの入力と出力の処理が強く関わる言語情報処理過程である。入力・把持・出力という3つの処理系すべてが正常に機能してはじめて復唱は可能となる。
> 　言語性短期記憶を支える装置と考えられている音韻性短期貯蔵庫に把持される言語情報は，厳密な意味で「音韻性」と言えるのだろうか。特に日本語においては，数系列や非語であっても，「語呂合わせ」をはじめとする様々な方略を用いることで，比較的容易に語彙性や意味性を付与することができ，それによって長期記憶として定着させることが可能である。
> 　提示された言語素材の入力→個々人の把持の方略→素材の出力という複雑かつ複数の処理過程を経た結果である「スパン」の成績をもって，即座に言語性短期「記憶」の指標とすることには，慎重でなくてはならないことを認識しておきたい。

はじめに―臨床症状を出発点として

　筆者はこれまで，失語症の臨床経験の中で，いくつかの印象的な復唱障害の場面に遭遇してきた。様々な状況証拠をつき合わせていくと，その1つひとつは，すべてが同一の原因によって生じているとは考え難いものであった。そのような経験がきっかけとなって，復唱のメカニズムとそ

の障害について強い関心を抱くようになり，ここ数年，自分にとって重要なテーマの1つとなっている。

本章では，認知神経心理学的な立場から復唱のメカニズムとその障害について考察したい。まず，筆者に考えるきっかけを与えてくれた，失語症者の誤り反応をもとに，復唱の情報処理過程をモデル化することから始めたい。

I. 復唱の認知神経心理学的モデル

復唱という言語情報処理過程を一言で述べると，「音声を聞いて，聞いた通りに音声を返す処理」ということになるだろう。復唱に関しては，これまで，自明なことであるにもかかわらず，あるいは自明なことであるが故に，必ずしも十分に議論されてこなかった点が少なくとも3つあると，筆者は考えている。すなわち，(1) 復唱は，前半が言語入力過程，後半が言語出力過程であり，その双方が合わさった言語情報処理であるという点，(2) 前半が入力過程であるにもかかわらず，出力された結果でしか評価せざるを得ないという点，(3) 入出力の処理過程を経た結果であるにもかかわらず，情報の把持・保存（短期記憶）という観点から論じられることが多かったという点である。

「音声を聞いて」から「聞いた通りに音声を返す」プロセスには，複数の情報処理段階が介在し，その1つひとつが復唱全体の処理過程に影響を及ぼす変数となる。この点も，失語症者の復唱障害のメカニズムに対する解釈を難しくしている点である。本項では，可能な限り変数を少なくし，復唱の中核のメカニズムを考察の対象にする目的で，語彙・意味・構文を処理するためのモジュールを除外した形での復唱，言い換えると，サブレキシカル・ルートでの復唱に限定して論じることとする。

> **KeyWord**
> *復唱（repetition）
> 音声を聞いて，聞いた通りに音声を返す復唱は，言語の入力・把持・出力の3つの系を包含する言語情報処理過程である。

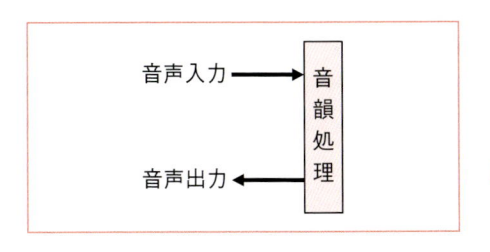

【図1】復唱の言語情報処理モデル（第1案）

そこで，「音声入力→音韻処理→音声出力」という3ステップのみからなる第1案（図1）を出発点として，臨床的事実（失語症者が呈する誤反応）に依拠しつつ，可能な限り説明力のある復唱の認知神経心理学的モデルの構築を試みたい。

❶ 音響分析

復唱の最初の処理過程は入力された音声に対する音響分析である。高次聴覚のレベルであり，この段階で，聴取した音声が脳内に音像として定位される。左右いずれかであっても一次聴覚野の皮質または皮質下が損傷されることで，この機能が障害されることが知られており，その臨床像は語音聾（word sound deafness）と呼ばれている[1]。

❷ 構音プログラム

復唱の最後の処理は発話における高次動作のレベルであり，構音プログラムあるいは構音企画などと呼ばれる過程である。この段階で，習熟された構音パターンの運動心像が脳内に想起される。言語半球の中心前回下部の損傷によって障害をきたすことは，諸家の見解の一致するところである。用語の面に関して，本邦では，アナルトリー，発語失行，失構音などが並存し，やや錯綜している感があるが，認知神経心理学的立場からすると，これらの用語の意図するところに大きな差異はない。

❸ 2つの音韻処理装置

　サブレキシカル・ルートでの復唱では，入力された音声（音響情報）は，当該言語のいずれかの音韻と照合（テンプレートマッチング）され，出力へ送られる。日本語話者の場合，モーラという単位が重要である。1つことわっておきたいのだが，ここで論じている音韻処理というのは，語彙処理以前の段階であり，英語圏で支持されている言語情報処理モデル[2]における入力音韻辞書（input phonological lexicon）あるいは出力音韻辞書（output phonological lexicon）とは水準が異なる。結論から言えば，これらの両辞書よりも一段階末梢側（peripheral）に設定されたボックスである。多くのインド・ヨーロッパ語族の言語とは異なる日本語の特性（すなわち，モーラ言語という特性）および，日本語話者の失語症者の誤反応に基づいて，筆者が言語情報処理モデルを構築しようとした際，必然的に要請されたモジュールである。

　入力・出力それぞれに対して別々の音韻システム（モーラの貯蔵庫）を想定する立場と，入出力双方を制御する1つの音韻システムを想定する立場がありうるが，筆者は前者の立場を取る。独立したボックス（モジュール）で記述する必要があるかどうかは別として，音韻の入力と出力は，それぞれ独立の処理であると考える。その根拠の少なくとも1つは，音韻の入力と出力の障害に二重乖離がみられるという臨床的事実である。まず，音韻入力処理は正常に機能しているが，音韻出力処理に障害があることを示唆する臨床的事実とは，1モーラの復唱に誤り，その出力結果が正しくないことに気づき，しかも正しい出力が得られるまで何度も修正を試みるケースの存在である。一方，音韻出力処理は正常に機能しているが，音韻入力処理に障害があることを示唆する臨床的事実とは，言語表出において音韻

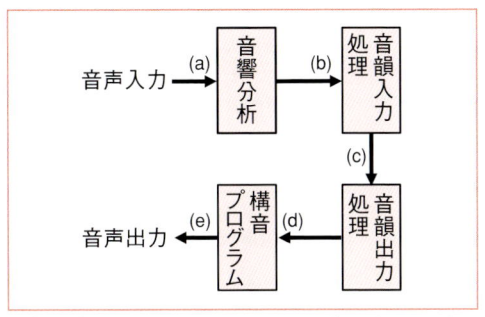

【図2】復唱の言語情報処理モデル（最終案）

図2
(a) 音響処理，
(b) 音韻入力処理，
(c) 音韻の把持，
(d) 音韻出力処理，
(e) 構音プログラム。

の誤りが目立たず，音韻の同定に著しく困難を示し，なおかつ，語音聾が否定できるケースの存在である。この後者の障害パターンに対して，筆者は，音響（sound）レベルではなく音韻（phonology）レベルでの入力障害という意味で音韻聾（phonological deafness）という概念を提唱している[3]。第1案（図1）で示したラフなモデルに，本項で述べたモジュールを加えて，復唱の認知神経心理学的モデルの最終案としたい（図2）。

II. 復唱と記憶

❶ 言語性短期記憶障害をめぐって

復唱の選択的障害を示す臨床的事例は，言語性短期記憶障害と言われている。Vallar[4]やShallice[5]によると，言語性短期記憶障害とは，①数字，文字，単語などを即時再生する能力の選択的障害であり，②入力が音声である場合に比し，文字である場合は成績が良好，③かつ，それらの障害は，聴覚的入力面（perception）の障害や言語産生面（production）の障害に帰することはできない，とされる。一言で述べるなら，その障害のありかは，図2における(c)に求めることができる。

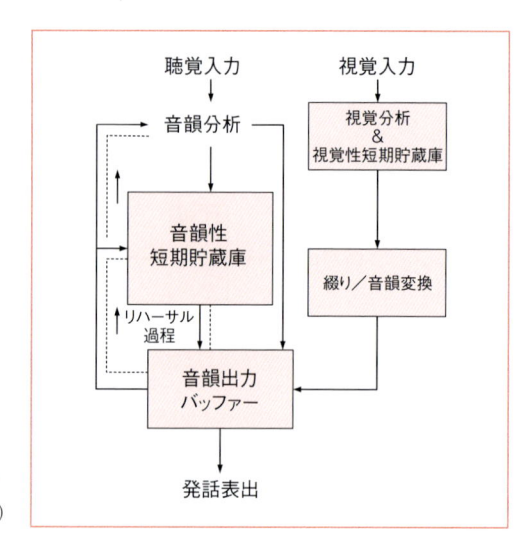

【図3】音韻ループのモデル
(Vallar & Papagno, 2002[4] より改変)

　　　　　Baddeley[6] や，Gathercole & Baddeley[7] などによる，音韻性短期記憶（音韻ループ）のモデルには，音韻性短期貯蔵庫（short-term store ; STS）と，STS内に把持された記憶痕跡が消失しないよう，再活性化させるためのリハーサルシステムが含まれている（図3）。そして，Baddeley[6] によると，音韻的に類似していない素材のリスト（例えば，R，W，Hなどのアルファベットや，man，egg，boatなどの単語）は，音韻的に類似している素材のリスト（例えば，B，C，Tなどのアルファベットや，cat，rat，matなどの単語）に比べ，直後再生の成績が良好であり，このことは，STS内に把持されている情報が語彙的あるいは意味的にコーディングされたものではなく，音韻的にコーディングされたものであることを示唆しているという。そして，このような音韻類似性効果が生じる場をSTSに求めている。
　　しかし，日本語ベースで考えると，ほとんどすべての言語素材は，たとえ非語といわれるものであっても，程度の差はあれ，語彙性や心像性を帯びており，純粋に音韻的と

いえる言語素材があるかどうかについては，議論の余地なしとしない。数字は，心像性の希薄な言語素材であるという前提のもと，（ほぼ）純粋な音韻性言語素材として，しばしば音韻性短期記憶の実験に用いられてきたが，数字に対して人工的に心像性を付与することはたやすい（例えば1に対して王貞治，3に対して長嶋茂雄，など）。また，日本語には，数列を記憶するための，「語呂合わせ」という独特のストラテジーがある（例えば，4・1・2・6に対して「ヨイフロ」，7・8・3・6・4に対して「ナヤミムヨウ」，など）。さらに，2・8＝にっぱち，3・6＝さぶろく，など独特のチャンク化も可能である。

　前述のように，欧米では，言語性短期記憶の指標として，数唱のほかに，しばしばアルファベット系列の復唱も用いられる。日本語の場合，アルファベット系列の復唱に相当する課題は，複数モーラの復唱ということになるが，日本語では，2つのモーラが並んだだけで，そのペアのほとんどが語彙性および心像性を有してしまう（あ・い＝愛，あ・う＝会う，あ・お＝青，など）。

　これらのことから，とりわけ日本語話者にとって，STS内に貯蔵された言語素材が音韻表象としてコーディングされた状態のまま，それ以外のコーディングを受けずに減衰を待つとは考えにくいというのが筆者の見解である。

　復唱課題をもって音韻的言語性短期記憶の指標とすることの，もう1つの問題点として，出力過程の障害を除外することの難しさ，言い換えると「把持」の過程を直接的に測定することの難しさについて言及しておきたい。冒頭で引用したVallar[4]やShallice[5]の言語性短期記憶障害の定義でも，除外条件として言語産生面（production）の障害が明記されているが，しかし，ここで想定されているのは構音（articulation）の障害のみである。筆者が重視するのは，

構音面には何ら問題を認めないケースで,「分かっているのに,音韻出力処理に手間取っている間に忘却してしまった」というケースが存在するという臨床的事実である。これは伝導失語の臨床像を思い浮かべれば容易に理解できることであるが,ここで筆者が念頭に置いているのは伝導失語ばかりではない。伝導失語のように基本的に流暢タイプの発話を呈しながら,主として音韻の配列にエラーを生じるタイプではなく,1モーラレベルでの表出にきわめて困難を呈するタイプの失語型の存在が重要である。古典分類に代表される従来の失語症候群の中では,必ずしも明確に分離されてこなかった1群である。その発話は,速度が遅く,短く,途切れがちであり,非流暢な聴覚的印象を与えるため,運動性失語の枠内で捉えられていた可能性が高い。音韻表出障害型とでも呼びたくなるようなこのタイプの失語型の存在は,言語性短期記憶を論じる際,是非とも心に留めておきたい臨床的事実である。脳内での音韻表象の把持あるいは減衰を測定するには,被験者に表出を課す必要のないパラダイムを構築する必要がある。

❷ 感覚登録器(sensory register)について

Baddeley以前の研究者である,Atkinson & Shiffrin[8]の記憶モデルでは,入力刺激が符号化を受ける前の,より「生」に近い状態で刺激を一時的に保存する装置として,感覚登録器(sensory register;SR)が想定されている(図4)。そして,Neisser[9]は,聴覚性の感覚登録器に対してエコーイック・メモリー(echoic memory;残響記憶)という用語を充てた。前カテゴリー的音響貯蔵庫(precategorical acoustic store)とも言われ,そこで表象は数秒間持続して減衰し,即時記憶において重要な役割を担うと考えられている[10]。しかし,これまで失語学の中では,感覚登

> **KeyWord**
> *感覚登録器
> (sensory register)
> 感覚刺激が入力される際,最初に情報が一時保存される装置。各モダリティに存在する。そこでは,まだ複雑な符号化は行われない。

> **KeyWord**
> *エコーイック・
> メモリー
> (echoic memory)
> 聴覚モダリティにおける感覚登録器に対する名称。

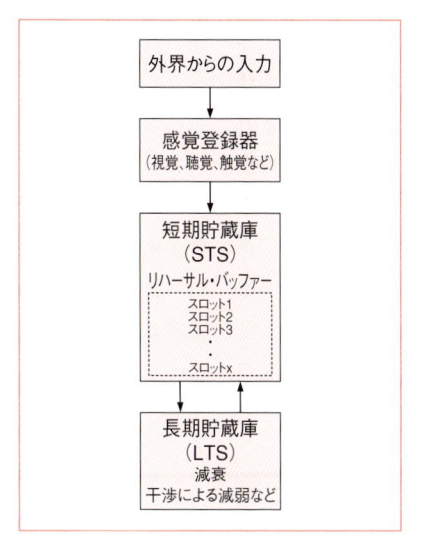

【図4】記憶のモデル
(Atkinson & Shiffrin, 1968[8]) より改変)

録器にまで遡った復唱に関する議論はなされてこなかったように思われる。筆者は，復唱という言語情報処理を言語素材の「聴覚的把持」という観点から論じるなら，素材が様々な符号化を受けてしまうSTSの段階よりも，さらに前の段階であるエコーイック・メモリーに焦点を当てることが，1つの新たな視座を与えてくれるのではないかと考えている。

Ⅲ. 事象関連電位を用いたエコーイック・メモリー測定の試み

同一の聴覚刺激が反復して提示された後，パラメータ（振幅，音圧，音色など）の異なる刺激が提示された際，ピーク潜時100～200msにおいて誘発される陰性の事象関連電位（event related potential；ERP）をMismatch Negativity（MMN）という[11, 12]。MMNの誘発には，通常，2種類の聴覚刺激を用意し，被験者に対して，一方を高頻

> **KeyWord**
> *事象関連電位（event related potential；ERP）
> 単なる刺激に対する反応ではなく，脳内の情報処理や心理過程を反映すると考えられている誘発電位。

> **KeyWord**
> *ミスマッチ・ネガティビティ（Mismatch Negativity；MMN）
> 事象関連電位の1つ。刺激の変化に対する「前意識的」検出を反映する成分と考えられている。エコーイック・メモリーの減衰を評価するツールとしても利用されている。

度に（例えば90％），他方を低頻度に（例えば10％）提示する。前者を標準刺激，後者を逸脱刺激と呼ぶ。逸脱刺激が単独で提示されても誘発されるわけではなく，刺激が変化した場合（標準刺激連続後の逸脱刺激の提示）にのみ誘発されることから，MMNは単に求心性神経のフレッシュな活動を反映しているのではなく，刺激が変化したことによる「神経的不整合（neural mismatch）」のプロセスを反映していると解釈されている。また，被験者が刺激に対して積極的注意を払っていない状況下において出現することから，MMNは，刺激の変化が明確に意識に上る前の，「自動的（automatic）」あるいは「前意識的（preconscious）」な検出メカニズムを反映した脳内活動であると考えられている。

　MMNの出現メカニズムを記憶の側面からみると，脳が刺激の変化を「感じる」ためには，まず，標準刺激が連続して提示されることで，脳内のエコーイック・メモリーの中に標準刺激の表象が成立することが前提となる。そのためには，刺激の提示間隔（stimulus onset asynchrony；SOA）がエコーイック・メモリーの持続時間内であることが必要となる。実際，SOAがエコーイック・メモリーの持続時間近くまで延長されるにつれ，MMNの振幅が減少することが知られている。このことから，SOAとMMNの振幅との関係によってエコーイック・メモリーの持続時間が推定可能と考えられている[13]。また，Karinoら[14]は，標準刺激の連続提示中に，1秒または3秒の空白，すなわちメモリー・プローブ・インターバル（memory probe interval；MPI）を挿入するという実験パラダイムを考案し，脳磁計を用いて健常被験者6名のMMNを計測したところ，ショートMPI（1秒）条件に比べ，ロングMPI（3秒）条件において振幅が小さくなることを見出し，3秒の間にエコー

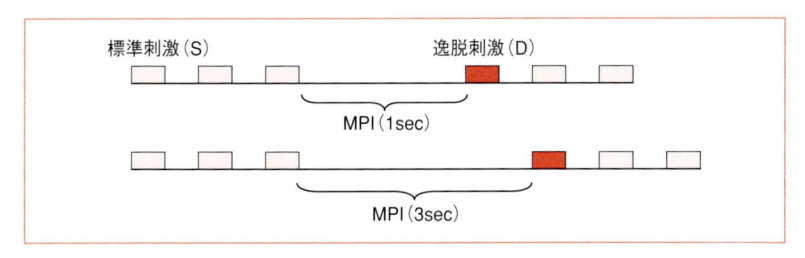

【図5】MMN とエコーイック・メモリー

標準刺激が繰り返し提示されることによって，その音像は記憶痕跡となって，エコーイック・メモリー内にとどまる。次に逸脱刺激が提示されると，脳は記憶痕跡との違いを検出し，MMNを誘発する。一連の標準刺激が提示されてから逸脱刺激が提示されるまでの時間（MPI）が長くなると，MMNの振幅は減衰〜消失に至る。その脳内機序がエコーイック・メモリーにおける記憶痕跡の減衰〜消失であると考えられている。

イック・メモリーの減衰が生じたものと考察した（図5）。

筆者は，このパラダイムの臨床応用を試みたので，本稿の最後に症例を提示したい。

IV. エコーイック・メモリーの障害が疑われた症例（Kojima ら[15]）

1 症例

症例は発症時42歳の右手利き男性である。左被殻出血後に非流暢タイプの失語症を呈した。保存的加療の後，発症14ヵ月で職場に復帰した。発症3年後に，失語症状に対するフォローアップ目的で筆者の元に紹介となった。初診時意識は清明であり，神経学的には右不全片麻痺を呈していた。純音聴力検査および聴性脳幹反応（ABR）の結果は正常であった。頭部MRIにおいて，左側頭平面の上方の皮質下を中心とする病巣を認めた（図6）。コース立方体組み合わせテストによるIQは112，レーブン色彩マトリシスの得点は30点と，いずれも正常域であった。標準失語症検査（SLTA）のプロフィール（図7）は，ほぼ正常域

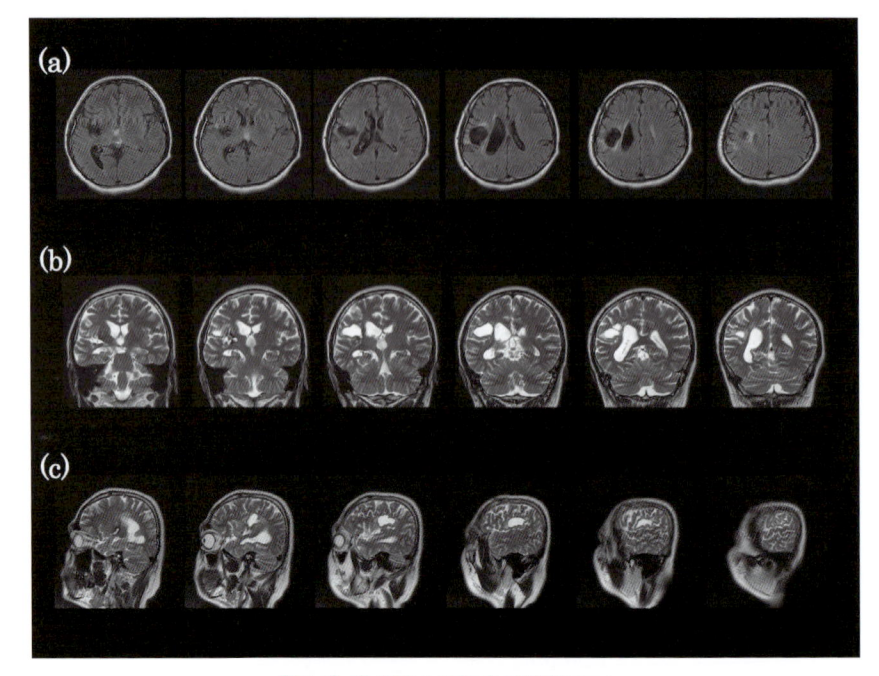

【図6】発症後3年時点の頭部 MRI
(a) 水平断面 T1 強調 Flair 画像。図左側が左半球。(b) 冠状断面 T2 強調画像。図左側が左半球。
(c) 矢状断面 T2 強調画像。左半球を示す。

であったが，トークン・テスト（日本語版）を実施したところ，4ユニット以上の言語情報の把持に困難を呈した（165点満点中153点）。また，軽度のアナルトリーの残存を認めた。

本症例に対し，アナルトリーの精査目的で，1モーラの復唱検査を実施したところ，時折音の歪みを伴うものの，基本的にすべてのモーラの構音が可能であった。しかし，検査中，約1秒前に聴覚提示された1モーラの言語刺激を「忘れました」と訴えるという，予想していなかった注目すべき所見に遭遇した。筆者は，この症状がエコーイック・メモリーの障害に起因するのではないかと考え，本症

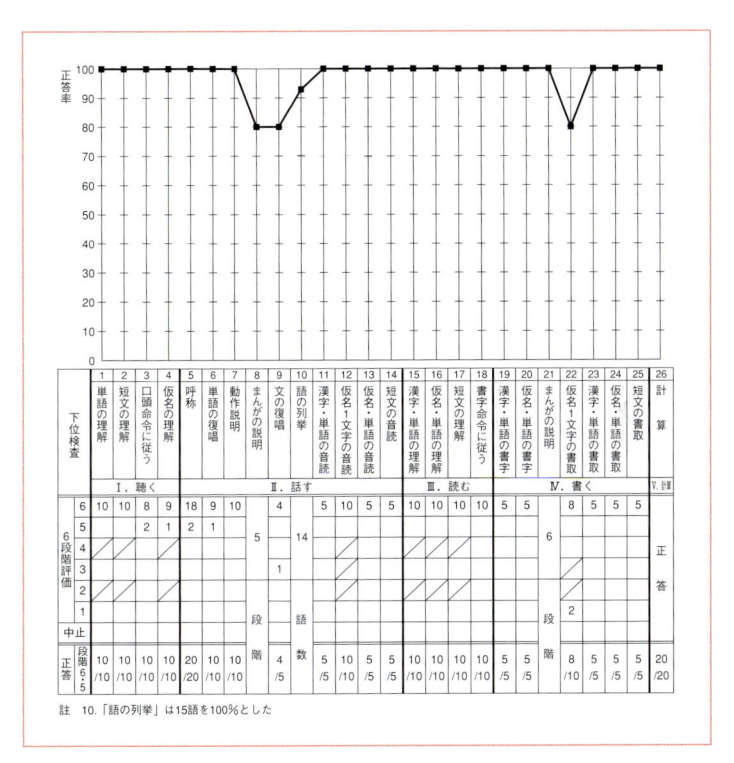

【図7】発症後3年時点の標準失語症検査(SLTA)

例に対して，Karinoら[14]のパラダイムを用いてMMNを計測した。

❷ 手続き

聴覚刺激として，音声合成装置によって作製された2つのCV音節/ka/と/ga/を用いた。両刺激とも持続時間を100msに揃えた。/ka/を標準刺激として頻度0.83で600回，/ga/を逸脱刺激として頻度0.17で100回提示した。刺激間間隔（interstimulus interval；ISI）は250msとした。Karinoら[14]の，ショートとロング2種類のMPI条件を設

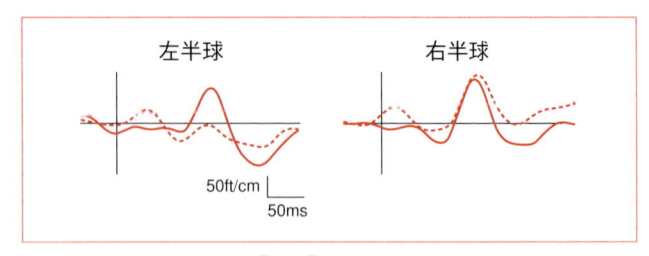

【図8】MMNm
実線はショートMPI条件，点線はロングMPI条件。
（Kojimaら，2012[15]より改変）

定し，それぞれの条件につき，左耳刺激，右耳刺激の2回，合計4回計測を実施した。204チャンネル全脳型脳磁計（ニューロマグ社）を用いて，標準刺激―MPI―逸脱刺激と連続する部分の両刺激ペアについて，それぞれの誘発磁界反応を100回加算した。パスバンドフィルターを1.0-200Hzとし，データは，サンプリング周波数600Hzでデジタル化した。加算の窓幅は，ベースラインとしての刺激前50msから，刺激後250msまでの300msである。逸脱刺激による加算波形から標準刺激による加算波形を減じた差分をもってMMNとした（なお，今回計測したのは電位ではなく磁場であるので，慣例に従ってMMNmと標記する）。各チャンネルにおける振幅のピークは，刺激提示後90-200msの窓幅の中で同定した。左右それぞれの，聴覚皮質近傍におかれた44チャンネルの中で最も高振幅を示したチャンネルをもって，それぞれの大脳半球におけるMMNの指標とした。またその際，右半球におけるMMNの同定には左耳刺激の際の反応を，左半球におけるMMNの同定には右耳刺激の際の反応を用いた。

❸ 結果（図8）

右半球では，両MPI条件とも，典型的な潜時において，

MMNmが認められた．一方，左半球では，ショートMPI条件においてのみMMNmが認められ，ロングMPI条件では認められず，このことは，本症例の左側頭葉（患側）においてエコーイック・メモリーの減衰が病的に亢進していることを示唆するものと考えられた．

❹ 考察

　短時間の記憶痕跡であるエコーイック・メモリーの持続時間について，MäntysaloとNäätänen[13]は，SOAあるいはISIを変化させたときのMMNの変化から，5-10秒と報告している．また，加齢とともに短縮化し[16]，さらには，アルツハイマー病のような神経変性疾患において著明に短縮すると報告されている[17]．また，側頭・頭頂葉領域に病巣をもつ患者では，病巣側と反対側の耳に刺激を提示された場合，健常者に比べ，MMNが顕著に減衰するという報告もある[18]．

　MMNの脳内起源に関しては，2つの成分が考えられている．1つは刺激モダリティに特異的な成分であり，聴覚性MMNの場合，その起源は側頭葉の第1次聴皮質の近傍である．もう1つは前頭葉である．刺激特異的な成分は，刺激の変化に対する前意識的（preconscions）な検出に関わっており，それに続いて，意識レベルで刺激の弁別および定位反応（orienting response）に関わる前頭葉が活性化されると考えられている[19]．

　言語性短期記憶に関しては，その関連脳部位として以前は頭頂葉下部領域が指摘され，しかも言語の理解や産生などの処理とは独立した機能として捉えられることが多かったが（WarringtonとShallis[20]，Warringtonら[21]），近年では，前頭葉下部から側頭葉後方，すなわちシルヴィウス周辺領域の神経回路の重要性が明らかにされており，しかも

その神経基盤は，言語性短期記憶のみならず，同時に言語の理解および産生の処理をも支えるものであることが報告されている（Leffら[22]，Königsら[23]，Richardsonら[24]）。

今回，左側頭平面上方を中心とする病巣を伴う症例において，脳磁計を用いて2種類のMPIを用いたパラダイムでMMNmを計測したところ，病巣側である左側のチャンネルでは，MMNmが検出できたのはショートMPI条件のみであり，ロングMPI条件では検出されず，大脳左半球において，エコーイック・メモリーの減衰が亢進していることが示唆された。この結果は，MMNを用いてエコーイック・メモリーを測定する手法を脳損傷者に臨床応用した恐らくは初の試みである。また，この結果は，言語性短期記憶とシルヴィウス周辺領域との関連性を示唆する近年の脳機能イメージングの研究結果とも符合するものである。これまで，言語性短期記憶は，もっぱら音韻性STSとの関連で論じられてきたが，さらに今後はエコーイック・メモリーという観点からも検討する必要があるのではないか，と考える。

まとめ

(1) 復唱の認知神経心理学的モデルを提示した。
(2) 復唱という言語情報処理の結果をもって言語性短期記憶の指標とすることの問題点を指摘した。
(3) 特に日本語話者においては，STSに保存される言語素材は，純粋な意味で音韻性の情報とは言いがたく，様々なストラテジーで語彙的，意味的，あるいはその他の側面からの符号化を受けやすいことを述べた。
(4) 入力された言語素材が様々な符号化を受けてしまうSTSの段階よりも前の段階であるエコーイック・メモ

リーに焦点を当てることが，言語性短期記憶を考える上で，1つの新たな視座を与えてくれるのではないかという提言をした。
(5) 事象関連電位の1つであるMMNを用いたエコーイック・メモリー測定の試みを紹介した。
(6) 脳血管障害後に「ことばが消える」と訴えた症例のMMNを測定した結果から，損傷側である大脳左半球におけるエコーイック・メモリーの機能低下が示唆された。

文　献

1) Ellis, A.W., Franklin, S., Crerar, A. : Cognitive neuropsychology and the remediation of disorders of spoken language. In : Cognitive neuropsychology and cognitive rehabilitation（eds Riddoch, M.J., Humphreys, G.W.）. Laurence Erlbaum, Hove, pp. 287-315, 1994.
2) Whitworth, A.B., Webster, J., Howard, D. : A Cognitive Neuropsychological Approach to Assessment and Intervention in Aphasia. Psychology Press, Hove, 2005.
3) 小嶋知幸：復唱における生理心理学的検討―入力および把持の処理過程を中心に―. 失語症研究, 26：156-168, 2006.
4) Vallar, G., Papagno, C. : Neuropsychological impairments of verbal short-term memory. In : The handbook of memory disorders（eds Baddeley, A.D., Kopelman, M.D., Wilson, B.A.）. 2nd ed., John Wiley & Sons, West Sussex, pp.249-270, 2002.
5) Shallice, T., Vallar, G. : The impairment of auditory-verbal short-term storage. In : Neuropsychological impairments of short-term memory（eds Valler, G., Shallice, T.）. Cambridge University Press, Cambridge, pp. 11-53, 1990.
6) Badelley, A.D. : Working Memory. Oxford University Press, Oxford, 1986.
7) Gathercole, S.E., Baddeley, A.D. : Working memory and language. Psychology Press, Hove, 1993.

8) Atkinson, R.C., Shiffrin, R.M. : Human memory : A proposed system and its control processes. In : The psychology of Learning and Motivation 2 (eds Spence, K.W., Spence, J.T.) Academic Press, New York, pp.89-195, 1968.
9) Neisser, U. : Cognitive psychology. PRENTICE-HALL, Inc., New Jersey, 1967.
10) Frankish, C. : Auditory short-term memory and the perception of speech. In : Models of short-term memory (ed Gathercole, S.E.). Psychology Press, Hove, pp.179-207, 1996.
11) Näätänen, R. : Attention and brain function. Lawrence Erlbaum Associates, Inc., Publishers, New Jersey, 1992.
12) Näätänen, R., Alho, K. : Mismatch negativity - a unique measure of sensory processing in audition. Int J Neurosci, 80 : 317-337, 1995.
13) Mäntysalo, S., Näätänen, R. : The duration of a neuronal trace of an auditory stimulus as indicated by event-related potentials. Biol Psychol, 24 : 183-195, 1987.
14) Karino, S., Yumoto, M., Itoh, K., et al.: A modified parallel paradigm for clinical evaluation of auditory echoic memory. Neuroreport, 16 : 683-687, 2005.
15) Kojima, T., Karino, S., Yumoto, M., et al. : A stroke patient with impairment of auditory sensory (echoic) memory. Neurocase (DOI : 10.1080/13554794.2012.732091).
16) Pekkonen, E., Rinne, T., Reinikainen, K., et al. : Aging effects on auditory processing : an event-related potential study. Exp Aging Res, 22 : 171-184, 1996.
17) Pekkonen, E., Jousimäki, V., Könönen, M., et al. : Auditory sensory memory impairment in Alzheimer's disease : An event-related potential study. Neuroreport, 5 : 2537-2540, 1994.
18) Alain, C., Woods, D.L., Knight, R.T. : A distributed cortical network for auditory sensory memory in humans. Brain res, 812 : 23-37, 1998.
19) Näätänen, R., Michie, P.T. : Early selective attention effects on the evoked potential : clinical review and reinterpretation. Biol Psychol, 8 : 81-136, 1979.
20) Warrington, E.K., Shallice, T. : The selective impairment of auditory verbal short-term memory. Brain, 92 : 885-896, 1969.
21) Warrington, E.K., Logue, V., Pratt, R.T.: The anatomical localiza-

tion of selective impairment of auditory verbal short-term memory. Neuropsychologia, 9 : 377-387, 1971.
22) Leff, A.P., Schofield, T.M., Crinion, J.T., et al. : The left superior temporal gyrus is a shared substrate for auditory short-term memory and speech comprehension : evidence from 210 patients with stroke. Brain, 132 : 3401-3410, 2009.
23) Köenigs, M., Acheson, D.J., Barbey, A.K., et al. : Areas of left perisylvian cortex mediate auditory-verbal short-term memory. Neuropsychologia, 49 : 3612-3619, 2011.
24) Richardson, F.M., Ramsden, S., Ellis, C., et al. : Auditory short-term memory capacity correlates with gray matter density in the left posterior STS in cognitively normal and dyslexic adults. J Cogn Neurosci, 23 : 3746-3756, 2011.

第Ⅳ章
特殊型, 小児の病態

1. logopenic progressive aphasia
2. 発達と音韻論的障害
3. 小児の伝導失語と発達性読み書き障害
　　―音韻障害と音韻認識障害

第Ⅳ章 特殊型,小児の病態

logopenic progressive aphasia

北海道医療大学 言語聴覚療法学科, 東北大学大学院 医学系研究科 高次機能障害学 　小川　七世
北海道大学大学院 保健科学研究院 　大槻　美佳

臨床に役立つ ワンポイント・アドバイス
One-point Advice

　脳血管障害による失語の場合,リハビリでは機能低下している部分の改善を目指すことが多い。しかしLPAに限らず進行性失語の場合は,現在,症状として現れている部分が最もはやく悪化していく。よって"現在できないこと"の改善を目指すよりも,"現在できること"に目を向けて対応することが重要である。現在できないことを,できる部分でいかにカバーするか。例えば,文の聴覚的理解が低下し喚語困難が強いLPAの場合,口頭でのやりとりは多くの困難を伴う。一方で,文字の読み書きは口頭言語に比べると良好であることが少なくない。したがって電話での対応は無理でも,FAXやメールならば可能ということがある。最後に,進行性失語の場合,症状は確実に悪化していく。専門家による診察と説明によって,早めに周囲の理解と協力を得ることが,本人の負担を減らす意味でも非常に重要である。

はじめに

　脳変性疾患で失語症が出現すること自体はPickの詳細な症例記載[1]など,19世紀末から知られてきたことである。これら進行性の失語の一群は,Mesulamによって1982年に緩徐進行性失語（slowly progressive aphasia without generalized dementia；SPA）6症例の報告[2]で再び光があてられた。このSPAの用語は,その後様々な変遷を経て,こ

> **KeyWord**
> *原発性進行性失語（primary progressive aphasia；PPA）
> 脳梗塞や脳挫傷などの局在病巣がなく，緩徐に進行する言語の障害。

> **KeyWord**
> *進行性非流暢性失語（progressive non-fluent aphasia；PNFA）
> PPAの1亜型。病変は前頭葉，失構音やBroca失語様の症状を呈す。

> **KeyWord**
> *意味性認知症（semantic dementia；SD）
> PPAの1亜型。病変は側頭葉前方，意味理解障害が顕著。

んにち原発性進行性失語（primary progressive aphasia；PPA）と総称されている[3,4]。PPAは進行性非流暢性失語（progressive non-fluent aphasia；PNFA）と意味性認知症（semantic dementia；SD）の2つの亜型に大きく分類されてきた。そして2004年 Gorno-Tempiniらが第3の亜型としてlogopenic progressive aphasia（LPA）を提唱した[5]。2011年にはこれら3亜型に関する診断基準が発表され[6]，PPA 3亜型の臨床像が明らかになった。この診断基準では，臨床症状のみでなく，画像所見や病理所見についても言及されている。ただし3亜型それぞれに特異的な病理学的所見が言及されているわけではなく，これら3亜型が疾患単位としてそれぞれ独立しているかは未解決であり，今後の研究の進展が期待される。診断基準著者のひとりGorno-Tempiniらが言及[5]しているように，この診断基準は将来的な研究に繋がる出発点と考えられ，PPAをどのような観点でみるべきかという臨床家へ与えられたひとつの指針である。ただし，LPAをPPAの一亜型とすること自体に批判もある[7]。本稿では，LPAの概略，診断基準とその問題点，診断のポイントをまとめたのち，自験例を提示し，最後にLPAの位置づけについても触れる。

I．LPAとは

① LPAの概略

LPA（logopenic progressive aphasia）の'logo'はギリシャ語で'logos'（言葉），'penic'は'penia'（欠乏）由来で，logopenicは'言葉に乏しい'という意味を持つ。その文字通り，言語症状で前景にたつのは，喚語障害である。喚語障害とは，ターゲットとなる単語を引き出す（想起する）ことができないために，その単語が言えない状況

を指す．ただし，単語を引き出すことができないという症状は，どの失語症にもほぼ共通してみられる症状であり，LPAに特異的な所見ではない．その意味では，このlogopenicという名称のみにとらわれず，保たれている能力と障害されている能力のコントラストを中心に，言語症状の全体像をみる必要がある．

　一般的には，患者は「言葉が出にくい」「言われたことをすぐ忘れてしまう」等の訴えで来院することが多い．会話してみると，話の理解は良好であるが，発語が滞りがちで，また，言いたいターゲットの単語が出てこなくて，迂言等を混じることもある．また，構音の歪みやプロソディー（抑揚）などの問題はないが，音の入れ替え（音韻性錯語）が時にみられる．そして，特徴的なのは，復唱で大きな困難を示すという点である．復唱の困難は，文レベルではもちろんのこと，単語レベルでも音節数が多い単語で顕在化する[8,9]．患者が「言われたことをすぐ忘れる」というような表現をするのは，多くの場合，記銘力障害ではなく，復唱のような短期の言語把持能力の低下をさす．以下に個々の言語症状について概説する．

❷ 言語症状

1）発語

　音声的な（phoneticな）レベル，すなわち構音に問題は認めない．一方，音の入れ替え，すなわち音韻性錯語が出現する．これは発語のみでなく，書字にも同様にみられる（＝音韻性錯書）ことから，phoneticなレベルではなく，発語にも書字にも共通するphonemic/phonologicalなレベルでの障害と考えられる．発語の経時的な表出に関しては，音の連結不良は認めないが，単語と単語の間に休止が多く，まばらな発話と表現され[10]，発語速度が遅いことも指摘さ

れている[11]。また，文レベルの表現が単純になり，表出における文法的な簡略化とも表現されているが，いわゆる文法の誤りはみられない。このようなLPAの発話は，古典的な失語症分類で言われている'流暢性'に入るのか，'非流暢性'に入るのかは判定できない。これはもともとの'流暢性''非流暢性'の分類に不備があるからである[12,13]。すなわち，LPAの発語は，Bensonらの提唱した[14] 発語の流暢・非流暢の判断基準のうち，1分間の発語数（≒発語速度）低下や句の短縮化，発話間の休止時間延長などの要素は'非流暢性'を支持する項目に該当し，一方，構音やプロソディーの問題がないこと，発語に努力性がないことなどの要素は'流暢性'を支持する要素に該当するという解離が生じるため，もはや'流暢''非流暢'のいずれかに分けることはできないからである。脳血管障害等の局在病巣による失語症の知見でも，失構音（anarthria）あるいは発語失行（apraxia of speech）の存在は，左中心前回の局在徴候として確立しており，'流暢''非流暢'の分類よりも，失構音（＝発語失行）の有無の判断が重要とされている[15]。変性疾患による失語症状においても，同様に'進行性非流暢性失語'（PNFA）において，'非流暢'の内容として，失構音（＝発語失行）有無が重要なキーであることが指摘されている[16]。また'進行性非流暢性失語'（PNFA）は'非流暢'という曖昧な用語が冠されているため，一様でない群が混在しているとされているが，失構音（＝発語失行）を伴う群と伴わない群に分けて考えると，症候や予後を判断する上で有用であることが指摘されている[17]。この考え方では，LPAの発語には，失構音（＝発語失行）は認めないので，非流暢性失語には入れないのが妥当である。

2）聴理解

単語レベルでは聴理解障害は認めない。文レベルに関しては，日常会話や短文では障害は顕在化しないが，長文・複雑な文で厳密に聴理解を調べると，障害を呈する。これは後述する言語性短期記憶（verbal short-term memory；vSTM）の低下に関係する可能性が指摘されている[18]。文理解の低下に関して，統語理解の低下と解釈されている場合もある[11, 19]が，Gorno-tempiniら[18]は，LPAの文理解障害は，文法的な複雑さとは関係なく出現していることを指摘し，統語障害の可能性を否定している。

3）復唱

復唱は，文レベルで低下するとされているが[18]，単語レベルでも，音節数の多い単語では低下することが指摘されている[8, 9]。復唱では，提示された文をそのまま逐一同じく言えないが，意味が同じ別の表現に言いかえることも多い。このことは，意味にはアプローチできているのに，音韻としてはアプローチできないと解釈され[20]，vSTMの低下があるためと推測されている。ただし，vSTMは，一般に数字の把持スパン数で評価されるが，その把持スパンの障害の程度と，復唱障害の程度は必ずしも相関せず，vSTMと復唱障害の関係もまだ未解決である。

4）呼称

自発話で，発語が滞り，喚語困難の存在が推測されているが，LPA患者の物品呼称では，軽度の障害を呈することが一般的である。一般的な呼称課題では7～9割呼称できるとされている[18, 21]。

5）読み書き

読み書きは，通常の失語症と同様に，口頭言語にみられる障害を反映した症候がみられる。すなわち，音韻レベルの問題（phonemic/phonologicalなレベルの問題＝音韻性錯語）が読み書きにも顕れる。読みでは音読時の音韻性錯語，書字では，仮名書字における音韻性錯書がみられる。漢字は文字の想起困難が出現するが，LPAに特異的な所見は報告されていない。欧米の文献では，読みには音韻性失読（非実在語の読み障害），書字にはスペリングの障害が指摘されているが[20]，日本語の場合には，異なる書字体系を持つので，そのままあてはまらない。

❸ その他の症候

1）言語性短期記憶（vSTM）
　vSTMが低下がLPAの中核的症状であると推測されている[18]。しかし，vSTM障害の障害のみで，LPAの他の症状（喚語障害や音韻性錯語）は現時点では説明できてはいない。

2）記銘力
　LPAも病状が進行すれば，他のPPAと同様に，様々な認知機能低下が生じてくる。しかし，記銘力障害の出現に一定の傾向はみられない。臨床的にLPAと診断され，のちの剖検で病理学的にアルツハイマー病と確定した数例の記銘力検査では，低下する場合もあれば低下しない場合もあったと報告されており[22]，現時点では，アルツハイマー病の病理所見を呈する症例でも，記銘力低下が他のPPAと比較して目立つことはないとされている。

3）頭頂葉機能（構成能力，計算能力，行為）
　他のPPAのタイプ（PNFA，SD）に比較して，LPAでは，

レイの複雑図形の模写で優位な低下を示したとの報告[11]や，計算課題で低下を示しているという報告もある[5,11,23,24]。また，行為に関して，LPAでは'四肢の失行 (limb apraxia)'が見られたと記載があるが[23]，どのような性質の行為障害なのか詳細は不明である。図形模写等の構成能力は両側の頭頂葉が，計算能力や行為は優位半球の頭頂葉が担っていることが既に知られており，LPAの病巣が左側頭〜頭頂葉接合部に優位であることを考えると，頭頂葉機能障害を伴う可能性も十分に考えられる。ただし，これらの症候の詳細な内容や，病期のどの時期に出現するかなどかについては充分なデータはまだない。

4）精神症状

PPAを対象にした精神症状，行動障害に関する検討では，LPAでは，イライラ，不安，アパシー，興奮・攻撃性などの出現が報告されているが，アパシーが多いとしている報告[25]や，不安，イライラが多いとしている報告[26]もあり，一定しない。いずれにしても，他のPPAと区別しうるような特異的な所見は現在のところ見出されてはいない。

❹ 画像所見

1) MRI

LPAでは，左の側頭葉〜頭頂葉の接合部（左上〜中側頭回後部，下頭頂小葉），楔前部に萎縮が優位にみられる[5,18,23]。左半球の側頭葉や頭頂葉の内側部，後部帯状回，下前頭回や，右半球の側頭〜頭頂葉への影響は少ない[5,18,23,27]。患者の中には，側頭葉の下前方に萎縮が及んでいる場合もある[18,23]。VBM (voxel-based morphometry analysis) では，特に長連合線維の障害が強いことが特徴とされている[23]。

2) SPECT/PET

　MRIでみられる萎縮の部位に一致して，脳血流SPECTで血流低下やFDG-PETで代謝低下が認められる[18,28]。これらのパターンは，若年発症のアルツハイマー病のパターンと類似しており[29]，両者の比較検討では，側頭葉後部～下部頭頂葉の萎縮部位は一致するが，LPAのほうが側頭葉に萎縮が強かったと報告されている[27]。

❺ 病理所見

　LPAの病理学的な所見として，Mesulamら[22]は11例中7例，Deramecourtら[30]は1例中1例がアルツハイマー病の病理所見を示したと報告している。また，Rohrerら[31]は，PPAで，病理学的にアルツハイマー病と診断された患者9名の失語症のタイプを検討したところ，全例がLPAであったと報告している。以上より，LPAのほとんどはアルツハイマー病の病理所見である可能性が高い。

II. 診断基準とその問題点

❶ 診断基準（表1）

　LPAの診断は，PPAの診断基準の下位項目として位置づけられている。すなわち，その診断には，まずPPAの診断基準[3,4]を満たす必要がある。その上で，**表1**に示したPPAの亜型分類に関する診断基準を満たす必要がある。PPAの3亜型（PNFA，SD，LPA）については2011年に診断基準が発表された[6]。PNFA，SDに関しては既に診断基準はこの論文以前にもあったが，LPAの診断基準が示されたのは，この論文が最初である。この診断基準はI．臨床診断基準，II．診断を支持する画像所見，III．確定病理学的診断の3つから成る。

【表1】Logopenic progressive aphasia の診断基準

I. Logopenic型PPAの臨床診断基準
● 次の中核的特徴の両方が必要 　1. 自発話および呼称における喚語障害 　2. 文および句の復唱障害 ● 次の特徴のうち少なくとも3つを満たすことが必要 　1. 自発話および呼称時の発話の音韻的誤り 　2. 語の理解と物の知識は良好 　3. 発話運動面は良好 　4. 明らかな文法障害の欠如
II. Logopenic型PPAの診断を支持する画像所見
● 次の基準のいずれも満たすことが必要 　1. Logopenic型PPAの臨床診断基準 　2. 神経画像所見は以下の結果のうち少なくとも1つを示さなければならない 　　a. MRIで，左のシルヴィウス裂周辺領域の後部または頭頂葉の顕著な萎縮 　　b. SPECTやPETで，左のシルヴィウス裂周辺領域の後部や頭頂葉の顕著な血流低下または代謝低下
III. Logopenic型PPAの確定病理学的診断
● 臨床診断基準（以下の基準1）に加え，以下の基準2か3のいずれかを示さなければならない 　1. Logopenic型PPAの臨床診断基準 　2. 特定の神経変性病理を示す組織病理学的証拠 　3. 既知の病原性変化の存在

　I．臨床診断基準における必須の中核的特徴には自発話や呼称時の喚語障害，文および句の復唱障害が挙げられている．さらに言語面での4つの特徴—1. 音韻的誤り（音韻性錯語）の出現，2. 語の理解や対象物の知識は良好に保たれている（意味記憶に障害がない）こと，3. 発話運動面が良好である（構音障害がない）こと，4. 文法障害の欠如—を挙げ，そのうちの3つを満たすことを条件としている．実際にLPAは自発話や呼称での休止が多く，発話速度も遅く，たどたどしく'非流暢に'聞こえるため，PNFAの発話のようにも思える場合もあるが，基本的に構音障害はなく，プロソディーも保たれている．つまりLPAでみられる音韻性錯語は，音の歪みによるものではなく，音の脱落・置換・付加などによるものである．さらにPNFAの特

徴の1つとされる文法障害もないことから，PNFAとは区別できる。また語理解障害がほぼないことが，SDとの重要な鑑別点となる。

Ⅱ．画像所見は「支持所見」の扱いであるが，MRIでは左のシルヴィウス裂周囲後方または頭頂葉の萎縮，SPECTやPETでは同部位の血流低下や代謝低下などの特徴を挙げている。さらにⅢ．病理に関しては，神経変性病理か既知の病原性変化の存在のいずれかを満たすことを条件としている。

❷ 診断基準の問題点と診断のポイント

Gorno-Tempiniらの診断基準[6]は，PPAを診断するひとつの手掛かりではあるが，問題点もある。それは，LPAという失語型の特異性，すなわち，柱になる中核症状が明示されていない点である。Ⅰ．臨床診断基準として，2つの必須要件と，4つのうち3つ満たせばよいという次点の必須要件が示されている。しかし，2つの必須条件のみでは，LPAの特異性を積極的に示してはいない。例えば，中核的特徴のひとつである「1. 自発話および呼称における喚語障害」という症状は，どのような失語症においても大なり小なりみられる症状でもあり，この項目にLPAとしての特異性はない。また，後者，すなわち4つのうち3つを満たせばよいという基準も，実質的に，PPAの他の2亜型（PNFAとSD）の除外診断としての方針を示しているに過ぎない。4つのうち3つ満たせばよいとして提起されている条件のうち，例えば「2. 語の理解と物の知識は良好」はSDの特異的症状を排除し，「3. 発話運動面は良好」「4. 明らかな文法障害の欠如」は，PNFAの特異的症状を排除しているに過ぎない。

Gorno-tempiniらは，PPAの3亜型を区別するという相

対的視点で，この診断基準を作成しているように思える。実際，Henryら[20]は，LPAの発話は，PNFAとSDの'中間的な位置にある'という相対的な位置づけを強調さえしている。しかし，進行性失語は，この3亜型に当てはまらない患者がまだ多々あり，今後，さらなる亜型が必要になることは自明である。その意味でも，各失語タイプの本質を見極める必要がある。

LPAの診断の要は，「発話運動面は良好」「明らかな文法障害は欠如」であるのに，「自発話および呼称時の発話の音韻的誤り」が出現するというコントラスト，そして，「文および句，あるいは音節数の多い単語における復唱障害」である。すなわち，発語失行（＝失構音）がないこと，音韻性錯語が出現すること，音節数の多い単語，句，文で復唱障害が顕著なことの3条件が，実質的な必須要件である。

実際にLPAとしてGorno-Tempiniらが提起したような患者[18]が存在することは間違いない。しかしこの診断基準が除外診断的な要素で作成され，問題点があるため，PPAを検討した結果，PNFAとSDは臨床群として独立しえるが，LPAは一様でなく，敢えてPPAの一亜型として分類する必要がないという批判まで出ている[7]。LPAの診断は，診断基準[6]の表面的な表現のみに依拠せず，障害されている能力と保たれている能力のコントラストを見極めながら慎重に行うよう留意する必要がある。

III. 症例

LPAの臨床的特徴を示した3症例を提示する。ただし今回は，近年LPAの症例報告が増加していることを鑑みて，個々の症例の報告は最小限にとどめ，3症例を通して得た

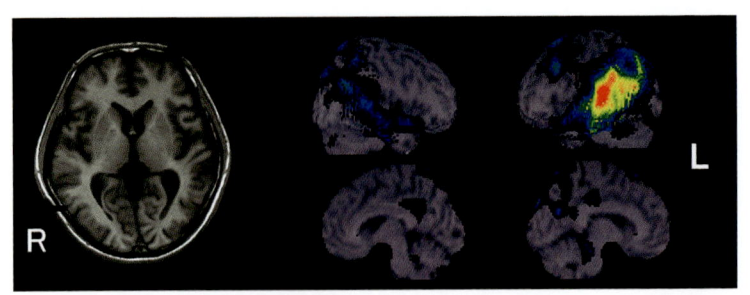

【図1】症例1のMRI T1強調画像（水平断）およびSPECT eZIS 統計画像
左の上・中側頭葉後方の血流低下が著しい。

LPAの復唱障害に関する知見を提示する。

❶ 症例提示

【症例1（図1）】 56歳，男性，右利き，教育歴12年

X−4年冬あたりから言葉が出にくいことに，本人は気づきはじめていた。やがてX−3年夏には仕事上で必要な4桁の数字が覚えられないことが気になりだし，これを主訴に翌X−2年，来院した。神経学的所見は，両側下肢で深部腱反射が軽度亢進，左右差なし。Myerson's sign（+），Palmomental reflex（+/+）を認めたが，その他，特記すべき所見は認めなかった。初診時，自発話は流暢で，稀に喚語障害が認められる程度であり，おおむね良好であった。主訴にある通り，言語の聴覚的把持スパンの低下は認められたが，日常生活健忘はなく，また自己の症状について強い病識を認めた。X−1年から健忘の訴えが徐々に増し，WMS-Rの遅延再生指標も50未満になった。しかし，1度会った検査者の顔を覚えることが可能で，前日に行った細かい検査内容についても説明ができることなどから日常生活上のエピソード記憶は比較的よく保たれていると考えられた。X年に今回の神経心理学的検査を実施。自発話は流

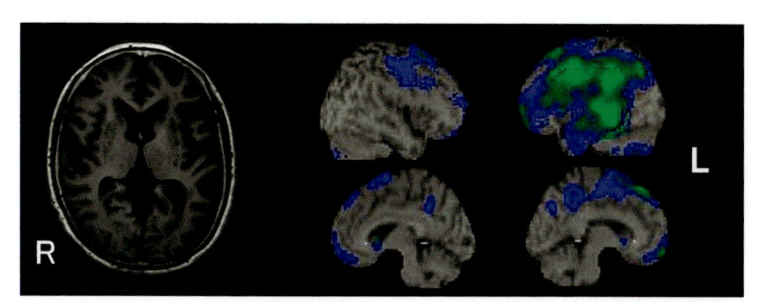

【図2】症例2のMRI T1強調画像（水平断）およびSPECT eZIS統計画像
左の上・中側頭葉後方のみならず，前頭葉でも血流低下が認められた。

暢であり，構音の歪みやプロソディーの異常はみられなかったが，喚語障害に伴う発語の休止が頻発し，そのために発話量は少なかった。言語理解はおおむね良好であった。また本人による健忘の訴えはあるものの，日常生活健忘はごく軽度であった。しかし計算は九九ができず，加減算も桁数が増えると誤りがみられた。X＋1年になって日常会話における理解の低下が明らかになった。自発話の量は大幅に減少したが，構音の歪みは依然としてなかった。音韻性錯語が増加し，診察者が発話内容を推測することが難しいほど頻繁なこともあった。前日の検査内容を忘れてしまうなど，軽度ではあるが日常生活健忘も明らかになった。

【症例2（図2）】 75歳，女性，右利き，教育歴11年

家族によるとX－3年頃から会話を理解できてないと感じることがあったが「耳が聞こえにくくなった」と思っていた。同じ頃，料理の味付けが変わってきたという。X－1年，会話の際に自分の言いたい言葉がなかなか出てこない様子で，人の話の理解も明らかに悪くなった印象であった。同年末，初診。言語の症状がもっとも目立っており，翌X年に精査入院。入院時，神経学的所見は脳神経・運

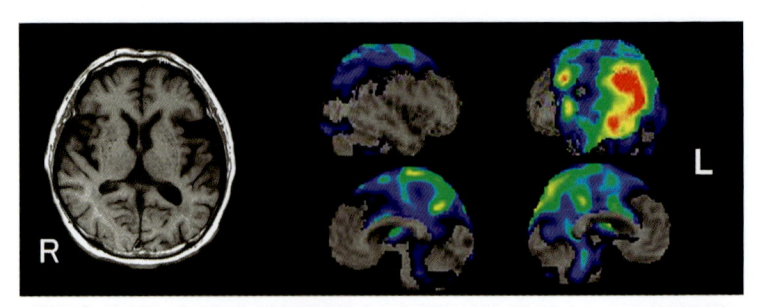

【図3】症例3のMRI T1強調画像（水平断）およびSPECT eZIS統計画像
左の上・中側頭葉後方から側頭葉前方にかけても，血流低下が認められた。

動・感覚いずれにも異常はなかった。また口尖らし反射，把握反射は陽性であったが，その他の反射異常は認められなかった。自己の症状についての自覚はあるものの，家人が感じるほど深刻には捉えてない様子であった。入院中に今回の神経心理学的検査を実施。自発話は流暢で構音の歪みやプロソディーの異常はない。また喚語障害が強く発語の休止はあるものの，「あのー」「えーと」「何」など自ら合いの手を入れることも時折みられた。言語理解は若干の低下は認められたものの，発話に比べればはるかに良好であった。また言語以外では前日に口頭で約束した検査時間を覚えていたり，日常生活健忘はあってもごく軽度と考えられた。

【症例3（図3）】74歳，男性，右利き，教育歴16年
　X−5年頃から言葉の出づらさ，漢字の想起困難を自覚していた。X−1年，精査入院。神経学的所見としては特記すべきことはなかった。X年，今回の神経心理学的検査を実施。自発話は流暢であり構音の歪みやプロソディーの異常はみられなかった。また喚語困難はあるものの，迂言的な表現をとることもあり，ポーズが頻発して発話量が極

端に少ないというタイプではなかった。また発話面に比べれば良好ではあるものの，「○○って何ですか」と聞き返すなど理解面での若干の低下も認められた。言語面以外では，記憶は，本人による健忘の訴えはあるものの，4物品の遅延選択再認はすべて即答し正答，外来にも時間通り一人で来院し，1度会ったきりの検査者の顔を覚えているなど，日常生活健忘に大きな問題がある様子はなかった。自己の症状について病識は強かった。

❷ LPAの復唱障害

　LPAのⅠ.臨床診断基準では，必須の中核的特徴として「文の復唱障害」が挙げられている。単なる復唱障害ではなく，語の復唱が良好で文の復唱が不良であることが重視され，その障害機序はvSTM障害の存在によって説明されてきた[5,18]。しかし今回，LPA3症例に対する検討を通して必ずしも文の復唱だけにとどまらず，語の復唱でも誤る場合があることを見出した。

　以下では，より詳細な方法で行ったspan課題を中心に，3症例に実施した神経心理学的検査を概説する。次いで語の復唱に関する検討を提示し，若干の考察を加える。

1）神経心理学的検査所見（表2）

　WAB失語症検査では，いずれの症例でも復唱成績で低下が認められた。一方で，聴覚的理解の成績が比較的良好であることも特徴的である。呼称成績は，喚語障害の強さにより症例によって大きく異なっていた。

　span課題については，4つの数字を検者が言った通りに繰り返して言ってもらうdigit spanと9つに区切られた升目のうち検者が触れた4つを順番通りに繰り返して触ってもらうspatial spanを，各々10回ずつ施行した。また，

【表2】神経心理学的検査所見

			症例1	症例2	症例3
MMSE			22	16	17
WAB	自発語	(20)	19	13	16
	聴覚的理解	(10)	9.95	8.75	8.90
	復唱	(10)	8.30	5.80	5.00
	呼称	(10)	9.20	6.90	2.70
	AQ	(100)	92.90	68.90	65.20
Span	4digits span	(10)			
	聴覚入力―口頭表出		2	0	1
	視覚入力―口頭表出		6	0	2
	聴覚入力―ポインティング		0	0	0
	4boxes spatial span	(10)	8	3	4

　digit spanに関しては聴覚入力，視覚入力，口頭表出，ポインティングといったように情報の入出力を変えた場合についても検討した。結果，10点満点のところ，聴覚入力―口頭表出で症例1が2，症例2が0，症例3が1，視覚入力―口頭表出で6，0，2，聴覚入力―ポインティングで0，0，0であった。情報の入出力によりやや差はあるものの，いずれの症例でも全体として大幅な成績低下が認められた。一方，spatial spanの成績は，症例1で8，症例2で3，症例3で4と，digit spanに比べると若干良好な成績を示した。

2) 語の復唱に関する検討（図4）

　モーラ数による復唱成績の変化について検討した。今回の検討では，2モーラから7モーラまでのモーラ数ごとに『赤信号』『東北地方』などの漢字表記語と『ヨーグルト』『サンタクロース』などの片仮名表記語を各10語，合計120語の復唱を行った。なお各モーラ数および各表記間で文字音声単語，音声単語，文字単語親密度に有意差はない（P＞0.10）[32]。結果は，いずれの症例でもモーラ数が増加すればするほど復唱成績が低下する傾向が認められた。誤

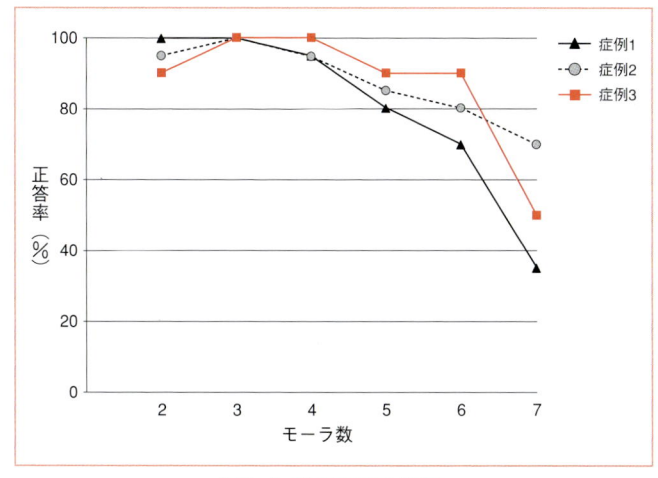

【図4】語の復唱の結果

図4
縦軸が正答率，横軸がモーラ数，グラフの▲が症例1，●が症例2，■が症例3を示している。モーラ数が増加し，7モーラになると3症例とも成績が大きく低下した。

りは，音の付加，置換，脱落などによる音韻性錯語が中心であった。

　他，いずれの症例でも複合語の個々の語は復唱できるにもかかわらず，複合語の復唱となるとまったくできないという現象が認められた。例えば『天皇』も『誕生日』も問題なく復唱できるにもかかわらず『天皇誕生日』の復唱となると，症例3の場合では「てんのう，てんのう…てんのうたの」となり結局，言うことはできなかった。

3）症例のまとめ

　本検討より，LPA患者では，文のみでなく，単語においても復唱障害が明らかに認められ，モーラ数が増えるほど復唱成績が低下した。先行研究では語の復唱は「良好」とされてきたにもかかわらず，今回，語の復唱障害が出現した理由として考えられるのは，欧米語に比べて日本語では高頻度語でも音節数が多い語が比較的多いため，その症状を見ることができたと考えられる。

今回の検討でも確認したが，LPAにおいて，digit span が悪いことは明らかである．文の復唱障害も確かにあり，これを言語性短期記憶障害で説明することは可能であろう．しかし今回示したように，語の復唱障害が見出された場合，これも同じ理論で説明することは可能であろうか．

語の復唱障害があり，音韻性錯語が出現する．この場合，背後に音韻の障害を考えるのが順当なのではないだろうか．語レベルにおける復唱障害の存在は，LPAの障害の本質が音韻処理にある可能性を示唆しているのかもしれない．LPAのⅠ.臨床診断基準では，音韻性錯語は言語面での4つの特徴の1つにすぎない．この診断基準では，4つのうち3つを満たすことが条件であるため，音韻性錯語がなくともLPAとされることがあるということである．LPAの障害の本質が音韻処理にあるとしたら，この診断基準では，不十分な面がある可能性があり，今後留意する必要がある．

おわりに：LPAの位置づけ

画像診断の発達により，こんにち失語症候群を構成している個々の要素的な症状と責任病巣の対応が明らかにされている[15]．この知見に照らすと，LPAの要素的症状は，①（構音の問題を伴わない）音韻性錯語＋② vSTM低下＋③喚語障害であり，①②の責任病巣は上側頭回〜縁上回〜中心後回（あるいはその領域の皮質下の線維：弓状束），③の責任病巣は，頭頂葉領域では角回であり，臨床症状と病巣の首座（萎縮部位）を理解しやすい[32]．実際，LPAが提唱される前から，'進行性伝導失語' と冠されて報告されてきた症例は少なくなく[33〜39]，むしろこの表現のほうが 'logopenic' と冠するよりもLPAの中核症状に近い表現か

もしれない。Gorno-Tempini（2008）[18]がはからずも，LPAを明記した論文のタイトルを"logopenic/phonological variant of primary progressive aphasia"としたように，LPAは「音韻障害型」のPPAだと捉えてみると少しわかりやすいのではないだろうか。

謝辞：東北大学大学院医学系研究科 西尾慶之先生，会田記念リハビリテーション病院 小野内健司先生および木村文子先生，兵庫県立尼崎病院 鈴木由希子先生および田中佳子先生には，患者さんの紹介およびデータ収集に関して大変お世話になりました。

文献

1) Pick, A. : Uber die Beziehungen der senile Hirnatrophie aur Aphasie. Prager Medizinische Wochenschrift, 17 : 165-167, 1892.
2) Mesulam, M.M. : Slowly progressive aphasia without generalized dementia. Ann Neuro, 11 : 592-598, 1982.
3) Mesulam, M.M. : Primary progressive aphasia. Ann Neurol, 49 : 425-432, 2001.
4) Mesulam, M.M. : Primary progressive aphasia : a language-based dementia. N Engl J Med, 349 : 1535-1542, 2003.
5) Gorno-Tempini, M.L., Dronkers, N.F., Rankin, K.P., et al. : Cognition and anatomy in three variants of primary progressive aphasia. Ann Neurol, 55 (3) : 335-346, 2004.
6) Gorno-Tempini, M.L., Hillis, A.E., Weintraub, S., et al. : Classification of primary progressive aphasia and its variants. Neurology, 76 : 1006-1014, 2011.
7) Sajjadi, S.A., Patterson, K., Arnold, R.J., et al. : Primary progressive aphasia. A tale of two syndromes and the rest. Neurology, 78 : 1670-1677, 2012.
8) Ogawa, N., Nishio, Y., Suzuki, Y., et al. : Disorders of phonological processing in logopenic progressive aphasia. Journal of the international neuropsychological society, 16 (suppl S2) : 73, 2010.

9) 小川七世, 西尾慶之 : Logopenic progressive aphasia 第3の原発性進行性失語. 神経心理学, 26 : 294-303, 2010.
10) Cummings, J. : Primary progressive aphasia and the growing role of biomarkers in neurological diagnosis. Ann Neurol, 64 (4) : 361-364, 2008.
11) Wilson, S.M., Henry, M., Besbris, M., et al. : Connected speech production in three variants of primary progressive aphasia. Brain, 133 : 2069-2088, 2010.
12) 大槻美佳 : Anarthire の症候学. 神経心理学, 21 : 172-182, 2005.
13) 大槻美佳 : 進行性非流暢性失語症. 神経心理学, 26 (4) : 272-282, 2010.
14) Benson, D.F. : Fluency in aphasia : Correletion with radioisotope scan localization. Cortex, 3 : 373-394, 1967.
15) 大槻美佳 : 言語機能の局在地図. 高次脳機能研究, 27 : 231-243, 2007.
16) Rabinovici, G.D., Rascovsky, K., Miller, B.L. : Frontotemporal lober degeneration : clinical and pathological overview. In : Handbook of Clinical Neurology, Vol.89 (3rd series) Dementias (eds Duyckaerts, C., Litvan, I.) . Elsevier, pp.343-364, 2008.
17) Rohrer, J.D., Rossor, M.N., Warren, J.D. : Syndrome of nonfluent primary progressive aphasia. Neurology, 75 : 603-610, 2010.
18) Gorno-Tempini, M.L., Brambati, S.M., Ginex, V., et al. : The logopenic/phonological variant of primary progressive aphasia. Neurology, 71 (16) : 1227-1234, 2008.
19) Wilson, S.M., Ogar, J.M., Laluz, V., et al. : Automated MRI-based classification of primary progressive aphasia variants. Neuroimage, 47 (4) : 1558-1567, 2009.
20) Henry, M.L., Gorno-Tempini, M.L. : The logopenic variant of primary progressive aphasia. Current Opinion in Neurology, 23 : 633-637, 2010.
21) Mesulam, M.M., Wieneke, C., Rogalski, E., et al. : Quantitative template for sbtyping primary progressive aphasia. Arch Neurol, 66 (12) : 1545-1551, 2009.
22) Mesulam, M., Wicklund, A., Johnson, N., et al. : Alzheimer and frontotemporal pathology in subsets of primary progressive aphasia. Ann Neurol, 63 (6) : 709-719, 2008.
23) Rohrer, J.D., Ridgway, G.R., Crutch, S.J., et al. : Progressive

logopenic/phonological aphasia : erosion of the language network. NeuroImage, 49 (1) : 984-993, 2010.
24) Amici, S., Gorno-Tempini, M.L., Ogar, J.M., et al. : An overview on Primary Progressive Aphasia and its variants. Behav Neurol, 17 (2) : 77-87, 2006.
25) Rosen, H.J., Allison, S.C., Ogar, J.M., et al. : Behavioral features in semantic dementia vs other forms of progressive aphasias. Neurology, 67 (10) : 1752-1756, 2006.
26) Rohrer, J.D., Warren, J.D. : Phenomenology and anatomy of abnormal behaviours in primary progressive aphasia. Journal of the Neurological Sciences, 293 (1-2) : 35-38, 2010.
27) Migliaccio, R., Agosta, F., Rascovsky, K., et al. : Clinical syndromes associated with posterior atrophy : early age at onset AD spectrum. Neurology, 73 (19) : 1571-1578, 2009.
28) Rabinovici, G.D., Jagust, W.J., Furst, A.J., et al. : AB amyloid and glucose metabolism in three variants of primary progressive aphasia. Annals of Neurology, 64 : 388-340, 2008.
29) Frisoni, G.B., Pievani, M., Testa, C., et al. : The topography of grey matter involvement in early and late onset Alzheimer's disease. Brain, 130 (Pt 3) : 720-730, 2007.
30) Deramecourt, V., Lebert, F., Debachy, B., et al. : Prediction of pathology in primary progressive language and speech disorders. Neuroimage, 74 (1) : 42-49, 2010.
31) 天野成昭, 近藤公久 : NTTデータベースシリーズ日本語の語彙特性. 三省堂, 東京, 1999.
32) 大槻美佳 : FTLD : 言語および関連症候の特徴とその診方. 臨床神経学, 2012 (11) (in press).
33) Kempler, D., Metter, E.J., Riege, W.H., et al. : Slowly progressive ahasia : three cases with language, memory, CT and PET data. JNNP, 53 (11) : 987-993, 1990.
34) Hillis, A.E., Selnes, O.A., Gordon, B. : Primary progressive aphasia : a cognitive analysis of two cases. Brain Lang, 69 : 478-481, 1999.
35) 櫻井靖久, 武田克彦, 板東充秋, ほか : 緩徐に進行する流暢性失語の神経心理学的検討. 神経心理学, 7 : 170-177, 1991.
36) Hachisuka, K., Uchida, M., Nozaki, Y., et al. : Primary progressive aphasia presenting as conduction aphasia. J Neurol Sci, 167 (2) : 137-141, 1999.

37) 軸丸美香, 上山秀嗣, 森美由紀, ほか：伝導失語で発症した緩徐進行性失語. 神経内科, 53（1）: 63-65, 2000.
38) 関口恵利, 前島伸一郎, 尾崎文教, ほか：伝導失語からウェルニッケ失語になった原発性進行性失語の1例. 老年精神医学雑誌, 17（2）: 1311-1317, 2006.
39) 石丸美和子, 真田順子, 小森憲治郎, ほか：伝導失語の要素を伴った進行性流暢性失語例の経時的検討. 神経心理学, 23（2）: 144-150, 2007.

第Ⅳ章 特殊型, 小児の病態

発達と音韻論的障害

目白大学 保健医療学部 言語聴覚学科　春原　のりこ

> **臨床に役立つ ワンポイント・アドバイス**
> One-point Advice
>
> 　発達において音韻的側面での問題がどのような障害を生じさせるかについては、必ずしも十分に明確にはされていない。機能性構音障害, 発達性読み書き障害, 特異的言語障害などは音韻障害との関連が指摘されている, 発達の過程で明らかとなる症状, 症候であるが, これらの障害における音韻障害の意義について一定の見解が得られているとはいえない。しかし, 小児の臨床ではもちろんのこと, 成人の臨床においても, これらの障害の存在を念頭においておくことは必要である。特に, 発達性読み書き障害や特異的言語障害は, 学童期においてもその存在に気づかれず, 放置されていることも少なくないということは知っておくべきである。後天性に音声言語や文字言語の障害の原因となる疾患があっても, 出現している症状がすべてそれに起因するとは限らない。発達の過程での問題を見過ごさないために, 発症前に関する情報を丁寧に収集することが必要である。

Ⅰ. 音韻論的障害

　言語において最小の意味の対立を示す音は音素と呼ばれる。例えば, 「あね」と「あめ」は異なる意味を持っているので, その区別を可能にする/n/と/m/はそれぞれ独立した異なる音素ということになる。この音素と音韻はほぼ同義と考えられる。ある言語にはその言語特有の音韻体系がある。例えば, 日本語では語頭音節に子音が3つ連続して出現することはない, 日本語の「ん」には異音がある,

といった具合である．音韻論では，ある言語において音素の体系がどのようになっているのか，音素の弁別素性にはどのようなものがあるのか，人間は音をどのようにまとめて認識しているのか，語や文の生成に音韻の単位がどのように用いられるのか，さらに韻律の側面など様々な事項が扱われている．

音韻論的障害という用語にも明確な定義があるわけではないが，語彙／意味の障害と対比する概念と捉え，本稿では言語音や言語音列の認知，表象，言語音列の操作にかかわる機能の障害とする．

> **KeyWord**
> *音韻障害
> 音韻に関連する障害のこと，語彙/意味障害と対比される．

II. 音韻の能力の発達

❶ 聴覚の発達

まず，音韻の発達への影響が最も大きいと考えられる聴覚の発達について概観する．聴覚は胎生6ヵ月にはほぼ完成していると考えられている[1]．胎生26〜28週にはABRが認められ[2]，胎児期に下部脳幹までの髄鞘化が完成していることが示されている．一方，さらに上位の髄鞘化は2歳前後に完成する[3]．聴皮質のシナプスは胎生期25週から始まり，生後3ヵ月で最も密になり，その後減少して，12歳頃に成人レベルになる[3]．

❷ 音韻知覚の発達

胎児は胎内で母親の声や周囲の音を聞いているが，その音は母親の皮膚や子宮壁，羊水などを通るため，胎児に届くまでにかなり減衰している．特に高音の減衰が大きく，1000Hz以上の音は20dBから30dB減衰すると報告されている[4]．さらに，胎内では母親の心拍音や内臓が動く音など，母体が発する体内音も聞こえてくるため，胎児が聞き

取れる音は非常に制限されている[5]。したがって，体内では言語音，特に子音の弁別に必要な聴覚的な情報を得ることは困難である。一方，この減衰した音響的情報でも，言語の超分節的な側面の受容にとっては十分であると考えられる[6]。

ヒトは胎生期にすでに，母親と母親以外の女性の声における音響的な差を聞き分けられることが明らかにされている[7]。母語と母語以外の言語を弁別することも可能である。これには，言語固有のリズムの違いが関わると考えられている[7]。Nazziら（1998）[8]はフランス語話者を母親とする新生児にローパスフィルターを掛けて実験したところ，聞いたことのない言語でも，英語と日本語のようにリズムが異なる言語同士は判別できたが，リズムの似ている英語とドイツ語の判別は困難であったことを報告し，乳児が音声言語のリズム情報への普遍的な感受性をもつことを示した。

また，Houston（2010）[6]はDeCasperら[9]の研究を紹介し，胎内で聴いたその記憶は誕生後も保持され，新たな音環境において聴取した音の特徴との照合ができると述べている。誕生後間もなくから新生児には母親の声への選好がみられる。それと同時に，母親以外の未知の人の声であっても，マザリーズといわれるゆっくりとした，メロディーやリズムが強調された，また母音や子音を際立たせるような話し方への選好もみられる。これは，発達の非常に早い段階からの人の音声への感受性を示唆するものと考えられている。さらに，誕生して間もない乳児も，すべての音ではないが，母語や母語以外の言語音の弁別が可能である[1]。

言語音の弁別が可能であるためには，聴覚的な感度のみでなく，範疇的な知覚が必要である。乳児は，連続的でかつ音響的に変動が大きい音声波を，意味のある言語音へと範疇化していく。この能力は生得的なものであると考えら

れているが，ヒトのみに備わった能力ではないことが明らかになっており，言語に特化した機能ではないようである[10]。

初期にはあらゆる言語の音が聞き分けられる乳児だが，生後6ヵ月頃までには母語以外の母音に対する感受性が消失し，その聞き分けが困難になる[7]。さらに，生後10ヵ月頃になると母語以外の子音の聞き分けも困難になる。日本語話者の乳児の研究では，/r/と/l/の弁別は生後6から12ヵ月の間に消失するという報告がある[11]。こののちは，母語以外の母音や子音は，音響特徴の近い音へと同化して知覚されるようになる。母語以外の言語音の聞き分けが困難になるこの現象は，母語の聴取経験の量と質に関連すると考えられている。量的な側面においては，周囲から頻繁に聞こえてくる言語音とそうでない言語音の分布から，乳児の中に新たな知覚境界が形成されていく。質的には，母音や子音の音響特徴を際立たせるような話し方であるマザリーズが，この知覚形成にかかわると考えられている（Fawerら，1982[2]など）。さらに，母語の音韻知覚に特化されていくこの現象は，刺激の量の多寡や質だけではなく，母語において意味をもつ音素対立に注意がむけられるようになる結果，母語以外の音素対立を弁別する能力が衰退することを反映しているのではないかとも考えられている[7]。

では，聴覚的な知覚や認識ができることと，実際にそれを発話することの間にはどのような過程があるのだろうか。林[7]は，生後2ヵ月の乳児が母音の音と口形の映像をマッチングできるというPatterson & Werker（2003）[13]の知見や，生後3ヵ月の乳児が母音のうちの/a//i//u/の音声模倣ができるというKuhl & Meltzoff（2003）[14]の知見を踏まえて，乳児は発達の早い段階で母音の音声特徴に対して，聴覚と視覚，聴覚と運動という異種の感覚の統合や知覚と運動とを統合させることができると述べている。新生

児でも，母音や子音の音韻的な特徴に一致した構音動作を行えることなどが実験によって示されている[15]。これらの知見から，乳児は決して受動的に言語音を聴いているのではなく，異種の感覚様式を統合させる能力や，知覚と運動を一致させる能力を活用して，能動的に言語刺激を取り入れていると考えられるのである。

❸ 音韻意識（phonological awareness）の発達

　主に読み書きの発達との関連で盛んに研究されてきた能力が，音韻意識である。音韻認識ともいわれる。これは，聞き取った音韻列がどの言語音から構成されているか，その並びはどのようになっているかといったことが，その語の意味と切り離してわかることであり，音韻列を構成要素に分解したり，入れ替えするなどの操作を行う能力の基盤である。この能力が低いと，言語音と文字との対応関係が構築されにくい。そのため，音韻意識は読み書き能力との関連が大きいと考えられている。（読み書きへの影響については次項を参照されたい。）

→ **KeyWord**
＊**音韻認識**
語を構成する音の側面が意味とは切り離してわかること。

　この能力を測る検査としては，単語を構成する音素や音節への分解，音素や音節の合成，単語に含まれる音素や音節数の計測，単語からの指定された音の削除，単語の逆唱，単語内の音素や音節の同定，二つの単語の語頭音素や音節の入れ替えなどが用いられている。典型発達の小児では，この能力は5歳から7歳くらいの間に発達するとされている（Libermanら，1974[16]など）。これは，すべての子音が成人と同様に構音されるようになる時期と一致している。日本語話者の小児について，原（2001）[17]は音節の削除や単語逆唱課題を用いて，4歳から9歳の健常児を対象に音節の削除課題や単語の逆唱課題を用いて音韻操作能力の発達を検討した。その結果，音韻操作能力は就学前の2年間

に特に大きく発達したと報告している。

音韻意識の発達は読み書きの獲得に必要であり，また逆に，文字の獲得が音韻をより明確で確実なものにしていくともいわれている[17]。しかし，文字を持たない文化は少なくなく，文字の獲得は，文字言語の獲得に必要な音韻意識の発達をより促進すると考えるべきかもしれない。

III. 構音の発達

1 構音の発達に関連する要因

先に述べた聴覚の発達は，構音発達に最も大きな影響があると考えられる。言語発達の全般的な遅れと構音発達の遅れを併存している小児は多い。歯列，口蓋などの構音器官の形態や構音器官の運動能力も構音の発達に関連する。音韻知覚と構音発達の関連については後述する。

2 構音器官の発達

乳児の声道は成人とは大きく異なり，哺乳に適した形態となっている。乳児にみられる円くて幅広な薄い口唇，口腔を大きく占める幅広で平らな舌，第2，第3頸椎の位置という高い喉頭の位置，軟口蓋にほぼ接触する位置にある喉頭蓋は，いずれも哺乳に適した形態である。乳児の声道はこの状態から，全体の大きさと，各部の相対的な大きさの割合が変化して成人の形態へと変わっていく。この各部の発達は一様ではなく，軟口蓋はある程度直線的に大きさが増していくが，それ以外の器官は初期に急激に増加し，その後緩やかに増加していくという[18]。しかし，声道の発達的変化と音声の変化の関連については，いまだ十分には解明されていない[19]。

❸ 構音の発達

音声言語の表出については，生後1ヵ月頃から母音様の喃語がみられるようになる。その後，生後1年までの間にCV音節が表出され，韻律を伴う発声ができるようになっていく。生後1年頃は初語が出現する時期であるが，これ以降もしばらくの間は喃語が混在し，喃語の表出が優勢な時期が続く。CV音節が連続する喃語はやがて，語句に近似した長さに区切られ，抑揚がつくようになっていく。

構音の発達には順序性があり，いずれの言語においても共通して，母音の獲得が子音よりも早い[1]。しかし，乳児の発する母音は不明瞭で，倍音も少ないなど分析が困難なことから，母音表出の発達に関する研究は子音に比べて少ない[1]。過去の研究でも評定者間の一致度は高くない（Libermanら，1974[16]など）。母音の発達については，前言語期は中，前舌の低母音が優位で，言語期には奥舌母音より中，前舌母音，高舌母音より低母音が選好されるとされている。日本語話者の小児の研究では，1歳児が産生する母音では，5母音の音響的特徴がすべて重なり合っているが，2歳児では/i//e/と/a//u//o/の二つのグループに分かれていくという報告がなされている[20]。3歳になると5つの母音に分かれるが，成人と同様の母音の音響特徴がみられるようになるのは9歳頃になってからであるという[20]。

子音は母音より遅れて発達するが，子音間の発達にはある程度の順序性が認められている。研究者によって多少の違いはあるが，言語間で共通して閉鎖音と鼻音の発達が優勢であるという[1]。日本語話者の小児においては，構音点としては両唇音，構音方法としては破裂音や鼻音，半母音が早く獲得される。両唇音の獲得が早いのは，構音操作が外から見えるためであると考えられている。一方，摩擦音や破擦音，弾き音の獲得は遅い。また，いずれの音も初出

時期から習得までにはある程度の期間を要し，その期間も個人によって違いがあるが，おおよそ6〜7歳ですべての子音が成人と同様に構音されるようになる。

IV. 発達と音韻の障害

① 典型発達の幼児にみられる誤り

構音の発達が未熟な段階の小児では，子音の省略が多くみられる。発達にしたがって省略は減少し，すでに獲得した構音点や構音方法が類似した音で目標音が代用されるようになる。さらに，目標音に近い歪んだ音が表出されるようになり，最終的に正しい音の表出へといたる。/k/が/t/，/g/が/d/，/s/が/ʃ/，/dz/が/d/，/ts/が/tʃ/，語頭/r/が/d/などの置換は比較的よくみられる誤りである。典型発達児の場合，このタイプの誤りは，通常ほぼすべての子音が獲得される6〜7歳くらいまでに自然にみられなくなっていく[21]。

また，ヘリコプターをヘリポプター，エレベーターをエベレーターというような音節の転置や置換も，典型発達の過程でみられる誤りであるが，このタイプの誤りも徐々にみられなくなっていく。

② 音韻に関連した障害

1）音韻の障害と構音障害

構音障害には口唇口蓋裂や先天性鼻咽喉閉鎖機能不全などに伴う器質性の構音障害と，神経筋疾患に伴う運動障害性構音障害，そしてそのいずれにも該当しない構音障害がある。このうち小児において圧倒的に頻度の高い構音障害が3つめのタイプである。我が国ではこのタイプの構音障害に対して，機能性あるいは機能的構音障害という用語が

KeyWord
＊**構音障害**
様々な要因で出現するいわゆる発音の障害。

あてられることが多い。しかし，その要因は必ずしも明らかになっておらず，機能という用語はあいまいなままに用いられている。

米国精神医学会の「診断・統計マニュアル第4版（DSM-Ⅳ）」[22]や，WHOの「国際疾病分類第10版（ICD-10）」[23]には機能性構音障害という用語はみあたらない。該当すると考えられる症状に対して，DSMの第3版では発達性構音障害という用語が用いられていたが，第4版では音韻障害に変更されている。また，DSM-10では発達性音韻障害という用語を用いて，小児が精神年齢に即した水準以下の話音を使用するが，言語能力は正常な水準になる特異的発達障害である特異的会話構音障害にこれを含めている。すなわち，いずれにおいても構音障害を音韻の障害ととらえていると考えられる。

しかし，構音障害がなにがしか運動面の障害を反映しているとすれば，音韻障害としてひとくくりにしてしまうことには疑問が残る。音韻の障害に伴う音の誤りと，純粋に運動面の問題に起因する音の誤りは分離して考えられるべきであり，その上で両者の関連を明確にしていく必要があるのではないかと思われる。実際のところ，機能性構音障害が構音の障害なのか，音韻の障害なのか，現在のところ明確な答えが得られていないように思われる。上田（2011）[24]は言語学的立場から，魚が/takana/，セミが/temi/，空が/tora/となるような，小児によくみられる音の誤り方を例に挙げて，これらの誤りが構音能力の制限によるものなのか，音韻に関する知識の問題なのかが明確にされていないと指摘している。

2) 特異的言語障害
　a. 特異的言語障害とは

➡️ KeyWord
＊特異的言語障害
知的障害や知覚障害などの要因によらない言語（基本的には音声言語）の発達の障害。

音韻障害との関連が指摘されている症候の一つが特異的言語障害，SLI（Specific Language Impairment）である。1991年にGopnik & Crago[25]によって，動詞活用に関する文法規則の獲得に困難さのある例が3世代にわたって複数認められた，KEファミリーが報告された。これ以降，SLIには大きな関心が寄せられてきた。KEファミリーにおけるDNA研究によって，言語に固有の遺伝子がみつかるのではないかと期待されたが，この研究で得られたFOXP2は，その後の調査で言語に関連しないことが明らかになっている。しかし，SLIが遺伝と関連する症候であることは，双生児の研究などによっても示されている（Bishopら，1995[26]；Bishop, 2002[27]など）。

SLIという呼称は，1980年代から欧米を中心に使われるようになった。DSM-Ⅳにおけるコミュニケーション障害の下位項目である表出性言語障害，受容-表出混合性言語障害，ICD-10における会話および言語の特異的発達障害の下位分類である表出性言語障害，受容性言語障害に相当すると考えられる。

SLIの定義は，生活年齢に比して低い言語能力を示すが，非言語性の知能検査では正常範囲の得点を示し，社会性の発達，感覚障害，運動障害などといった言語発達を阻害する要因が認められない群とされる[28]。定義は限定的なものではなく，診断においても除外基準が用いられている。

欧米におけるSLIの出現率は7％程度と報告されている[29]。ただし，出現率は年齢と診断基準によって異なり，成人になっても障害の残る例はそれほど多くはないと考えられている[30]。発達性読み書き障害との併存例も比較的多いことが知られている。

欧米でのSLIの臨床像としては，初語が遅れ，学童期になっても言語発達は典型発達児の水準に追い付いていかな

【表1】 SLIの特徴

【診断基準】
- 言語が年齢やIQから想定される水準より大きく遅れている
  通常，標準化された言語検査において表出か受容，あるいはその双方で10パーセンタイルを下回る
- 非言語性IQや言語以外の発達（自分のことを自分でできる力や社会性）は健常範囲
- 言語における困難さは聴覚障害や発話器官の運動面の異常，あるいは環境面での不利によるものとは考えられない
- 言語障害は脳損傷によるものではない

【一般的な臨床像】
- 話し始めるのが遅く，初語は2歳かそれ以上遅れて出現する
- 特に就学前の児童において，未熟あるいは異常な言語音が表出される
- 文法的に単純な構造を使用する
- 表出，理解両面において限られた語彙を示す
- 単語や文の復唱を要求される課題で示されるような言語性短期記憶の弱さを示す
- 複雑な言語の理解が困難，特に速く話されると困難である

(Bishop, 2006[62] より引用)

い。通常語彙獲得に制限がみられ，語想起困難も認められる。比較的長い文の理解にも困難がみられる（表1）。顕著な特徴として，文法形態素の使用困難や統語規則獲得における困難さが指摘されている。日本語話者の報告例は多くない（Fukudaら, 2001[31]；石田, 2003[32]；Unoら, 2009[33]；田中, 2010[34] など）。

b. 特異的言語障害の要因

要因については様々な説が提唱され，一致した見解には至っていない。いずれの説もSLIのすべての側面を説明することはできておらず，現時点では，SLIは単一の障害ではないとする考え方が主流である。SLIに下位分類を想定する立場もあり，文法障害を主体とするSLIをG-SLI（Grammatical-SLI）[35] として，それ以外の症状を示すSLIと区別する分類も提唱されている。

想定されている要因の一つに，Tallalらのグループを中心に提唱されてきた，SLIのある児童は低次の聴覚的知覚に障害があるとする説がある（Tallalら，1973[36]など）。彼らは，SLIのある小児は言語音か，非言語音かにかかわらず短時間の間隔で提示される2音の聞き分けが困難であることを示し，そのため連続する言語音の処理が十分に行えず音韻的な範疇化が阻害されると考えた。この説を支持する報告（Habib, 2000[37]など）や，音の聞き分けを練習した児童で言語発達検査において大幅な得点の増加が認められたという報告[38]がある 。しかし，聴覚的知覚の問題はSLI児すべてにみられる症状ではなく（Bishopら，1999a[39]，1999b[40]，2005[41]など），この説のみでの説明は困難である。このほか，この立場の説として，例えばUllmanらのグループは，SLIにみられる文法障害を，統語，形態素，音韻にわたる文法規則の学習や活用の困難さに起因するものとし，文法障害の背景に手続き記憶の障害を想定している[42,43]。彼らは最近，文法障害の有無によってSLIを2つの群に分けて実験したところ，文法障害のない群は典型発達群と差がなかったが，文法障害あるSLI群では手続きに関する長期的な学習が困難であったと報告している[44]。

　一方，SLIにみられる文法障害の要因を音韻障害に求める立場もある。Joanisse & Seidenberg（2003）[45]は，コネクショニストモデルを用いて構築したネットワークに，意味と現在形および過去形の音との連合を学習させた後，音韻表象に若干のノイズを与えた。その結果，モデルはSLIと同様のパタン，すなわち，規則語，不規則語，非語の過去形の学習がいずれも困難であり，非語，不規則語，規則語の順に正答率が低かった（図1）。また，不規則語への規則の過剰な適用が少なく，過去形が求められているにもかかわらず現在形を繰り返すという誤りを示した。一方，

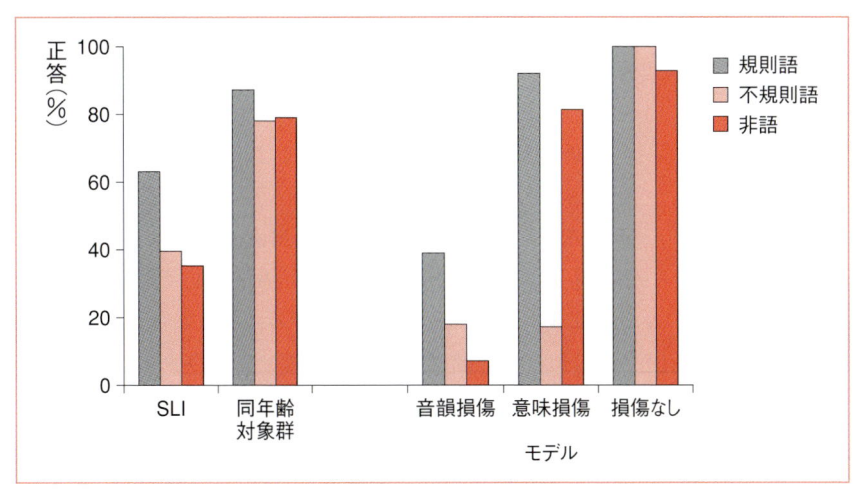

【図1】規則語，不規則語，非語の過去形における正答率
(Joanisse, 2004[61] より改変引用)

意味に損傷を与えた場合は，不規則語の正答率が大きく低下するという，SLIとはまったく異なるパタンを示した。以上から，彼らは動詞の過去形生成における音韻の重要性を主張している。

また，近年SLIの臨床マーカーのひとつとして，非語復唱が重視されている。Gathercole & Baddeley（1990）[46]は，SLI児が1, 2音節の非語復唱に比べて，3, 4音節語の非語復唱が非常に困難であったことを報告した。精神年齢を合わせた典型発達群や，語彙年齢を合わせた低年齢の典型発達群ではこのような語長効果がみられなかったことから，彼らは，SLI児は音韻短期記憶能力に障害をもつと考察した。この非語復唱における困難さは，11歳になっても残存したとする報告[47]があるが，一方で，読み書きに問題のないSLI児では8歳[48]あるいは9歳時では典型発達児と差を認めなかったとする報告[49,50]もある。日本語話者については，田中ら（2010）[34]が年長児と小学1年生のSLI児

に，対象児にとっては非語と考えられる日本語の古語の復唱を行い，対象とした7例すべてに困難がみられたと報告している。

　非語復唱にかかわる機能としては，音韻性の短期記憶が想定されており，その困難さは新奇な語彙の獲得に影響すると考えられている[46]。一方，Munsonら（2005）[51]は，SLI児と語彙年齢を合わせた低年齢の典型発達児を比較したところ，非語復唱の成績に差がみられなかったことから，SLIにおける非語復唱の困難さは，語彙の少なさを反映していると述べている。また，Maillartら（2004）[52]は，SLIのある小児が典型発達児に比べて，単語内のわずかな音韻変化を検出することが困難であったことから，SLIにおいて音韻表象が十分に詳細なものになっていないことが非語復唱の困難さの要因である，としている。

c. SLIと脳の関係

　シルヴィウス裂周囲の前頭-側頭-頭頂領域[53]，前頭葉下部領域[54]，シルヴィウス周囲の後方領域，もしくは側頭平面[54,55]の形態異常を指摘する報告がある。SPECTを用いた研究においても，シルヴィウス裂周囲の機能異常が指摘されている（Louら，1984[56]；Tzourioら，1994[57]など）。一方で，そのような異常はみられないとする報告（Gaugerら，1997[58]；Preisら，1998[59]など）もある。これらの相違は，課題や参加者の選択基準の相違が反映されている可能性も考えられるとして，de Guibertら（2011）[60]は，7歳から18歳のSLIの典型例21名を対象に機能的MRIにて検討した結果，対象群と異なりSLI群では，言語野における左大脳半球の優位性がみられなかったと報告している。一方，これらの相違は，SLIが単一の症候ではないことを反映している可能性も考えられる。

おわりに

　音韻に関連する機能や音韻や音韻意識の発達，音韻が関連すると考えられている構音や言語発達の問題についてみてきた。いわゆる機能性構音障害と音韻との関係，特異的発達障害の要因，脳機能との関連，日本語話者における特異的言語障害の臨床像の解明など，さらに検討されるべき課題は多い。今後，発達からの知見と後天性の脳損傷における知見が統合されることによって，ヒトの言語，言語障害，言語障害における治療に関する解明がさらに進むことが期待される。

文　献

1) 市島民子：日本語における初期言語の音韻発達. コミュニケーション障害学, 20：91-97, 2003.
2) Fawer, C.L., Dubowitz, L.M.S.：Auditory brain stemresponse in neurologically normal pretermand full-term newborn infants. Neuropediatrics, 13：200-206, 1982.
3) 都筑俊寛：聴覚の発達. ことばとこころの発達と障害（宇野　彰，編著）. 永井書店, 大阪, pp.43-49, 2007.
4) Lecanuet, J.P., Gautheron, B., Locatelli, A., et al.：What sounds reach fetuses：Biological and nonbiological modeling of the transmission of pure tones. Developmental Psychobiology, 33：203-219, 1998.
5) 呉　東進：赤ちゃんは何を聞いているの？　音楽と聴覚からみた乳幼児の発達. 北大路書房, 京都, 2009.
6) Houston, D.：Infant Speech Perception. In：Comprehensive Handbook of Pediatric Audiology（eds Richard Seewald, Anne Marie Tharpe）. Plural Publishing, pp.47-63, 2010.
7) 林安紀子：健常乳児の音声知覚と言語発達. 発達期言語コミュニケーション障害の新しい視点と介入理論（笹沼澄子, 編）. 医学書院, 東京, 2007.
8) Nazzi, T., Bertoncini, J., Mehler, J.：Language discrimination by

newborns: Towards an understanding of the role of rhythm. Jounal of Experimantal Psychology: Human Perception and Performance, 24：756-766, 1998.
9) DeCasper, A.J., Spence, M.J.：Prenatal mateanal speech influences newborns' perception of speech sounds. Infant Behavior and Development, 9：133-150, 1986.
10) Bernthal, J.E., Bankson, N.W.：音韻発達から評価・訓練まで構音と音韻の障害（船山美奈子, 岡崎恵子, 監訳, 今井智子, 大澤富美子, 加藤正子, ほか, 訳）. 協同医書出版社, 東京, p.79, 2001.
11) 対馬輝昭, 滝澤　修, 佐々木緑, ほか：日本人乳幼児による非母国語音声の弁別能力に関する発達変化―アメリカ英語における/r/と/l/および/w/と/y/に関して. 電子情報通信学会技術報告 SP94-31：1-8, 1994.
12) Cooper, R.P., Abraham, J., Berman, S., et al.：The development of infants' preference for motherese. Child Dev, 61：1584-1595, 1990.
13) Patterson, M.L., Werker, J.F.：Two-month-old infants match phonetic information in lips and voice. Developmental Science, 6：191-196, 2003.
14) Kuhl, P.K., Meltzoff, A.N.：The Bimodal Perception of Speech in Infancy. Science, 18：1138-1141, 1982.
15) Chen, X., Striano, T., Rakoczy, H.：Auditoryoral matching behavior in newborns. Developmental Science, 17：42-47, 2004.
16) Liberman, I.Y., Shankweiler, D., Fisher, F.W., et al.：Explicit syllable and phoneme segmentation in the young child. J Exp Child Psychol, 18：201-212, 1974.
17) 原　恵子：健常児における音韻意識の発達. 聴能言語学研究, 18：10-18, 2001.
18) Voperian, H.K., Kent, R.D.：Development of the craniofacial-oral-laryngeal anatomy；a review. Journal of Medical Speech-Language Pathology, 3：145-190, 1995.
19) 吐師道子, 今井智子：構音障害と構音の発達. ことばとこころの発達と障害（宇野　彰, 編著）. 永井書店, 大阪, pp.61-75, 2007.
20) 切替一郎, 沢島政行：声の生理, ことばの誕生. うぶ声から5才まで（岩淵悦太郎, 波多野完治, 内藤寿七郎, ほか, 編著）. 日本放送出版協会, 東京, 1968.
21) 今井智子：機能性構音障害. 発達期言語コミュニケーション障害の新しい視点と介入理論（笹沼澄子, 編）. 医学書院, 東京, 2007.

22) American Psychiatric Association : DSM-IV-TR 精神疾患の分類と診断の手引（高橋三郎, 大野　裕, 染矢俊幸, 訳）. 医学書院, 東京, 2003.
23) 融　道男, 小見山実, 大久保善朗, ほか : ICD-10 精神および行動の障害―臨床記述と診断ガイドライン. 医学書院, 東京, 2005.
24) 上田　功 : 言語聴覚士のための臨床音韻分析―言語学からみた基本的留意点―. 特別支援教育センター研究紀要, 3 : 19-22, 2011.
25) Gopnik, M., Crago, M.B. : Familial aggregation of a developmental language disorder. Cognition, 39 : 1-50, 1991.
26) Bishop, D.V.M., North, T., Donlan, C. : Genetic basis of specific language impairmant ; Evidence from a twin study. Developmental Medicine and child Neurology, 37 : 56-71, 1995.
27) Bishop, D.V.M. : The role of genes in the ethiology of specific language impairment. Journal of Communication Disorders, 35 : 311-328, 2002.
28) Leonard, L.B. : Children with Specific Language Impairment. MIT Press, Cambridge, 1998.
29) Tomblin, J.B., Records, N.L., Buckwalter, P., et al. : Prevalence of specific language impairment in kindergarten children. Journal of Speech and Hearing Research, 40 : 1245-1260, 1997.
30) Bishop, D.V.M., Adams, C. : A prospective study of the relationship betweenspecific language impairment, phonological disorders and reading retardation. Journal of Child Psychology and Psychiatry, 31 : 1027-1050, 1990.
31) Fukuda, S., Fukuda, S.E. : The aquisition of complex predicates in Japanese specifically language-impaired and normally developing children. Brain and Language, 77 : 305-320, 2001.
32) 石田宏代 : 特異的言語発達障害児の言語発達―臨床の立場から. 音声言語医学, 44 : 209-215, 2003.
33) Uno, A., Wydell, T.N., Kato, M., et al. : Cognitive neuropsychological and regional cerebral blood flow study of a Japanese-English bilingual girl with specific language impairment (SLI). Cortex, 45 : 154-163, 2009.
34) 田中裕美子 : 日本語 SLI の臨床像の検討. コミュニケーション障害学, 27 : 178-186, 2010.
35) Van der Lely, H.K.J., Stollwerck, L. : Binding thory and grammatical pscific language impairment in children. Cognition, 62 : 245-

290, 1997.
36) Tallal, P., Piercy, M. : Defects of nonverbal auditory perception in children with developmental dysphasia. Nature, 241 : 468-469, 1973.
37) Habib, M. : The neurobiological basis of developmental dyslexia: An overview and working hypothesis. Brain, 123 : 2373-2399, 2000.
38) Merznich, M.M., Jenkins, W.M., Johnston, P., et al. : Temporal processing deficits of language-learning impaired children ameliorated by training. Science, 271 : 77-81, 1996.
39) Bishop, D.V.M., Bishop, S.J., Bright, P., et al. : Different origin ofauditory and phonological processing problems in childrenwith language impairment : Evidence from a twin study. Journal of Speech, Language, and Hearing Research, 42 : 155-168, 1999a.
40) Bishop, D.V.M., Carlyon, R.P., Deeks, J.M., et al. : Auditory temporal processing impairment : Neither necessary nor sufficient for causing language impairment in children. Journal of Speech, Language, and Hearing Research, 42 : 1295-1310, 1999b.
41) Bishop, D.V.M., McArthur, G.M. : Indivisual differences in auditory processing in specific language impairment : A follow-up study using evented-related potentials and behavioral thresholds. Cortex, 41 : 327-341, 2005.
42) Ullman, M.T. : A neurocognitive perspective on language ; The declarative/procedural model. Nature Reviews Neuroscience, 2 : 717-726, 2001.
43) Ullman, M.T., Pierpont, I. : Specific language impairment is not specific to language : The procedural defect hypoyhesis. Cortex, 41 : 399-433, 2005.
44) Hedenius, M., Persson, J., Tremblay, A., et al. : Grammar predicts procedural learning and consolidation deficits in children with specific language impairment. Research in Developmental Disabilities, 32 : 2362-2375, 2011.
45) Joanisse, M.F., Seidenberg, M.S. : Phonology and syntax in Specific Language Impairment : Evidence from a connectionist model. Brain and Language, 86 : 40-56, 2003.
46) Gathercole, S., Baddeley, A. : Phonological memory deficits in language disordered children : Is therea causal connection? Journal

of Memory and Language, 29 : 336-360, 1990.
47) Conti-Ramsden, G., Durkin, K. : Phonological short-term memory, language and literacy : developmental relationships in early adolescence in young people with SLI. Journal of Child Psychology and Psychiatry, 48 : 147-156, 2007.
48) Bishop, D.V.M., McDonald, D., Bird, A., et al. : Children who read words accurately despite lamguage impairment : Who are they and how do they do it? Child Development, 80 : 593-605, 2009.
49) Catts, H., Adolf, S.M., Hogan, T.P., et al. : Are specific language imapairment and dyslexia distinct disorders? Journal of Speech Language and Hearing Research, 48 : 1378-1396, 2005.
50) Rispens, J.E., Parigger, E.M. : Non-word repetition in Dutch children with specific language impairment with and without reading problems. British Journal of Developmental Psychology, 28 : 177-188, 2010.
51) Munson, B., Kurtz, B.A., Windsor, J. : The influence of vocabulary size, phonotactic probability, and wordlikeness on nonword repetition of children with and without Language Impairments. Journal of Speech, Language, and Hearing Research, 48 : 1033-1047, 2005.
52) Maillart, C., Schelstraete, M., Hupet, M. : Phonological representatons in children with SLI : A study of French. Journal of Speech, Language, and Hearing Research, 47 : 187-198, 2004.
53) Plante, E., Swisher, L., Vance, R. : fMRI findings in boys with specific language impairment. Brain and Language, 41 : 52-66, 1991.
54) Jernigan, T.L., Hessenlink, J.R., Sowell, E., et al. : Cerebral structure on magnetic resonance imaging in language-and-learning-impaired chidren. Arch Neurol, 48 : 539-545, 1991.
55) Leonard, C.M., Lombardino, L.J., Walsh, K., et al. : Anatomical risk factors that distinguish dyslexia from SLI predict reading skill in normal children. J Commun Disord, 35 : 501-531, 2002.
56) Lou, H.C., Henriksen, L., Bruhn, P., et al. : Focal cerebral hypoperfusion in children with dysphasia and/or attention deficit disorders. Archives Neurology, 41 : 825-829, 1984.
57) Tzourio, N., Heim, H., Zilbovious, M., et al. : Abnormal regional CBF response in left hemisphere of dysphasic children during a language task. Pediatric Neurology, 10 : 20-26, 1994.
58) Gauger, L.M., Lombardino, L.J., Leonard, C.M.: Brain morphology

in children with specific language impairment. J Speech Lang Hear Res, 40 : 1272-1284, 1997.
59) Preis, S., Jancke, L., Schittler, P., et al. : Normal intrasylvian anatomical asymmetry in children with developmental language disorder. Neuropsychologia, 36 : 849-855, 1998.
60) de Guibert, C., Maumet, C., Jannin, P., et al. : Abnormal functional lateralization and activity of language brain areas in typical specific language impairment (developmental dysphasia). Brain, 134 : 3044-3058, 2011.
61) Joanisse, M.F. : Specific language in children. Psychological Science, 13 : 156-160, 2004.
62) Bishop, D.V.M. : What causes specific language impairment in children? Curr Dir Psychol Sci, 15 : 217-221, 2006.

第Ⅳ章 特殊型，小児の病態

小児の伝導失語と発達性読み書き障害
─音韻障害と音韻認識障害

LD・Dyslexia センター，筑波大学 人間系 障害科学域　宇野　彰
筑波大学大学院 人間総合科学研究科，埼玉県立小児医療センター，LD・Dyslexia センター　狐塚　順子

> **臨床に役立つ ワンポイント・アドバイス**
> One-point Advice
>
> 　小児失語の伝統的臨床像としては，緘黙，非流暢性の失語，失文法，などが特徴と報告されていた。しかし，1978 年に Woods & Teuber[1] の流暢性失語の報告がなされて以来，小児失語においても成人例でみられる失語症タイプが存在することが次々と報告されてきた。現在までに，成人失語症にみられるタイプについて，ほぼすべての種類が小児失語でもみられている。小児失語症は，言語発達期において後天的な大脳損傷により生じる失語症という定義が一般的である。しかし，言語発達期自体に関する厳密な時期について不明ばかりか，音声言語に加えて文字言語の発達を考慮した場合には，さらに言語発達期を同定することが難しくなる。小児失語の原因疾患として，頭部外傷が多い点が脳血管障害が多い成人例と異なるが，改善や重症度に関しては，小児失語を成人失語と厳密に比較することは技術的に困難さを伴う。病巣の大きさや場所を統制することが困難だからである。しかし，病巣の場所や大きさを葉の単位で統制した場合には，成人例よりも改善が速く，改善幅が大きいという報告例が多い。

Ⅰ. 小児の伝導失語

❶ 報告例

　英文誌に 3 篇，邦文誌に 1 篇報告されている。英語論文のうち 2 篇の小児伝導失語例は，1987 年と 1989 年と古い

KeyWord
*小児失語
言語発達期に生じる失語症である。2 歳以降から 12，13 歳までの報告がある。

文献に記載されていることから，症例報告であっても損傷部位と症状との対応という比較的単純な記載が多い．1998年の報告例では障害メカニズムとして，音読障害がみられた場合においては視覚記憶障害が仮定され，復唱障害の聴覚言語性短期記憶力障害と二つの合わせられた障害が想定されており，必ずしも音韻障害が考慮されてはいない．一方，日本語話者の小児伝導失語報告例では，音韻障害について言及されている．

小児の伝導失語例としてはじめての報告されたMartin & Ferro（1987）[2]の症例は，7歳時に自転車で倒れ，頭部外傷が原因疾患である失語症であった．非言語性のIQは85であった．11歳の時点において発話は流暢で字性錯語はまれであったが，語想起障害による休止や躊躇が認められた．聴覚的理解力は良好であったが復唱は困難であった．小学校に復帰した後も，読み書きが困難なことが大きな理由で学業は不振であった．読み書きに関して，アルファベット文字を読むことも困難であり，単語を音読することは不可能であった．聴覚的音素弁別能力は正常であるのに対して，擬似語を用いた復唱課題では単語が長くなるにつれ，また再生するまでの遅延時間を長くするにつれ得点低下が著しかった．WABポルトガル版により，伝導失語に分類された．CTにより推定された損傷部位は二ヵ所あり，一ヵ所目は左前頭葉のBroca領野の深部白質を含む領域で，ローランド弁蓋部やBroca領野自体は保たれていた．もう一ヵ所は側頭極やWernicke領野，縁上回の大部分を含む皮質，皮質下であった．

Tanabeら（1989）[3]は，動静脈奇形の術後，伝導失語が目覚ましく改善した10歳の右利き少年について報告している．症状としては，手術後，構音は正常で自己修正を伴う字性錯語がみられた．術後7日時，自発話は流暢で情報

量が多かったが，躊躇や時々みられる字性錯語の影響にて伝達情報量が減少しているように思われた。新造語，語性錯語があり，単語や文の復唱においては多くの字性錯語を認めた。復唱の困難さと自発話には差が認められた。しかし，聴理解や読解力は正常であった。本症例は，術後2週間において，復唱障害以外は改善しSLTAでほぼ正常域に達していた。顔面失行および観念運動失行はみられなかった。損傷部位は，左縁上回と弓状束であった。この症例は，小児伝導失語例において，成人伝導失語例の症状と損傷領域に関して類似しているという知見を示していた。

　1998年に報告されたNassら[4]の3歳の右利き女児症例は，伝導失語例として症状が詳しく記載されたはじめての論文と思われる。左角回の皮質および皮質下と弓状束および後部脳梁に広がる膿腫による2度目の発作後に伝導失語を示した。非言語性の知能は平均以上であった。言語症状は流暢で，時間当たりの発話量と文の長さは年齢相当であったが，自発話が減少し，発話速度は遅く，軽度の構音障害がみられた。理解力は比較的保存されていた。呼称，復唱，文字の音読は発症初期に著しく損なわれていた。呼称と復唱の障害は字性錯語と意味性錯語両方を伴っていた。この児童は，成人での伝導失語と症状も損傷部位も類似していた。障害メカニズムについて，音読障害の背景には視覚記憶障害が仮定され，復唱障害の聴覚言語性短期記憶力障害と二つの合わせられた障害が伝導失語の背景にあると考察している論文である。

　音韻障害との関連に関して述べた小児伝導失語の報告は，現在までのところ狐塚ら（2005）[5]のみであると思われる。以下，音韻障害と思われる小児の伝導失語について報告する。9歳の右利き男児である。8歳4ヵ月時に発作を起こし，モヤモヤ病および右前頭葉，左頭頂葉白質内のラ

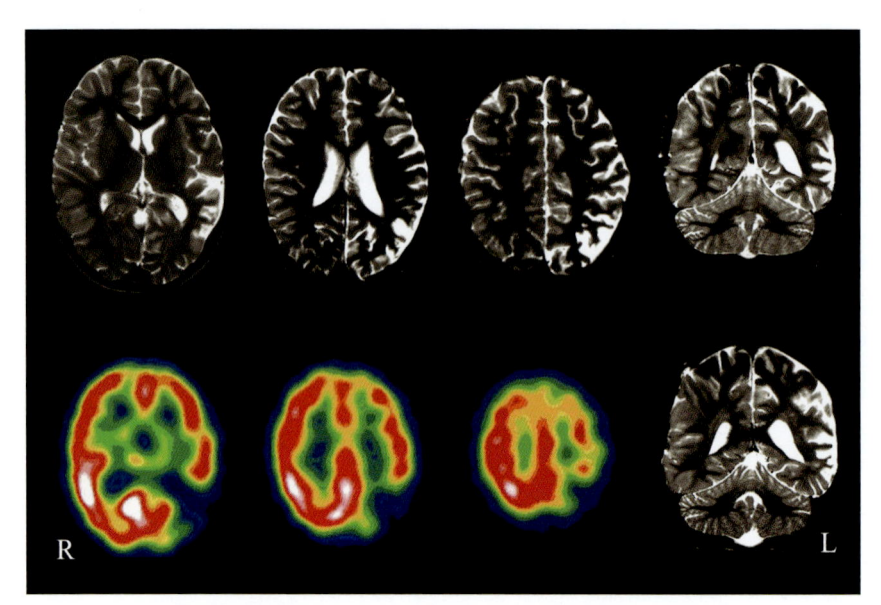

【図1】頭部MRI・SPECT所見（失語症発症後3ヵ月時）

頭部MRI T2強調画像：左側頭，頭頂葉に陳旧性梗塞後のT2延長領域と脳萎縮を認めた。
頭部SPECT画像：左側頭葉から頭頂葉にかけて血流低下を認めた。
(狐塚ら，2005[5]）より転載)

クナ梗塞と診断された。8歳5ヵ月時，右半球の血行再建術（EDASおよびEMS）施行後，左側頭・頭頂葉に脳梗塞を起こし失語症が出現した。その後，8歳10ヵ月時に左半球の血行再建術を受けているが，症状としては変化はなかった。頭部MRI T2強調画像では，左側頭，頭頂葉に陳旧性梗塞後のT2延長領域と脳萎縮を認めた。右前頭葉，左頭頂葉白質内のラクナ梗塞は術前から認められていて，変化はなかった。SPECTでは，左側頭葉から頭頂葉にかけて血流低下を認めた（図1）。レーヴン色彩マトリシスでは23/36で，同学年児童の平均値－1標準偏差以内であった。本例は語音認知障害がなく，聴覚的理解障害が軽微であり（図2），発話内モダリティに共通の音韻性誤反応を

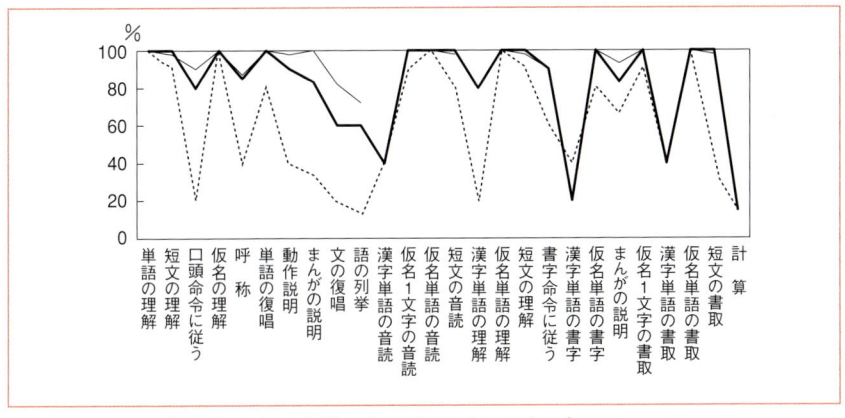

【図2】本例の標準失語症検査（SLTA）プロフィール

細字実線：健常児，太字点線：失語症発症後約1ヵ月時，太字実線：失語症発症後約1年時
（狐塚ら，2005[5)]より転載）

図3
呼称，復唱，仮名音読の各モダリティにほぼ共通に，音韻性の誤反応が認められた。
（狐塚ら，2005[5)]より転載）

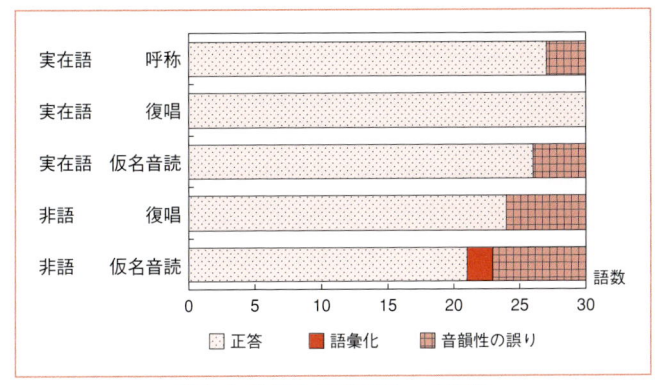

【図3】発話内モダリティの比較

認め，自己修正が多いこと，自己修正の単位や発話を中断した位置が成人の伝導失語例と類似していること（図3）などから，小児の伝導失語と思われた。発話では，「れいぞうと，れいぞうそ，れいぞうこ。」といった自己修正を伴う字性錯語や「カレン，カレン，カレンダー。」といった複数音節での繰り返しと自己修正が特徴的であった。また，呼称，復唱，仮名音読の各モダリティにほぼ共通に，

図4
健常児の棒グラフにおいて±1SD値の範囲を示した。
1) 非語復唱の正答率：健常小学3年生109名との比較
2) RANにおける反応時間：9歳女児30名の比較（篠田ら, 2002）[7]
3) 実在語の逆唱における反応時間：健常小学3年生109名との比較
（狐塚ら, 2005）[5] より転載）

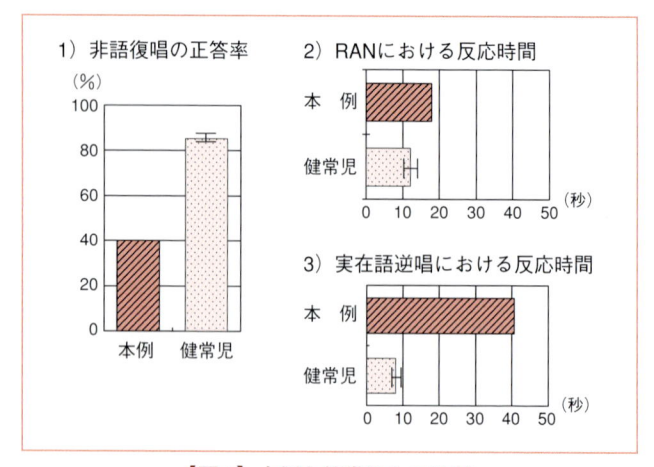

【図4】本例と健常児との比較

音韻性の誤反応が認められた（図3）。音韻性の誤反応とは，呼称における字性錯語（例「えんぴつ」→「えんぴく」），復唱における音の転置（例「びわなと」→「びなわと」子音の転置），置換（例「きるだまゆ」→「きめやまゆ」母音の置換と子音の転置），仮名音読における字性錯読（例「まぎたね」→「まげたね」母音の転置）であった（物井ら, 1979）[6]。

　誤反応における音韻性誤反応の占める割合は，呼称（11.1％）と実在語の仮名音読（15.4％），および非語の復唱（25％）と非語の仮名音読（33.3％）で，音韻性誤反応の出現率がほぼ同率であった（図3）。実在語の逆唱およびRANにおける反応時間ならびに非語の復唱における正答率（図4）は，同年齢の健常児の平均値（篠田ら, 2002）[7]の−2SD以下であった。本児の音韻性誤反応について，自己修正の質的側面における分析をしたところ，誤った音節を含む複数音節での修正が67％（図5），発話を誤った音節で中断するが100％という結果を示し（図5），成人伝導

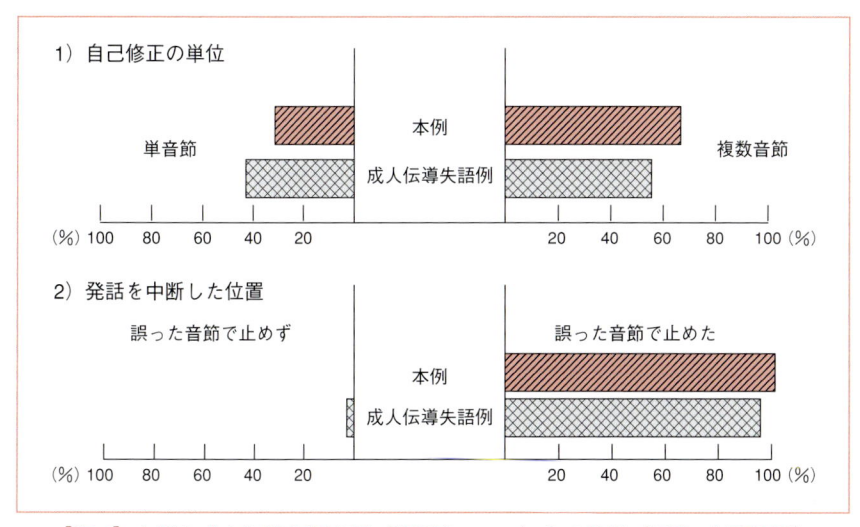

【図5】 本例と成人伝導失語症例（春原ら,1996）との比較（呼称 自己修正）
1）自己修正の単位，2）発話を中断した位置。（狐塚ら,2005[5]）より転載）

失語例の成績（春原ら,1996）[8]）と類似していた．子音の誤り，母音の誤りの内訳は図6に示した．呼称，復唱，仮名音読において，全体の誤反応に占める音韻性誤反応の割合がほぼ同率であったことから質，量の両側面において発話の下位モダリティに共通の障害が存在する可能性があること，非語の復唱，RAN（Rapid Automatized Naming（宇野ら,2003a[9]），金子ら,2004[10]）），実在語の逆唱の正答率が低く，仮名非語音読で「すかい」を「すいか」，「ひりまわ」を「ひまわり」という語彙化が観察されたことなどから，音韻処理能力に障害があると思われた症例である．この症例の場合，音韻性誤反応の音の誤り方の種類としては，呼称では母音の転置が，非語の復唱では子音の転置・省略および母音の置換・転置が，実在語・非語の仮名音読では子音の転置および母音の転置・省略がみられた．目標音に対する音の置換が音の選択の障害，転置を系列化の障害（物

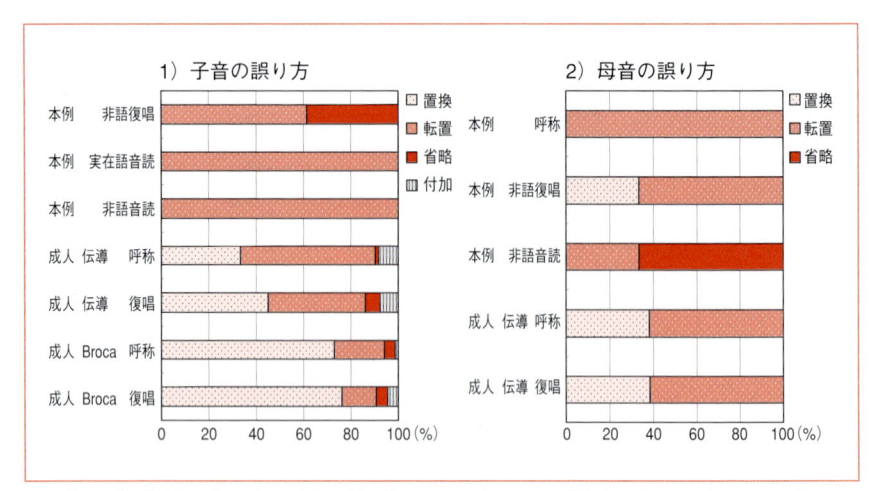

【図6】本例と成人失語症例（物井ら，1979）との比較（子音，母音の誤り方）
1）子音の誤り方，2）母音の誤り方．（狐塚ら，2005[5]）より転載）

井ら，1979[6]，春原ら，1993[11]，1996[8]）と考えると，音の選択，系列化の双方に問題があるものの，転置が多いことから音の系列化に，より問題があるのではないかと考えられた症例である．宇野ら（1997）[12]，福永ら（2000）[13] は，成人の伝導失語症例に実験的訓練を行い，改善の結果を分析検討し，失語症に関する認知神経心理学的モデルをたて障害構造を考察している．本例では，呼称，復唱，仮名音読において共通の障害構造が存在する可能性が示唆され，語音認知障害はなく，聴覚的理解力の障害は軽微であることなどから，宇野ら（1997）[12] の失語症に関する認知神経心理学的モデルを適用すると，1音の想起，次の段階としての単語音の選択の後，単語音の配列段階においてより問題がある可能性が示唆された．

II. 音韻障害と発達性読み書き障害

❶「音韻障害」と「音韻認識障害」

　成人例での後天性大脳損傷による言語障害に併発する「音韻障害」に対し，小児例では「音韻認識障害」という用語が用いられる。どの言語においても，自然状況下での文字習得には，その言語のもつ音韻の（最小）単位を意識するようになってはじめて音韻と文字との対応ができるようになり，文字が習得できるようになると考えられている。したがって，音韻を意識，認識できるようになる音韻認識能力（phonological awareness）が読み書き障害の背景となる認知能力として重要であると考えられている（Snowling, 2000）[14]。

　音韻認識障害は，日本語の場合，モーラ単位の認識課題が用いられ単語の逆唱や非語の復唱などによって測定される。

> **KeyWord**
> ＊音韻認識障害
> phonological awarenessの日本語訳である。その言語における音韻単位を認識（意識）する能力の障害をさす。

❷ 音韻認識障害の原因仮説（音韻表象の脆弱説）

　音韻認識障害の原因仮説としては，音韻表象（phonological representation）の未成熟説が有力である。一音一音の音のテンプレートが明確に形成されていないため，聞きとれなかったり，聞きとった場合でも処理時間がかかるために効率が悪いと説明される。日本語環境で育った多くの日本語話者は，聞き取りが得意ではない。日本語の「ラ」は，「la」と「ra」の区別がないため，英語を習ったのちに/l/と/r/のテンプレートが脳内に作成されることになる。幼少期に制作された日本語モーラのテンプレートと比較すると脆弱なテンプレートになっていると想像される。したがって，「la」や「ra」を聞いた時，どちらの音だったのかの照合に時間とエネルギーがかかり，結果的に長い処理時間を要したり，後に続く文を聞き逃すことにもつながる。したがって，音韻表象が弱い場合，結果的に聴覚言語性短

期記憶力も十分でないことになる。伝導失語での障害メカニズム仮説では，聴覚言語性短期記憶障害説と音韻障害説とが対立しているように思われるが，発達障害における音韻障害と聴覚言語性短期記憶障害とは原因と結果にも近い関係であり，水準が異なる障害仮説と考えられ必ずしも対立しない。

　日本語話者においても日本語のモーラのテンプレートが弱い，すなわち弱い音韻表象を有する子どもがいる。彼らの構音は，機能的構音障害のように曖昧だったり，聞き誤りが多かったり，暗算が苦手で，結果的に聴覚言語性短期記憶力が弱いと理解されている。脆弱な音韻表象は，単語の逆唱や非語の復唱など，音韻の負荷がかかる課題での成績が低くなる原因と考えられている。そして，後述する発達性dyslexia（発達性読み書き障害）の一つの原因とも考えられている。日本語において音韻列を逆唱できない，ということはモーラ単位での音韻への分解，抽出，配列の処理過程において冗長，もしくは障害があるということである。/inu/の先頭音が/i/と認識できなければ，文字列『いぬ』の先頭である『い』に対応する音が/i/と認識困難である。したがって，ひらがな学習の自然状況下において，音韻認識能力が低い場合は，習得が遅い原因となりうるのである。しかし，文字から音への変換規則の規則性が高いひらがな，カタカナ，イタリア語，ギリシャ語などのような言語においては，この音韻能力の貢献度は必ずしも高くないとの報告がある（Zieglerら，2010）[15]。

> **KeyWord**
> ＊発達性読み書き障害
> 発達性dyslexiaの日本語訳である。読みの障害があれば書字障害があるところからこの表現が推奨されている。

❸ 音韻認識障害と発達性読み書き障害

　音韻認識障害は，発達性読み書き障害を説明できる複数の原因仮説のうちのもっとも有力な仮説である。音韻認識能力は，特に英語圏での「読み」到達度を予測する重要な

因子として理解されていた。しかし，音韻認識能力のみで発達性読み書き障害を説明できない現象があるため，他の要因も考慮すべきであることが提案され，音韻認識能力と自動化能力の双方もしくはどちらか片方の障害で発達性読み書き障害が引き起こされる，という二重障害仮説が提唱されてきている。この自動化能力とは，RAN（Rapid Automatized Naming）という，絵や色の名称などをできるだけ速く呼名していく課題にて測定されている。また，最近では，視覚的なウインドウの幅の障害と考えられる視覚的注意スパン障害が音韻障害とは独立して認められることが，フランス，英国，日本にて報告されている（Valdoisら，2004[16]，Bosseら，2007[17]，2009[18]，Lobierら，2011[19]，Peyrinら，2011[20]）。日本語では，宇野ら（2007）[21]によれば，年長児のひらがな一文字を予測する第一の要因は，自動化能力であり，二番目は音韻認識能力，そして三番目には視覚認知能力であったと，重回帰分析の結果を報告している。一方，小学生の漢字音読を予測する因子としては，学年によらず語彙力であった（Unoら，2009）[22]。視覚的注意スパンの障害は認められるものの，語彙力に比べると音韻認識能力と同様に貢献度は小さかった。韓国語のハングルでは，小学3年生を対象とした場合，語彙力と音韻認識能力が（朴＆宇野，2010[23]，Park & Uno，2012[24]），アラビア語では，音韻認識能力と自動化能力が予測因子として報告されている。このように，表記文字や文字言語の種類によって，読みを予測する要因は一定ではないが，音韻認識能力が重要な要因であることについては，一定の見解が得られている。一方，書字に関しては音韻認識能力よりも視覚認知能力が大きな影響をもつという報告が多い。音韻に関する能力は書字よりも音読に影響が大きいと考えられる。

文 献

1) Woods, B.T., Teuber, H.L. : Changing patterns of childhood aphasia. Ann Neurol, 3（3）: 273-278, 1978.
2) Martin, I.P., Ferro, J.M. : Acquired Conduction aphasia in a child. Developmental Medicine and Child neurology, 29 : 529-540, 1987.
3) Tanabe, H., Ikeda, M., Murasawa, A., et al. : A case of acquired conduction aphasia in a child. Acta Neurolo Scand, 80 : 314-318, 1989.
4) Nass, R., Leventhal, F., Levine, B., et al. : Conduction Aphasia in a 3-Year-Old with a Left Posterior Cortical/Subcortical Abscess. Brain and Language, 62 : 70-88, 1998.
5) 狐塚順子, 宇野　彰, 北　義子 : 字性錯語の自己修正が特徴的な小児失語の一例. 言語聴覚研究, 2（3）: 141-147, 2005.
6) 物井寿子, 福迫陽子, 笹沼澄子 : 伝導失語とブローカ失語における音の誤りについて. 音声言語医学, 20 : 299-312, 1979.
7) 篠田晴男, 千葉ゆき, 塚田裕子, ほか : 学齢期における読み書きの基礎能力を規定する諸要因について―命名速度と音韻認識能力を中心として―. 平成14年度厚生労働科学研究（子ども家庭総合研究事業）報告書. 学習障害児の早期発見検査法の開発および治療法と治療効果の研究（主任研究者, 宇野　彰）: 446-479, 2003.
8) 春原則子, 宇野　彰 : 失語症者の音の誤りにおける自己修正の量的, 質的分析. 音声言語医学, 37 : 1-7, 1996.
9) 宇野　彰, 春原則子, 金子真人, ほか : 年長児用学習障害スクリーニング検査開発に関する研究. 平成14年度厚生労働科学研究（子ども家庭総合研究事業）報告書. 学習障害児の早期発見検査法の開発および治療法と治療効果の研究（主任研究者, 宇野　彰）: 407-439, 2003a.
10) 金子真人, 宇野　彰, 春原則子 : 就学前6歳児におけるrapid automatized naming（RAN）課題と仮名音読成績の関連. 音声言語医学, 45 : 30-34, 2004.
11) 春原則子, 宇野　彰 : 失語症者における各発話モダリティでの音の誤反応分析―呼称, 復唱 漢字音読, 仮名音読間の比較―. 失語症研究, 13（3）: 247-255, 1993.
12) 宇野　彰, 上野弘美, 小嶋知幸, ほか : 伝導失語症3例の改善機序―シングルケーススタディ法による復唱訓練と仮名音読訓練―. 言語聴覚療法, 13 : 5-16, 1997.

13) 福永真哉, 宇野　彰, 安部博史, ほか：伝導失語例の改善機序と障害メカニズムについて. 言語聴覚療法, 16：1-10, 2000.
14) Snowling, M.J.：Dyslexia. Wiley-Blackwell, London, 2000.
15) Ziegler, J.C., Bertrand, D., Tóth, D., et al.：Orthographic Depth and Its Impact on Universal Predictors of Reading：A Cross-Language Investigation. Psychological Science, 21 (4)：551-559, 2010.
16) Valdois, S., Bosse, M.L., Tainturier, M.J.：The cognitive deficits responsible for developmental dyslexia：review of evidence for a selective visual attentional disorder. Dyslexia, 10 (4)：339-363, 2004.
17) Bosse, M.L., Tainturier, M.J., Valdois, S.：Developmental dyslexia：The visual attention span deficit hypothesis. Cognition, 104 (2)：198-230, 2007.
18) Bosse, M.L., Valdois, S.：Influence of the visual attention span on child reading performance：a crosssectional study. Journal of Research in Reading, 32 (2)：230-253, 2009.
19) Lobier, M., Zoubrinetzky, R., Valdois, S.：The Visual Attention Span deficit in dyslexia is visual and not verbal. Cortex, 48 (6)：768-773, 2012.
20) Peyrin, C., Démonet, J.F., N'Guyen-Morel, M.A., et al.：Superior parietal lobule dysfunction in a homogeneous group of dyslexic children with a visual attention span disorder. Brain and Language, 118 (3)：128-138, 2011.
21) 宇野　彰, 春原則子, 金子真人, ほか：発達性dyslexiaの認知障害構造―音韻障害単独説で日本語話者の発達性dyslexiaを説明可能なのか？―. 音声言語医学, 48 (2)：105-111, 2007.
22) Uno, A., Wydell, T.N., Haruhara, N., et al.：Relationship between Reading/Writing Skills and Cognitive Abilities among Japanese Primary-School Children：Normal Readers versus Poor Readers (dyslexics). Reading and Writing, 22：755-789, 2009.
23) 朴　賢璘, 宇野　彰：韓国語話者の小学校3年生における音読にかかわる要素的認知能力の検討―定型発達児と読み成績下位児を対象として―. 音声言語医学, 51 (3)：235-243, 2010.
24) Park, H., Uno, A.：Contribution of cognitive abilities in Hangul reading；from first to fourth graders. Dyslexia（in press）.

第Ⅴ章
伝導失語の言語治療

1. 伝導失語の言語治療
   ―WM障害の立場から

2. 伝導失語の言語治療
   ―音韻操作障害の立場から

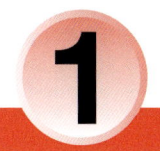

第Ⅴ章　伝導失語の言語治療

伝導失語の言語治療
―WM障害の立場から

大阪医療技術学園専門学校 言語聴覚士学科　吉村　貴子

> **臨床に役立つ　ワンポイント・アドバイス**
> One-point Advice
>
> 　伝導失語のうち復唱障害型においては，復唱障害の背景に，ワーキングメモリ（working memory：WM），特に音韻性短期記憶（phonological short-tem memory：pSTM）の障害があげられる。そのため，伝導失語の言語治療を実施するうえで，WMの概念を用いると有効な場合がある。
> 　単に音韻情報の保持時間を延長するという前提よりも，pSTMと中央実行系との関係や，さらにWMと言語の情報処理の関係を考慮した言語治療プログラムを立案，実施することが重要である。また，pSTMを含めたWMの障害以外に，言語の側面の障害がより前景にある場合は，まずは言語の側面に働きかけることが，より有効と考えられる。さらに，直接的にpSTMにアプローチするのみならず，意味的な情報を代償的に用いる可能性について検討することも，言語治療の方針決定において役立つ。

Ⅰ．ワーキングメモリと音韻性短期記憶

　ワーキングメモリ（working memory：WM）は，様々な目標に向かった活動や行動に必要であるとされる。WMの構成は，目標達成に必要な情報を保持する複数のサブシステムと，保持された情報のコントロールを行うシステムから成ると想定されている。サブシステムとしては，言語的な情報に関する音韻ループと非言語的な情報に関する視空

> **KeyWord**
> *ワーキングメモリ（working memory：WM）
> WMは，情報の一時的保持と処理に関わる。

間スケッチパッドがあり，それぞれの情報が各システムにおいて一時的に保持される．この2つのサブシステムをコントロールする中心的な役割を担うシステムが，中央実行系（central executive）である．さらに，2つのサブシステムに加えて，長期記憶からの情報の検索に関するエピソディックバッファー（episodic buffer）[1]が提唱されている．エピソディックバッファーは，長期記憶や下位システムからの情報を統合する，多面的な情報のための一時的な保持システムである[2]．このように，WMは保持した情報を活性化しながら，保持している情報を目標に向かって統合していくという特長がある（展望として，Baddeley, 2003[3]）．

ことばの理解や表出などの言語に関する情報処理と，音韻性短期記憶（phonological short-term memory：pSTM），あるいは音韻ループとは関連があるとされる[4]．音韻ループは，音韻ストアというシステムと，構音リハーサル過程というプロセスからなる．音韻ストアでは，数秒間言語や音韻の情報が保持される．音韻ストアは，音韻入力バッファーと音韻出力バッファーに分けてとらえられることがある[5]．音韻入力バッファーは，入力された音韻情報を分析し，その結果を保持する．音韻出力バッファーは，表出するための構音プログラムに関わる．構音コントロール過程，つまり内的なリハーサルは，この2つのバッファーの間で行われ，音韻入力バッファーにある情報と音韻出力バッファーにある情報は循環する[6,3]（図1）．音韻ストアに保持されている情報は，構音リハーサル過程において内的に音声化し，リハーサル，つまり繰り返すことにより，一新され，より長い間保持されるようになる．情報の入力について，聴覚的に提示された場合は，直接音韻ストアに入力される．一方，視覚的に提示された場合は，構音コントロール過程を経て，音韻ストアに入力される[3]．

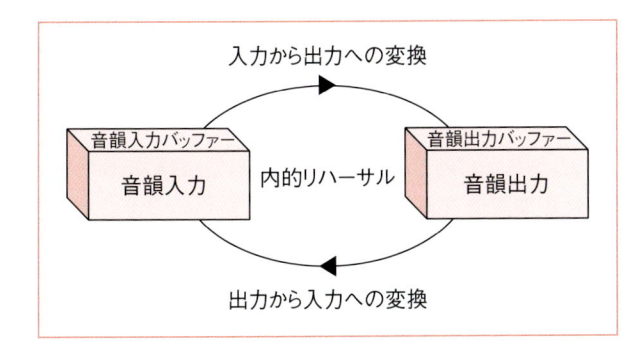

【図1】 音韻ループの2つのシステムである音韻入力バッファーと音韻出力バッファー，さらに，プロセスである内的リハーサルの構音リハーサル過程を示した図

(Jacquemotら，2011[6]より一部引用)

　音韻ループと言語の関係について，音韻ループの出力に関わる部分は言語習慣の影響を受けやすいが，音韻ストアはその影響を比較的受けにくいとの報告もある[3]。また，音韻入力バッファーは，チャンクの数に関わる。チャンクとは音素やシラブル，単語などの構成要素の数を指し示す。チャンクの大きさについては，内的な音声リハーサルにて，より大きなかたまりへと統合され，ある程度の大きさまで再チャンク化が可能となる[7]。つまり，チャンクの大きさが広がることには，音韻出力バッファーが関与する側面が強いとも考えられている[6]。ところで，言語の意味的な情報は，エピソディックバッファーを通して，音韻ストアに影響を与え，消えゆく音韻情報を復元するとされる[1]。さらに，言語の意味的な側面と音韻ストア，つまりpSTMとの関わりを考えてみると，通常の言語処理においては，中央実行系のコントロールによらずに，意味的な知識が自動的に活性化することで生じる。しかし，自動的に活性した意味情報が，処理するべき内容と異なる場合は，活性化した意味情報を抑制するために，中央実行系の働きが必要になる[8]。

Ⅱ. 伝導失語と WM ／ STM 障害

> **KeyWord**
> ＊伝導失語
> 伝導失語は，復唱型と産生型に分類される。

　伝導失語は，復唱型（repetition）と産生型（reproduction）の2型に分けることがある[9]。復唱型伝導失語は，聴覚言語性短期記憶（auditory-verbal STM）の障害により，復唱が困難となる。本稿では，聴覚言語性 STM と pSTM がほぼ同じと仮定し，以下では pSTM の用語を用いる。単語や非単語リストにおいて復唱障害を示すものの，単語の表出は良好で，自発話では音韻的な誤りはない。一方，産生型伝導失語では，自発話を含め，様々な表出において音韻的な誤りが生じる。

> **KeyWord**
> ＊復唱障害
> 復唱型伝導失語の復唱障害は，音韻性短期記憶（pSTM）障害に起因する場合がある。

　復唱型伝導失語で認める pSTM の障害は，WM モデルの音韻ストアの障害に相応すると考えられる[10]。音韻ストアにある音韻情報が不安定になると，内的なリハーサルができなくなり，その結果復唱型伝導失語の症例は復唱が困難になるとも解釈できる[11]。復唱型伝導失語では，pSTM の障害を反映し，主に音韻入力バッファーが障害される。一方産生型伝導失語では音韻出力バッファーの障害が前景にあると考えられる[12]。

　復唱型伝導失語における pSTM 障害では，復唱が困難になる以外に，理解にも特徴的な誤りが生じることがある。つまり，意味や統語が主に関与する文では理解は良好であるものの，音韻の活性化が必要な文では理解障害を示す可能性がある。例えば，あいまいな語を含む文を聴くと，その語に関連する意味情報が想起されるが，最終的には関連が深いと考えられる意味だけが残り，それ以外の関連の低い情報は消える。しかし，残された意味では文の内容が理解できないときは，再度当該のあいまいな語の音韻を活性化させ，再参照する必要が生じる。復唱型伝導失語は，このような文を理解する際に，困難を示す可能性がある。し

かし，日常生活，あるいは復唱しなくても良い状況では，比較的文の意味を理解しやすいとも考えられる[13]。復唱を要求される状況では，復唱困難になったとしても，それ以外の状況では音韻の情報が薄れていくと，語彙-意味的な情報に頼る可能性があり[14]，大まかな文意はとらえていることもある。つまり，意味的な情報はpSTMの不安定さを補う可能性もある[12]。

このように，pSTMは言語の処理との関わりが深く，言語表出や理解に関連する。また，読字，書字，新しい単語や名称の習得にも関連する[3,12]。さらに，pSTM，特に内的なリハーサルは，言語の処理以外に，言語を介した問題解決など，中央実行系の機能が関わる場面においても影響を与える場合がある[15]。

日常生活におけるコミュニケーション場面を考えたとき，復唱という言語手段を用いなくても，意思伝達が可能な場面が多い。しかし，詳細に内容を理解することが要求される場合や，電話番号や車のナンバープレートに示された番号を繰り返して憶える状況[12]では，困難を呈する可能性がある。そのため，pSTMを含めたWMに障害を示す伝導失語症例に，WMに焦点を当てた評価ならびに言語治療を実施することは重要である[12]。

Ⅲ. 伝導失語の言語治療
―復唱障害に対するWMの訓練―

pSTMや中央実行系などのWM障害に焦点を当てた言語治療の方法については，失語症ならびに失語症以外の脳損傷症例を対象として，WM自体に直接的に働きかける方法のみならず，方略を獲得する代償的な方法などについて，様々な報告がある（展望として，Murray, 2012[16]）。ここで

> **KeyWord**
> *WM障害に対する言語治療
> pSTMや中央実行系などのWM障害に対する言語治療で，伝導失語の復唱などが安定する可能性がある。

は，伝導失語のpSTMを含めたWM障害に対する言語治療の方法を中心に紹介する。

Koening-Bruhin & Studer-Eichenberger[17]は，復唱型伝導失語の復唱障害の改善を目指し，言語情報の一時的保持に対するpSTMの言語治療について報告した。この報告では[17]，言語産出過程の相互活性化モデルであるコネクショニスト・モデル[18]を用いた復唱障害の解釈[19]を基に，一時的に保持した音韻表象の衰退速度を緩やかにする言語治療を実施した。つまり，言語情報を一時的に保持する機能と言語の処理システムには関連があり，失語症では，言語的な表象の保持が不安定であるために様々な言語症状が出現するとしている。このモデルは，音韻，語彙，意味の各レベルで活性した表象が，各レベルの間においてコネクションをもち，相互に活性しあい，活性が弱まりかけても，別の部分の活性化が補助し，活性が高まる。相互の結びつきが低下すると，相互の補助も低下する。このモデルで復唱を考えると，言語情報が聴覚提示されることにより，最初に音韻表象が活性化され，その活性化された情報が一時的に保持されながら，語彙あるいは意味表象の活性化を補助していく。しかし，もし最初に活性化した音韻表象が衰退すれば，次に語彙や意味の活性化が不安定になる。語彙や意味の活性化は，復唱の一連の流れの中で後に生じるため，音韻の表象よりも長く保持される。そこで，音韻の一時的保持であるpSTMに焦点を当て，音韻の一時的保持が衰退しないことを目指した訓練を行った[17]。対象症例は，文レベルの理解が良好であったものの，文や単語リストの表出や復唱で困難を示した。発症当初はWernicke型失語の特徴を示し，経過とともに復唱型伝導失語に変化していった。しかしながら，喚語障害や自発話においてもいまだ

障害を認めていた（本症例の類型についての議論は，Kalinyak-Fliszarら，2011[20]を参照）。復唱障害の背景として，特に活性化した音韻表象の減衰が速いことにあると考えられたため，単語や文を提示したあとに一定間隔をおき復唱することで，活性化した情報の減衰の速度を遅くすることを目指した。

訓練の実施は週2回，17週間にわたり31回行った。訓練方法は，即時の復唱と遅延の復唱課題を行った。対象症例は3語文程度の復唱が可能であったため，4～7語文を用いた。訓練の流れは，まず文を聴覚提示した直後に復唱を促した。もし即時に復唱ができなければ，もう一度聴覚提示して復唱を促した。それでも困難な場合は，文を視覚提示しながら，復唱させた。即時の復唱ができた場合は，その文を記銘するように指示した。訓練の最初では，5秒後の遅延の復唱を行った。そして訓練の終わりには，10～12秒後の遅延の復唱を行った（図2）。

この言語治療では，視覚提示における読字の方法が，音読あるいは黙読のいずれであるかについて不明で，また使

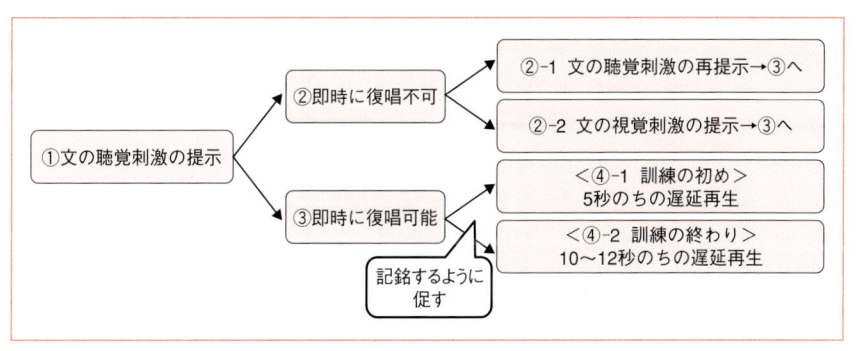

【図2】 活性化した情報の減衰速度を遅くするために，遅延再生を用いた言語治療の流れ
(Koenig-Bruhinら，2007[17]をもとに図式化)

用する文の属性が統制されていなかったが，この言語治療の実施前後に行ったpSTMに関する検査や失語症検査にある復唱検査を比較した結果，pSTMに関連するスパンや，文の復唱の成績が安定したことに加え，表出する文が長くなった．

　保持時間を延長することで，pSTMの機能が安定した背景として，復唱に対する「構え」が強化できた可能性が推察できる．つまり，復唱が困難であることは，持続的に情報を保持できないと考えた場合，保持時間の延長を意識することで，情報の一時的保持に対する「注意制御」がより機能するように促され，復唱に向けて，情報はよりアクティブに保持できた[21]ためであるとも考えられる．

　Kalinyak-Fliszarら[20]は，3音節以上の単語や文の復唱が困難な伝導失語症例に対して，単語と非単語，あるいは対語，対非単語などを用いた復唱課題を実施することにより，音韻表象の保持の安定を目指した言語治療を行った．

　この言語治療[20]では，失語症とは言語知識の処理が不安定になった状態で，知識自体の喪失ではないという考えに基づいている．さらに，言語の処理とpSTMや中央実行系などのWMには密接な関連があり，これらのWMの働きにより，ことばの理解や表出が達成されるまでの間，言語表象が活性化された状態で保持されると想定している．中央実行系はセットの転換や抑制，更新などに関わるとされ[22]，このような中央実行系の働きによる言語処理へのコントロールによって，効率的な言語処理が可能になると考えられる．そこで，言語の処理とpSTMあるいは中央実行系などのWMとの関連から，Kalinyak-Fliszarら[20]は，pSTMと中央実行系の機能に焦点を当てた言語治療を行い，伝導失語症例の言語機能の安定を目指した．この言語治療では，

音韻の側面ならびに音韻と意味の両側面にアプローチする2つの方法を準備したが，この報告は音韻の側面にアプローチする方法であった。各方法には，2つのレベルがある。レベル1では，まず単語から開始して，その後に非単語の復唱を実施する。復唱の実施までの時間つまり遅延の種類が，3パターン用意された。遅延の難易度ごとに，1秒の妨害なし条件（即時での復唱），5秒の妨害なし条件，5秒の妨害あり条件であった。5秒の妨害あり条件では，5秒間の遅延の間に，コンピュータスクリーンにランダムに提示される1から9までの数字を，対象者と治療者が一緒に数えた。レベル2では，音韻的な関連の有無による対あるいは三組の単語を用い，レベル1同様に，遅延の難易度を変えて復唱を実施した。言語治療に使用する単語および非単語は，言語治療を開始する前に調査して，80個の2音節高心像語，80個の3音節高心像語，80個の2音節非単語，80個の3音節非単語を用い，3回のうち2回復唱できなかったものから20語を選択した。非単語は，実在語のアクセントはそのままで，音素の一部を変えた。この事前調査により，言語治療に用いる単語は，20個の3音節単語，20個の2音節非単語，20個の3音節非単語として，それぞれ20個のうち10個は訓練用に，残りは訓練効果測定用に用意した。2音節単語の復唱は対象症例が良好に遂行できたため，除外した。

　単語から開始し，その後非単語の復唱を実施した。その理由は，単語の復唱により，語彙の補助によって音韻処理ルートを活性化させたあとに，非単語の復唱を実施すれば音韻処理により焦点を当てて刺激を与えられると考えたためであった。また，遅延の間隔を易から難へと変化させ，活性化した情報の保持が，より安定的に向上することを目指した。

言語治療の手順は，音節数が少なく遅延間隔の少ないものから順に，正答が得られるまで，ヒントを増やした（図3）。つまり，まず3音節の単語で，妨害なしの1秒後の復唱，次に妨害なしの5秒後の復唱，そして妨害後の5秒後の復

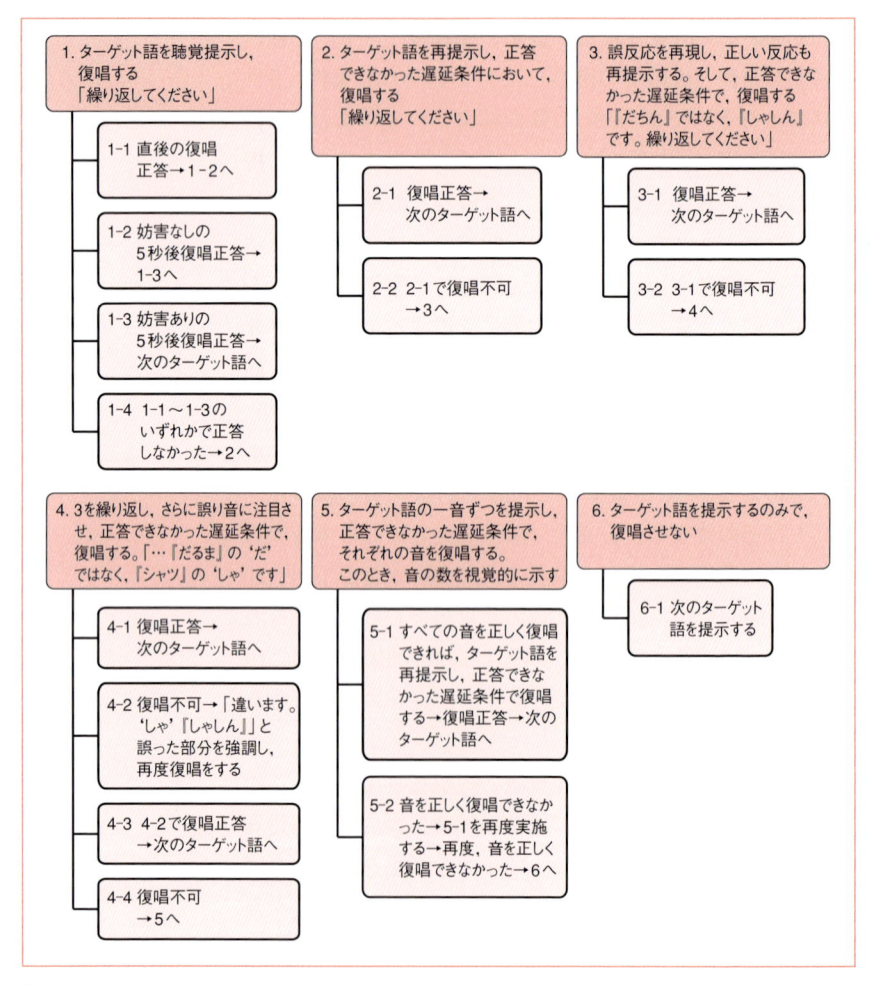

```
1. ターゲット語を聴覚提示し，        2. ターゲット語を再提示し，正答     3. 誤反応を再現し，正しい反応も
   復唱する                            できなかった遅延条件において，       再提示する。そして，正答できな
   「繰り返してください」                復唱する                            かった遅延条件で，復唱する
                                       「繰り返してください」                「『だちん』ではなく，『しゃしん』
                                                                             です。繰り返してください」

   1-1 直後の復唱
       正答→1-2へ
                                       2-1 復唱正答→                        3-1 復唱正答→
   1-2 妨害なしの                           次のターゲット語へ                    次のターゲット語へ
       5秒後復唱正答→
       1-3へ                            2-2 2-1で復唱不可                    3-2 3-1で復唱不可
                                           →3へ                                →4へ
   1-3 妨害ありの
       5秒後復唱正答→
       次のターゲット語へ

   1-4 1-1～1-3の
       いずれかで正答
       しなかった→2へ

4. 3を繰り返し，さらに誤り音に注目さ   5. ターゲット語の一音ずつを提示し，  6. ターゲット語を提示するのみで，
   せ，正答できなかった遅延条件で，      正答できなかった遅延条件で，         復唱させない
   復唱する。「…『だるま』の『だ』       それぞれの音を復唱する。
   ではなく，『シャツ』の『しゃ』です」     このとき，音の数を視覚的に示す

   4-1 復唱正答→                                                           6-1 次のターゲット
       次のターゲット語へ                                                         語を提示する
                                       5-1 すべての音を正しく復唱
   4-2 復唱不可→「違います。              できれば，ターゲット語を
       『しゃ』『しゃしん』」と               再提示し，正答できな
       誤った部分を強調し，                 かった遅延条件で復唱
       再度復唱をする                      する→復唱正答→次の
                                           ターゲット語へ
   4-3 4-2で復唱正答
       →次のターゲット語へ              5-2 音を正しく復唱できなか
                                           った→5-1を再度実施
   4-4 復唱不可                             する→再度，音を正しく
       →5へ                                復唱できなかった→6へ
```

【図3】正誤反応によって，遅延時間あるいはヒントの提示方法を変化させる言語治療の手順
（Kalinyak-Fliszarら，2011[20]の附表Cをもとに図式化）

唱が成功すれば，次に2音節の非単語で，同様の遅延時間の難易度の順で復唱を実施し，さらに3音節の非単語での実施へと進んだ．もしそれぞれの語で復唱ができなければ，図3のようにヒントを提示した．

　この言語治療を，週に3回，1回45分から60分，合計137回実施した．その結果，治療した語については単語ならびに非単語ともに復唱が安定し，pSTMのみならず中央実行系が関わるWM容量が安定した．この結果は，妨害の有無を含めた5秒間の遅延後に復唱させたためと考えられた．つまり，言語の表象を遅延された5秒間保持し続けるよう促され，さらに妨害を受けつつも5秒間表象を保持するということは，その間に他の関連の少ない情報を抑制し，モニターしながら，目標である復唱という言語処理を目指して情報の統合が行われるように促進されたためと考えられた．しかしながら，汎化の程度は低かった．

　この言語訓練では，単に保持時間の延長を目指すのみならず，妨害を与えたことで，当該の言語の処理がさらに安定したと考えられる．つまり，妨害を受けながら，不要な情報を抑制し，必要な情報を活性化させるといった方法を用いたために，妨害がない状況でも，より必要な情報を鮮明に活性化できたと思われる．

　Vallatら[23]は，発症当初は伝導失語の特徴を示し，その後pSTMと中央実行系などのWMの機能の低下が主となった症例に，pSTMと中央実行系に対する言語治療を行った．対象とした症例は，経過とともに呼称が良好となり，聴覚的理解も良好となった．WM以外の言語性の長期記憶の機能も良好であった．8種類の課題を実施したが，そのうち5つには，6段階の難易度のレベル（1から3の音節数と具体性あるいは抽象性の具象性）が設定された．8つの

【表1】pSTMと中央実行系に焦点を当てた訓練方法

音からの単語構成課題	● 聴覚提示された音から、単語を想起する。
一音抜けた単語構成課題	● 音からの単語構成課題の類似課題で、ターゲット語を構成する一音が省略された状態から、単語を想起する。
口頭でスペルを言う課題	● ターゲット語のつづりを想起する。
単語の音の偶数・奇数判断課題	● ターゲット語を構成する音の数が、偶数か奇数かを判断する。
音の並び替え課題	● 順を違えて示された音を正しく並び替えて、単語を想起する。
アルファベット計算課題	● アルファベットと加・減算のいずれかを示し、該当のアルファベットを答える（例えば、B＋6＝'H'、E－2＝'C'）。
単語のアルファベット順並び替え課題	● 3から5個の単語を、アルファベット順に並べ替える。
頭文字課題	● 2から5個の単語の頭文字から構成される単語を想起する。

(Vallatら, 2005[23]) をもとに作成）

課題は，聴覚提示に対する口頭の反応を含み，言語性の刺激を一時的に保持しながら処理する，pSTMと中央実行系に対する内容であった．例えば，音からの単語構成課題では，'a'，'p'，'p'，'l'，'e'とそれぞれの音を聴覚提示して，'apple'という単語を答えるものである（表1にはそれ以外の課題の概要を示す）。

結果，この言語治療で実施した課題の成績が安定しただけでなく，数唱の成績や問題解決能力の向上，日常生活への汎化も認められた．このような変化はpSTMや中央実行系などのWMに焦点を当てた訓練を実施した後に生じたことだったため，言語治療の成果と考えられた．

この言語治療の有効性は，用いた課題が多種に及んだためだとも考えられる．また，言語の側面が比較的良好であったために，中央実行系に働きかけることで，より日常へも汎化できた可能性も推察できる．

【なぜこれらの訓練は，復唱型伝導失語に有効であったのか】

ここで紹介した伝導失語に対する言語治療は，pSTMを

含めた WM にアプローチすることにより，それらの機能が安定する可能性を示したものである。

　復唱型伝導失語では，WM のサブシステムである音韻ループ，特に音韻ストアにおける情報の保持が不安定と考えられている。音韻ストアでの保持時間は数秒とされているため，より長い間保持できるように内的に音声化し，リハーサルが行われる。しかしながら，復唱型伝導失語では，音韻ストアに入力された音韻情報が安定して保持されないために，内的なリハーサルも困難となり，復唱障害を呈する可能性がある。そこで，不安定な音韻ストアでの音韻情報の保持を安定させるために，保持時間の延長を促す方法[17]が試みられたと考えられる。この言語治療では，保持時間の延長を促すことによって，情報をよりアクティブな状態で保持するように注意制御を働かせる[21]ことにつながり，pSTM に関する課題の成績が安定したと考えられる。また，言語処理の効率性という観点から pSTM のみならず WM の中央実行系の働きを考慮した方法[20]では，汎化についての今後の課題はあるものの，音韻ストアの性質や音韻ストアや中央実行系と言語処理との関連から，言語処理の根底にある pSTM や中央実行系に働きかけることによって，より言語処理自体の安定を目指した[20]と考えられる。また，発症当初は伝導失語の特徴をもっていたものの，回復とともに pSTM や中央実行系などの WM の障害が主となった症例に対して，pSTM を含めた WM の言語治療が，日常生活への汎化も含めて有効であった[23]。この言語治療では，多くの課題を用いたため，課題の種類による効果の有無について検証する必要があると考えられる。しかしながら，健常例において WM に働きかけることによって，課題として実施しなかった側面にもその効果を認め，汎化できた可能性を示した様々な報告があるが（展望として，

Klingberg, 2010[24]），失語症例の中にも，日常生活への汎化を認める可能性があることを示唆している。

　失語症例に対するpSTMを含めたWMの言語治療の適応について，WMは言語の処理と密接な関連にある（Baddeley, 2003[3]など）ことからも，言語治療において，pSTMや中央実行系などのWMにアプローチすることは有効であると考えられる。しかし，言語の処理自体が不安定である場合は，まずは言語の処理に対する言語治療がより有効だと推察される。そして，復唱型伝導失語症例のように，よりpSTMを含めたWMの障害が前景の問題点である場合には，WM障害へのアプローチが有効になると考えられる。

【その他，有効な方法になる可能性がある方法は？】

　復唱障害の背景にあるpSTMの障害そのものにアプローチする方法以外に，意味的側面を代償的に用いることで，音韻情報の活性化や保持が安定する[20, 12]可能性がある。また，pSTMや中央実行系などのWMに焦点を当てた言語治療であっても，より日常的なコミュニケーション場面を想定した応用的アプローチを行うことは，WMと言語処理を統合していくことにつながり，大切である[20]と考えられる。

　さらに，チャンキングの促進やエピソードバッファーを念頭においた言語治療の検討などは，伝導失語のみならず，その他の失語症に対する言語治療の指針となると考えられる。

文　献

1) Baddeley, A.D. : The episodic buffer : a new component of working memory? Trends in Cognitive Science, 4 : 417-423, 2000.
2) Baddeley, A.D., Hitch, G.J., Allen, R.J. : Working memory and

binding in sentence recall. Journal of Memory and Language, 61 : 438-456, 2009.
3) Baddeley, A.D. : Working memory : Looking back and looking forward. Nature Reviews Neuroscience, 4 : 829-839, 2003.
4) Jacquemot, C., Scott, S.K. : What is the relationship between phonological short-term memory and speech processing? Trends in Cognitive Science, 10 : 480-486, 2006.
5) Martin, R.C., Allen, C.M. : A disorder of executive function and its role in language processing. Seminars in Speech and Language, 29 (3) : 201-210, 2008.
6) Jacquemot, C., Dupoux, E., Bachoud-Levi, A.C. : Is the word-length effect linked to subvocal rehearsal? Cortex, 47 : 484-493, 2011.
7) Cowan, N. : The magical mystery four : How is working memory capacity limited, and Why? Current Directions in Psychological Science, 19 (1) : 51-57, 2010.
8) Hoffman, P., Jefferies, E., Ehsan, S., et al. : How does linguistic knowledge contribute to short-term memory? Contrasting effects of impaired semantic knowledge and executive control. Aphasiology, 26 (3-4) : 383-403, 2012.
9) Shallice, T., Warrington, E. : Auditory-verbal short-term memoyr impairment and conduction aphasia. Brain and Language, 4 : 479-491, 1977.
10) Baddely, A.D., Hitch, G. : Developments in the concept of working memory. Neuropsychology, 8 : 465-493, 1994.
11) Baldo, J., Dronker, N. : The role of inferior frontal and inferior parietal cortex in working memory. Neuropsychology, 20 : 529-538, 2006.
12) Gvion, A., Friedmann, N. : Phonological short-term memory in conduction aphasia. Aphasiology, 26 (3-4) : 579-614, 2012.
13) Gvion, A., Friedmann, N. : Does phonological working memory impairment affect sentence comprehension? A study of conduction aphasia. Aphasiology, 26 (3-4) : 494-535, 2012.
14) Baldo, J.V., Klostermann, E.C., Dronkers, N. F. : It's either a cook or a baker : Patients with conduction aphasia get the gist but lose the trace. Brain and Language, 105 : 134-140, 2008.
15) Allen, C.M., Martin, R.C., Martin, N. : Relations between short-

term memory deficits, semantic processing, and executive function. Aphasiology, 26 (3-4) : 428-261, 2012.
16) Murray, L.L. : Direct and indirect treatment approaches for addressing short-term or working memory deficits in aphasia. Aphasiology, 26 (3-4) : 317-337, 2012.
17) Koenig-Bruhin, M., Studer-Eichenberger, F. : Therapy of short-term memory disorders in fluent aphasia : A single case study. Aphasiology, 21 (5) : 448-458, 2007.
18) Dell, G.S., O'Seaghdha, P.G. : Stages of lexical access language production. Cognition, 42 : 287-314, 1992.
19) Martin, N., Saffran,E.M. : A computational account of deep dysphasia. Brain and Language, 43 : 240-274, 1992.
20) Kalinyak-Fliszar, M., Kohen, F., Martin, M. : Remediation of language processing in aphasia: Improving activation and maintenance and linguistic representations in (verbal) short-term memory. Aphasiology, 25 (10) : 1095-1131, 2011.
21) 齊藤　智：短期の記憶. 認知心理学. 朝倉書店, 東京, pp.10-29, 2007.
22) Miyake, A., Friedman, N.P., Emerson, M.J., et al. : The unity and diversity of executive functions and their contributions to complex "frontal lobe" tasks : A latent variable analysis. Cognitive Psychology, 41 : 49-100, 2000.
23) Vallat, C., Azouvi, P., Hardisson, H., et al. : Rehabilitation of verbal working memory after left hemisphere stroke. Brain Injury, 19 (13) : 1157-1164, 2005.
24) Klingberg, T. : Training and plasticity of working memory. Trends in Cognitive Sciences, 14 : 317-324, 2010.

第Ⅴ章　伝導失語の言語治療

伝導失語の言語治療
―音韻操作障害の立場から

東京都立広尾病院 整形外科 リハビリテーション室　田中　須美子

ワンポイント・アドバイス
One-point Advice

＜課題語における音韻単位の統制＞

　産生型伝導失語には語長効果があり，語が長いほど，すなわち語を構成する音韻単位が多いほど表出の難易度が高い。

　音韻の単位には音節（シラブル）・拍（モーラ）・音素の3つがある。撥音・長音・促音は音節数には含まれないが，拍数には含まれる[1,2]。

　以下はあくまでも筆者の経験的な見解であるが，産生型伝導失語例は同じ拍数であれば撥音を含む語のほうが撥音を含まない語よりも表出しやすい。撥音は1拍1音素であり，一般的な子音＋母音の1拍2音素よりも音素数が少ないからだと思われる。母音だけの拍を含む語も母音が1音素なので表出しやすく，同じ理由で長音を含む語も表出しやすい。長音は，先行拍が母音であればその母音と等しく，先行拍が子音＋母音の拍であればその後続母音と等しいからである。課題語の音韻的な難易度を調整するためには，最小の音韻単位である音素の数にまで配慮するべきであろう。

　呼称や自発書字など，課題語を提示しない課題では想定外の語を症例が意図している可能性にも注意しなければならない。例えば「まんねんひつ」（4音節・6拍・10音素）を想定していても，症例は同義語の「ぺん」（1音節・2拍・3音素）を意図しているかもしれないのである。

はじめに

　伝導失語の発生機序をめぐる論争の中でサブタイプが提唱されたことはよく知られている．本章で取り上げる伝導失語はいわゆる「産生型伝導失語」；reproduction conduction aphasia[3]と考えられる自験例（**表1**）[4]と文献例である．

　特定の失語タイプに対する治療方法を論じることは，全失語（重度失語）を除けば必ずしも一般的なことではない．そもそも伝導失語はBroca失語やWernicke失語に比べて出現頻度が少なく，脳梗塞による失語症患者の5〜17％を占めるに過ぎないという[5]．産生型伝導失語以外のサブタイプが含まれている可能性もあるので，実際にはさらに少ないかもしれない．単純に考えればこの失語タイプの言語治療を論じることで得られるものは少ない．

　しかし，認知神経心理学的な観点からみると，産生型伝導失語は言語表出の過程において意味的符号化まではかなり良好に保たれており，その後の音韻的符号化；phonological encoding─Duboisらの「符号化プログラム」[6]に選択的に障害を呈する失語タイプと考えられる[7]．近年ではその中でも「音韻配列」；phonological assembly（**図1**）[7]の障害に焦点が置かれている．したがって，伝導失語に対する言語治療は，失語症の言語表出における音韻的符号化の障害，特に音韻配列の障害に対する治療とみなすことができる．他の失語タイプでも同じ過程に障害を呈する症例であれば，その治療に応用できると考えられる．伝導失語はBroca失語，Wernicke失語の回復過程でも出現すると言われており[5]，これら2つの代表的な失語タイプが伝導失語的な要素を内在していたとしても不思議ではない．

　本書では，伝導失語の機序を「作動記憶」；working memoryと「音韻操作」のどちらの障害にあると考えるか

[表1] 伝導失語3例とWernicke失語1例のプロフィールおよび言語検査結果

症例	性別	発症時年代	原因疾患	失語以外の障害	損傷部位
症例1	男	60歳代	脳梗塞	無	左側頭葉から縁上回・島
症例2	女	60歳代	多発性脳梗塞	右不全麻痺・構成障害	左上側頭回，左中側頭回，縁上回，上頭頂小葉，右上側頭回，後頭葉
症例3	男	60歳代	脳梗塞	右不全麻痺（ごく軽度）	左側頭頂葉の皮質および皮質下
Wernicke失語例	女	60歳代	脳梗塞	無	左大脳半球

症例	聴覚的把持能力検査（検査時期）			標準失語症検査（検査時期）						
	*要素および順序の正答率							*「まんがの説明」以外は正答数	
	1語 (1/8択)	2語 (2/8択)	3語 (3/8択)		呼称 (20問)	まんがの説明 (最高は段階6)	単語の復唱 (10問)	音読			
								仮名一文字 (10問)	漢字単語 (5問)	仮名単語 (5問)	短文 (5問)
症例1	(7/8)	3/4	0/2	(発症後2か月)	6	段階2	4	9	3	4	3 (発症後1か月)
症例2	(8/8)	2/4	0/2	(発症後58か月)	5	段階3	2	5	1	0	0 (発症後3か月)
症例3	(8/8)	4/4	0/2	(発症後4か月)	1	段階1	0	4	0	0	中止 (発症後1か月)
Wernicke失語例	(6/8)	3/4	0/2	(発症後3か月)	13	段階3	10	9	5	5	3 (発症後1か月)

※ 症例1～3は産生型伝導失語の自験例[4]であり，対照例として挙げたWernicke失語例も同じく自験例である．
※ 症例2の症例には2回の脳梗塞の既往があったが，いずれも軽快していた．
※ 症例3の症例は田中，藤田，安田（1992）[47]，田中（2006）[19]の症例である．

でその治療を対立的に論じる。作動記憶は音韻的符号化には含まれないが，その過程に関与する。一方の音韻操作は前述したように広義には音韻的符号化の過程全体に，狭義にはその中の音韻配列に該当する。

　Kohnの言語表出モデルを紹介する（図2【a】）[8]。作動記憶と音韻的符号化（Kohnは「前構音プログラミング」と表現）の両方が明示されているからである。最近でも，これら2つを含む言語表出モデルを提示する研究者はいる（図2【b】）[9]が，KayらのPALPA[10,11]をはじめ，多くの認知神経心理学的な言語表出モデルはなぜか，作動記憶の機能を担う音韻出力バッファーしか示していない。Kohnによれば作動記憶の機能は「構音がプログラムされる間，音韻表象の痕跡を保持する」ことである。一方，音韻的符号化の機能は「音韻表象を音韻的に特定される目標系列へと変換する」こと，「語彙形式の中に音素を選択・配列して，構音の実現に充分な情報を提供する」ことであるという。Kohnは伝導失語例では側頭葉の機能である作動記憶が保たれているからこそ，漸近的接近が出現すると論じている。Goodglassらも「舌の先状態」；tip-of-the-tongueに関する研究において伝導失語群はBroca, Wernicke, 失名詞という他の失語タイプの各群よりも喚語できない語の音節数や語頭文字を正しく想起できたと報告している[12]。

　作動記憶の概念を提唱したBaddeleyら自体は，実は作動記憶と言語表出を関連づける直接的な証拠がほとんどないことを認めている[13]のだが，その障害の検出に当初は聴覚的把持能力検査が用いられた[14]。表1にいずれも右利き左大脳半球損傷の伝導失語3例[4]とWernicke失語1例の自験例に実施した聴覚的把持能力検査の結果を示す。使用した語はすべて2モーラ語で，2つ以上の語を聴覚提示した直後に8個の絵を示し，該当する絵を聴いた順に指しても

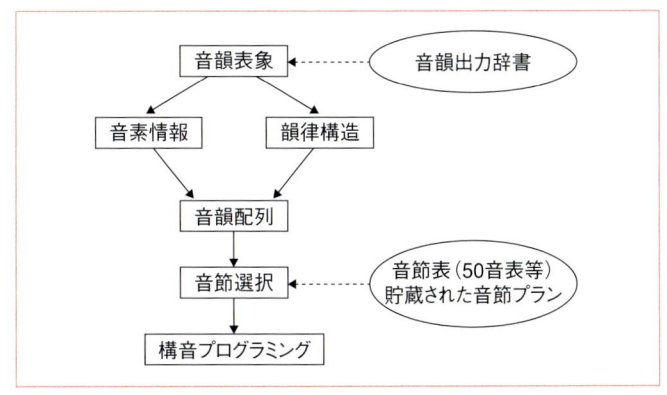

【図1】認知神経心理学的モデルにおける音韻的符号化の過程
(Franklinら, 2002[7] より引用)

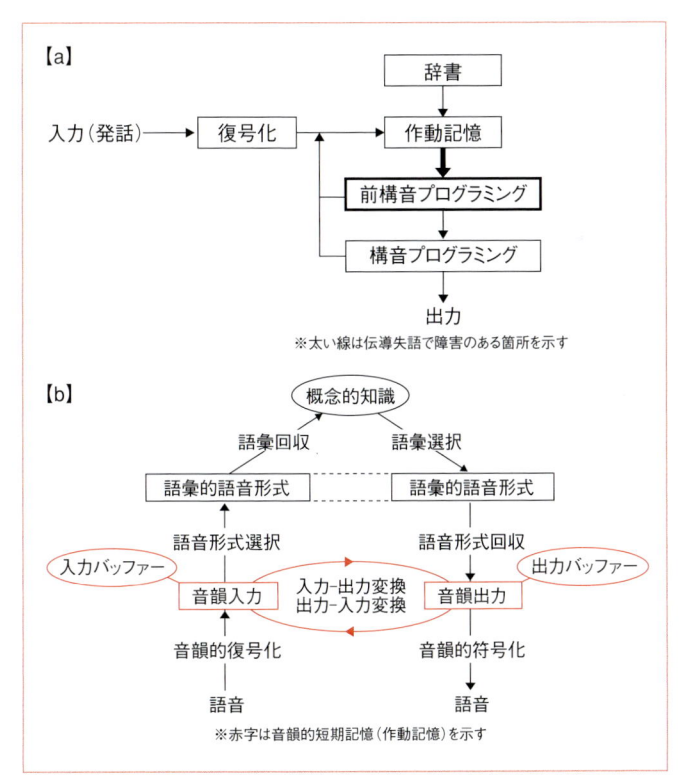

図1
Franklinらは上記の図を下記の文献に基づくものだとしている。(Levelt, W.J.M, Roelofs, A., Meyer, A.S.: A theory of lexical access in speech production. Behavioral and Brain Science, 22: 1-75, 1999)

※太い線は伝導失語で障害のある箇所を示す

※赤字は音韻的短期記憶(作動記憶)を示す

【図2】作動記憶と音韻的符号化を含む言語表出モデル

図2
【a】Kohn, 1984[8];「前構音プログラミング」が音韻的符号化に該当する
【b】Jacquemotら, 2006[9] より一部改変

らった．2つの語については4試行実施して2試行以上正しければ3つの語の問題に進んだ．3つ以上の語については同じ語数の問題を2試行実施して，1試行でも正しければ語数が1つ多い問題に進み，2試行とも誤れば終了とした．復唱は伝導失語例に不利なので用いなかった．結果は**表1**に示した通りで，症例数は少ないが，2つの失語タイプの成績に差はなかった．

作動記憶は音韻の入力，出力の両方に関与している．聴覚的把持能力の低下は音韻入力における作動記憶障害を示唆するものと考えられるようになった[15]．音韻出力における作動記憶障害，すなわち音韻出力バッファーの選択的な障害を検出するためには，語の長さなどを統制した語および非実在語の復唱，音読，書き取りが用いられる．その結果，音韻出力バッファーが選択的に障害された症例として産生型伝導失語の症例（Shalliceら[15]）も報告されたが，呼称課題でほとんど音韻性の誤りを示さない流暢型失語の症例も提示された（Caramazzaら[16]）．このように，出力における作動記憶障害例と産生型伝導失語例は必ずしも一致しない．

以上の複数の根拠から，筆者は作動記憶障害説には懐疑的である．障害の発生機序を追求することは重要なことではあるが，伝導失語にまつわる複雑な問題を回避するかのように，音韻配列の障害に対する訓練報告の中には，最近，症例の損傷部位や失語タイプを記載していないものさえある[17,18]．

Ⅰ．中核症状

産生型伝導失語の特徴は言語表出全般に出現する音韻的な誤りである．呼称，復唱，音読には音韻性錯語を主体と

【表2】伝導失語例の呼称における典型的ではない音韻的な誤りの例

症例	目標語	反応	
田中（2006）[19] 症例3	こま	発症 1か月 mo, mo, mo‥	（音断片）
		発症 12か月 <u>ko</u>, <u>komo</u>じゃない, <u>ko</u>, <u>ko</u>, <u>komo</u>‥	（語断片→音韻性錯語）
		発症 24か月 こま	（正答）
	わに	発症 1か月 ku, ku, ku, ku, kuruじゃない, kuru, <u>wa</u>, <u>wa</u>‥	（音断片→語断片）
		発症 12か月 ta, ko, kogaじゃない, ko, ko‥	（音断片）
		発症 24か月 <u>wa</u>, わに	（語断片→正答）
	あやめ	発症 6か月 （ベースライン期3日目）<u>a</u>, <u>a</u>, <u>ara</u>, <u>a</u>, ‥	（語断片；1音節）
		発症 7か月 （訓練期1日目訓練前）<u>ara</u>, <u>ame</u>, <u>me a</u>, <u>ame</u>, <u>ame</u>‥	（語断片；2音節）
		発症 7か月 （訓練期1日目訓練後）<u>ame</u>じゃなくて, あやめ	（語断片→正答）
Kohn（1989）[20] 伝導失語例CM	fork turtle	/fi, fʌ(2x), fil, fir, firk, f-/, fork /tʌr/, turtle	（word-fragments→正答） （word-fragments→正答）
小池ら（1993）[21] 非流暢な伝導失語例		ボール→しゃ‥んと‥しや‥んん, コップ→ん‥ほはやの‥んと‥, 新聞→やす‥んと‥さし‥んと‥おきたさい, 櫛→た‥たばとね‥たとたい‥ください	（新造語）
船山ら（2010）[22] Wernicke失語から伝導失語への移行例		机→べく, 飛行機→うさぎん, 襖→せめん, 提灯→ちょうとう	（新造語）

する音韻的な誤りが，仮名単語の書字には発話における音韻的な誤りに対応して仮名文字の置換や倒置が出現する．音韻的符号化の障害が複数の言語表出様式に影響を及ぼすからである．

自験例のうち，症例3を例に，産生型伝導失語例における音韻的な誤りとその経時的な変化を紹介する．症例3で特徴的であった音韻的な誤りを音断片と語断片とに分類して**表2**に示す[19]．表には他の伝導失語例における類似した誤り—Kohnの語断片；related word-fragments[20]と，小池ら[21]および船山ら[22]の新造語の例を併記した．音断片とは目標語と音韻的な関連が明らかではない音節の羅列である．概ね1～2音節の断綴的な発話であり，大東ら[23,24]の「音綴断片」と「語新作」の両方が含まれる．症例3の音断片は，小池らの症例の新造語と探索的である点で類似しているが，小池らの症例の「変化に富む無意味な音節から

▶**KeyWord**
＊音綴断片 [23,24]
（fragmentary syllable）
1音節の，目標語の同定が不可能な反応．

▶**KeyWord**
＊語新作 [23,24]
（neologism）
2音節以上の，目標語の同定が不可能な反応．新造語．

> **KeyWord**
> *中断[23,24]
> (interruption)
> 1音節以上で，目標語を同定でき，目標語に至る過程で途切れたと推定される反応。音韻性錯語と区別している。

> **KeyWord**
> *伝導理論[25]
> (conduction theory)
> 新造語発生機序説の一つ。新造語を音韻性錯語の重篤なものとみなし，聴覚的連合野および弓状束の損傷による症状と考える。

なる新造語」とは異なり，より短く変化に乏しかった。一方，語断片とは目標語の一部の音節の表出であり，大東ら[23,24]の「中断」にほぼ該当する。仮に典型的な音韻性錯語を"目標語と音節数が等しく，音節の置換，倒置で誤る非実在語"と定義すると，症例3では典型的な音韻性錯語は少なく，1～2音節の短い語で若干みられる程度であった。したがって，症例3は音韻配列だけではなく，音韻出力辞書も障害されていると推察された。また，症例3の語断片は，音韻を探索するというより音韻系列の自動的展開を期待して何度も表出を試みて果たせず，結果的に語の一部を反復している反応のようにも見えた。

症例3では訓練経過の中で同じ目標語に対する反応が音韻的に関連のない音断片から，音韻的に関連のある語断片へと変化した（**表2**）[19]。また，語断片で表出できた目標語の音節の数も増加した[19]。このデータはいわゆる伝導理論[25]に合致する。ただし，発話時に誤りの自覚があったことから，症例3の音断片については，語断片と同じく，聴覚入力系の障害が関与しない表出性の誤りであると推察される。

いずれにせよ，誤反応が目標語と音韻的により近い反応に質的に変化することは，伝導失語の自然回復や治療効果を論じる上で正反応数の向上という量的な変化と同様，重要だと考えられる。しかも，音韻的な誤りは目標語との音韻的な隔たりによって数値化できる[26～28]ので，回復・改善の幅を量的なデータとして示すことも可能である。

Ⅱ．治療目的

前述したように，伝導失語の治療目的は言語表出における音韻的符号化の障害，中でも音韻配列の障害の改善に集

約される．具体的には以下の目標が挙げられる．
 (1) 喚語困難の改善
 (2) 音韻性錯語の軽減
 (3) 音韻探索に伴う労力・精神的な負担の軽減
 (4) 復唱能力の向上
 (5) 仮名文字の書字能力の向上
 (6) 漢字の音読能力の向上
 (7) 新しい語を習得するための基盤となる音韻分析能力の向上

この内，(1)～(3) は日常会話のコミュニケーションに直接関与する目標である．(1) はより重度の症例の，(2) は比較的に軽度の症例の第一目標であり，(3) は (1)，(2) の達成および代償手段の活用や環境調整によって実現できると考えられる．本章ではこれらを目標とする治療方法について概観する．

III. 治療方法

❶ 単語の表出の改善を目的とする訓練

1）音韻分析訓練

物井はBroca失語に対する仮名書字訓練の報告の中で，Broca失語が「音韻に関する分析と操作」，すなわち音韻配列に障害を呈することを早くから指摘している[29]．そして，仮名書字障害の基盤にモーラ分解，音韻抽出，音と仮名の対応，の3つのレベルの障害があるとして，仮名書字訓練前に各障害に対応するモーラ分解能力検査，音韻抽出能力検査，仮名1文字書取検査を実施した（**表3**）[30]．これらの検査は就学前児童における音韻分析能力と仮名文字の読みの学習との関連に関する研究[31]をふまえており，特にモーラ分解と音韻抽出の2つの検査は本邦では音韻分析

【表3】音韻分析訓練の例

物井（1976, 1990, 1999）[29, 30, 44] の仮名書字訓練（訓練前評価の一部を含む）	
モーラ分解能力検査	清音および濁音からなる2〜4モーラ語18語を用いる。 5個の丸印を書いた図版と5個の碁石を用意し，検査語の絵カードを示しながら，その名称をはっきり言って聞かせ，患者に検査語のモーラ数だけ図版の丸印の中に，碁石を置かせる。
音韻抽出能力検査	清音および濁音からなる3モーラ語72語を用いる。 検査語をはっきり言って聞かせ，その中に/ka/音があるかないか，ある場合は何番目のモーラ部にあるかを答えさせる。
仮名書字訓練 （キーワード法）	・ある音韻が語頭にある単語をキーワードとして設定する。 ・キーワードの復唱─写字─音読訓練。 ・キーワードの想起訓練；ある音韻を聞いて，対応するキーワードを言い，書く。 ・1文字想起訓練；ある音韻を聞いて，対応するキーワードを用いずにその仮名文字を書く。書けない場合はキーワードを用いる。
Franklinら（2002）[7] の音素弁別と自己モニタリングの訓練　※Waldronら（2011）[17] も追試	
音素弁別 （Waldronら 「聴覚的課題」）	聴覚提示された語の長短判定，1音素1文字のマッチング， 聴覚提示された語の語頭音あるいは語尾音の選択， 聴覚提示された2語の語尾音の同異判定， 聴覚提示された語と同韻の文字単語の選択，などの課題
自己モニタリング （Waldronら 「モニタリング課題」）	a：外部モニタリング（験者オフラインモニタリング） 　　験者が発話した語と絵の同異判定を行う。 　　異なっていると判定した場合は，誤りの位置（語頭・語中・語尾）を同定する。 b：間接的モニタリング（オフラインモニタリング） 　　自分が絵を呼称した時の録音を聞いて，「外部モニタリング」と同じ課題をする。 c：直接的モニタリング（オンラインモニタリング） 　　絵の呼称や短文の表出をした直後に，反応の正誤を判定する。 　　誤っていると判定した場合は，誤りの位置を同定し，修正する。

能力の検査としても使用されている。ただし，モーラ分解や音韻抽出だけを訓練課題として実施した結果，失語症例の音韻分析あるいは発話の能力が改善したという報告は見当たらない。

一方，Franklinらは語を構成する音素への注目・分析を促す目的で，表3に挙げた音素弁別と自己モニタリングの課題を伝導失語1例に実施している[7]。これら一連の音韻分析訓練によって課題語の呼称が有意に改善しただけではなく，非課題語の呼称，短文における単語の喚語，復唱，音読，談話にも般化したという。約10年を経てWaldron

らは音韻配列を含む障害を呈した失語症例4例にこの訓練を追試している[17]。失語タイプは示されていないが、結果として1例は音素弁別と自己モニタリングの2つの課題の後に、2例は音素弁別訓練の後にだけ各々課題語が有意に改善した。しかし、3例とも非課題語には般化しなかった。他の1例はいずれの課題でも改善しなかった。以上の結果についてWaldronらは、Franklinらの症例が比較的に純粋に音韻配列を障害された症例であったのに対して、彼らの症例は音韻出力辞書の障害や発語失行を合併していたためだと論じている。

2）発話訓練

前述したWaldronは音韻分析訓練で改善しなかった1例に発語失行の訓練に用いられる「階層的表出訓練」; production therapy hierarchy[32] を実施した。階層的表出訓練には音節分解、2語の異同弁別の課題なども含まれているが、焦点は復唱や音読の課題にある。訓練の結果、課題語の呼称成績が有意に改善したという[18]。この報告は音韻分析訓練のような聴覚入力系の課題よりも発話表出自体を訓練する課題のほうが有効であることを示唆している。もっとも、対象となった症例については音韻配列の障害と軽度の発語失行を合併していると記載されているだけで、伝導失語やその近縁症例かどうかが定かではない。

聴覚的刺激の重要性を説いたSchuell[33]の刺激法を引き合いに出すまでもなく、復唱は失語症訓練において有効な手段の一つである。Simmonsは、伝導失語にとって復唱は最も障害されることが多く、治療の手段ではなく目標であるとして、語の長さ、出現頻度、音韻的複雑性、品詞などの変数の影響を同定し、障害されたレベルから開始する系統的な復唱訓練を提唱した[34]。一方、重度の言語表出障

害を呈する症例の訓練に復唱を用いることは必ずしも適切ではないという研究者もいる[35,36]。後述するように，Kohnは伝導失語1例に文の復唱を利用した訓練を実施しているが，この症例の場合，復唱のほうが会話よりもよく保たれていたからである[37]。

3) 書字・読字訓練

　伝導失語に対する訓練では音韻分析，復唱などの音声言語処理だけの課題よりも，文字言語処理を利用した課題がよく実施されている。例えば，Le Dorzeは発症後3か月以上経過しても重度の呼称障害を呈した伝導失語1例に理解訓練と発話訓練の2つを実施した[38]。理解訓練といっても文字単語と絵のマッチング以外は，復唱，語の定義に対する呼称，音読という，発話を含む課題である。また，発話訓練とは文字提示された語を手掛かりにする絵の呼称—すなわち，絵を同時提示された条件下での文字単語の音読と，語頭文字を手掛かりにする絵の呼称である。訓練の結果，単一事例実験デザインで呼称成績の有意な改善が認められ，訓練終了後5か月経っても訓練効果は維持された。複数の課題を実施しているため，どの課題が有効であったのかは不明だが，この訓練プログラムは，文字を用いた音韻訓練[39]と語頭音ヒントを用いた呼称訓練[40]の先行研究を踏襲したものであり，文字の利用に主眼がある。前述のSimmonsもデータは示していないが，音読障害を呈する症例であっても，多くの伝導失語例にとって文字単語の提示は復唱成績の向上に有効であると述べている[34]。

　山鳥は伝導失語例が音読と書字において漢字と仮名文字で対照的な症状を示すことを指摘している[41〜43]。すなわち，音読については漢字単語のほうが仮名単語よりも困難である。仮名文字と違って文字とモーラが1対1対応していな

いため，音韻配列が難しいからである．反対に，書字については仮名文字のほうが正確な音韻配列が必要なため，漢字よりも誤りやすい．本邦における伝導失語の訓練は，以下に挙げるように，これらの特徴をふまえたものになっている．

a. 仮名文字の書字

　仮名文字の書字訓練には一般に物井のキーワード法（**表3**）[29,30,44]が用いられる．キーワード法とはキーワードである語の持つ意味を介して音と仮名文字の対応を再学習するものである．この訓練によって音韻配列が改善するため，伝導失語例では発話表出への般化が期待できる．今村は多音節語における音韻性錯語を減少させる目的で，軽度の伝導失語1例に対して仮名単語の書字訓練を実施した[45]．単一事例実験デザインに基づく訓練であるが，訓練後期には漢字音読訓練も一部併行して実施している．手続きはキーワード法の応用で，課題語のモーラ数だけ丸を書く，丸の中に対応する仮名文字を書く，仮名文字を指さしながら抑揚をつけて音読する，というものである．訓練の結果，課題語の呼称の成績が向上し，その効果は音声提示された単語と絵のマッチングおよび復唱による訓練よりも有意に高かったという．呼称は自己修正後の正答を認めない基準で採点されているので，音韻性錯語の減少，すなわち，音韻探索による労力の軽減が図られたことにもなる．自験例の症例1も発症後1～8か月の発症初期を含む期間ではあるが，主として漢字および仮名で単語を書字，音読する訓練を実施した後に呼称成績が向上した（**図3**）．

b. 仮名単語の音読

　臨床的には単独で実施するより，仮名単語と絵とのマッ

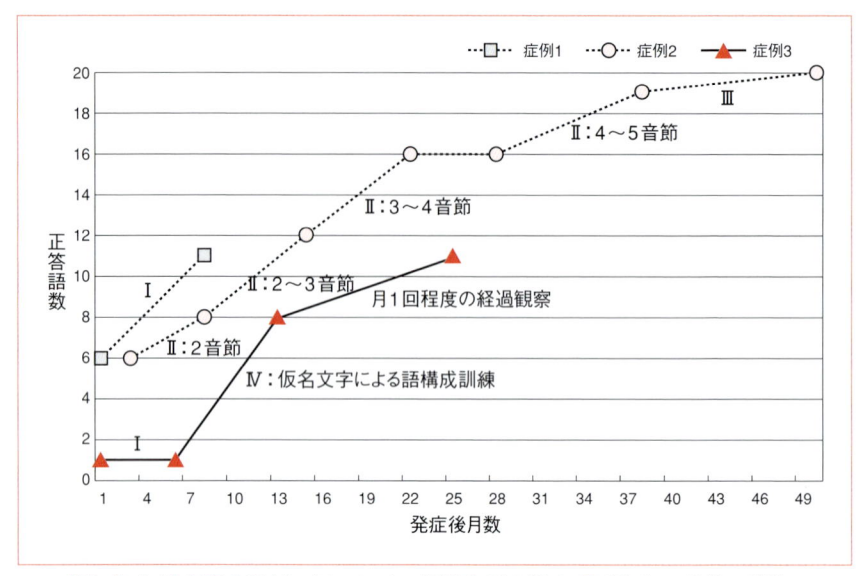

【図3】伝導失語自験例3例における標準失語症検査「呼称」の成績の推移[4]

呼称訓練方法
Ⅰ：漢字・仮名文字による単語の書字・音読
Ⅱ：仮名単語の音読・復読・斉読
Ⅲ：漢字＋仮名単語の音読・復読・斉読（数詞・曜日名・固有名詞）
Ⅳ：仮名文字による語構成訓練

チング課題，仮名書字訓練などの一環として実施することが多い。仮名文字はモーラと1対1対応しているので，モーラ分解は必要としない。単語の文字数を増やすと難易度が高くなる。音読できない時にはローマ字や漢字を併記して音韻イメージの強化を図ったり，復唱的，斉唱的に音読したりする。自験例の症例2は，構成障害を合併していたため書字を呼称訓練に利用できなかった。そこで仮名単語の音読を用いた呼称訓練を主に実施したが，発症後24か月以上経過しても呼称成績の向上がみられた（図3）。

仮名単語の音読には，仮名文字をモーラに逐次変換して必ずしも音韻出力辞書を経由しない経路と，音韻出力辞書

を経由して語全体を処理する経路がある。非実在語を用いると前者の経路しか使用できないので，音韻配列により負荷が掛かる。宇野らは伝導失語3例に単一事例実験デザインに基づき，非実在語を用いた仮名音読訓練と復唱訓練を各々単独に実施している[46]。その結果，仮名音読と復唱はともに短期間に有意に改善し，訓練しなかった方の言語様式も併行して改善したという。そして，仮名音読と復唱はともに「1音から単語音への配列」，すなわち音韻配列を経由する処理であり，音韻配列自体の改善が両言語様式の改善をもたらしたと論じている。こうした非実在語の表出における改善が，実在語の表出や日常会話に般化したかどうかは明らかではない。

c. 漢字単語の音読・仮名振り

漢字には音訓など複数の読みがある。1つの読みでも1文字が複数のモーラに対応することが少なくない。同音異義字も多い。例外はあるが，総体的に漢字とモーラは多対多対応である。漢字単語を音読するためには呼称と同じく基本的に音韻出力辞書，音韻的符号化の過程に働きかける必要があり，伝導失語例のための表出訓練方法として有効である。仮名の読み書き能力が保たれた症例であれば，漢字単語の仮名振りにも同様の効果を期待できる。今村は，前述した呼称訓練と同じ手続きで漢字単語の仮名振りおよび音読の訓練を実施したところ，漢字単語の音読成績が有意に向上したと報告している[45]。

4）文字による語の構成訓練

田中は重度の呼称障害を呈した伝導失語非典型例1例（表1・図3の「症例3」）に漢字と仮名文字による単語書字，音読を用いた呼称訓練を実施したが，仮名単語の書字

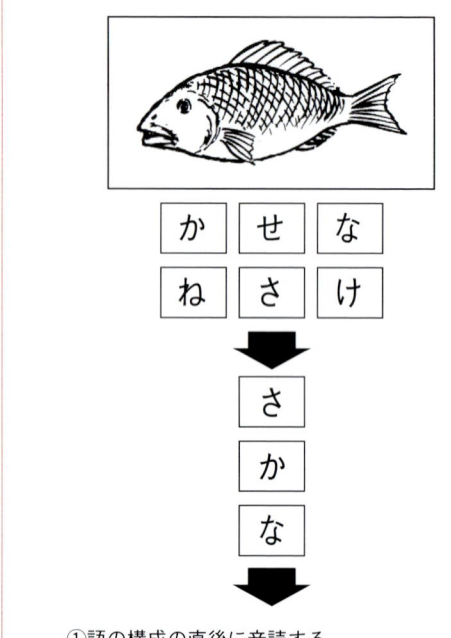

【図4】「仮名文字による語構成訓練」の手続き
(田中ら, 1992 [47]・田中, 2006 [19] より一部改変)

①語の構成の直後に音読する
②全課題語の語構成・音読の終了後に呼称する
③次の訓練セッションの冒頭にも呼称する

が困難であったためか呼称能力は改善しなかった。そこで考案されたのが仮名文字による語の構成訓練である [19, 47]。課題語の絵に対応する語を仮名文字で書く代わりに，妨害刺激を含む選択肢から仮名文字を選択，配列して語を構成し，構成した仮名単語を音読する，その後，課題語を呼称する（図4）。この訓練は単一事例実験デザインに基づいて実施され，仮名単語と絵のマッチングおよび音読による訓練よりも有意に呼称成績を向上させた。語の構成と呼称の成績の間には相関もみられた。訓練が呼称障害の基盤にある音韻出力辞書と音韻配列の両方の障害に働きかけたためと推察された。

吉村らは伝導失語1例に対して音韻性錯語を減少させる目的で仮名文字を用いた同様の訓練を実施している[48]。50音表，課題語の絵，課題語を構成するモーラ数分の白紙が用意され，課題語が音声提示される。白紙に1文字ずつ仮名で書き取り，完成した仮名単語を音読する。訓練後，対象例は音韻性錯語が減少して呼称成績も有意に向上したが，同じ訓練を実施したWernicke失語1例の呼称の改善は充分ではなかったとし，文字による語の構成訓練が伝導失語例に特に有効である可能性が示唆された。ただし，Wernicke失語例は訓練前から課題語の呼称成績が伝導失語例より低かった。発症後経過月数も伝導失語例は発症3か月，Wernicke失語例は13か月と差があった。また，吉村らは，伝導失語例の発話に，目標語とはモーラ数が異なる誤りや目標語と異なる音を含む誤りがみられたことを根拠に，「音韻表象の出力バッファーでの保持」，すなわち作動記憶に障害があったと論じている。しかし，音韻出力バッファーでの保持以前に音韻表象が充分に活性化しなかったなど，別の解釈も可能であろう。

　印欧語のアルファベットは日本語の仮名文字ほど音韻との対応が規則的ではないが，Cubelliらはイタリア人の伝導失語3例に対する音韻表出の制御のための訓練の中で，文字による語の構成を用いた呼称課題を実施している[49]。例えば，"tavolo"（テーブル）の絵に対してTA，VO，LOの文字カードを配列し，音読する。ちなみに，イタリア語は日本語と同様，開音節言語である。訓練後，呼称能力を含む言語能力が改善した。他の課題も実施しているので，訓練効果の検証には問題があるが，Nickelsは呼称訓練研究の再検討において，この報告を「語彙回収後の音韻障害」；post-lexical phonological impairmentsの治療に焦点を当てた数少ない研究の1つに分類している[50]。Kohnは

英語を母国語とする伝導失語1例が呼称できない語を口頭で綴ることができたと報告している[51]。この症例が綴りを書いたり，文字で構成したりした後，それを音読する課題を実施していた呼称の改善につながった可能性がある。ただし，英語はイタリア語以上に文字と音韻の対応が規則的ではない。文字による語の構成訓練の効果は使用する言語によって異なるのかもしれない。

5) 韻律の利用

欧米では伝導失語に対してMITのような韻律を利用した訓練を実施したという報告はないと言われている[34,52]。本邦では伝導失語例の発話訓練にリズムや身体運動を利用したという文献がみられるが，訓練効果を検討できるようなデータは示されていない[53,54]。

6) 代償手段の活用

軽度の伝導失語例に対する訓練では音節数の多い語を用いることによって課題の難易度を上げることができる[45,54]。しかし，多音節語は一般に低使用頻度語が多く，それを課題語に用いることが日常会話への般化に有効かどうかについては検討の余地がある。また，多音節語にはいわゆる複合語が多く含まれることも予想される。小川らは伝導失語様の言語症状を示す進行性失語，Logopenic progressive aphasia (LPA) の1例が複合語の漢字音読で非連濁を示したと報告している[55]。非連濁での音読とは，例えば『回転寿司』を「かいてんすし」と音読したということである。同症例は復唱課題では複合語「パイプオルガン」よりも複合語を2語に分割した「パイプとオルガン」のほうが「と」の分，音節数が多かったにも関わらずよくできたともいう。この結果は，伝導失語例にとって複合語はより短い2つの

有意味語に分割して迂回反応のように表現したほうが表出しやすいことを示唆している。Simmons-Mackie が推奨している[52]ように，迂回反応は代償手段の1つになりうる。

一方，漢字書字や身振りなどの，発話以外の代償手段は，流暢型失語である伝導失語例にとっては抵抗があるかもしれない。書字の後には音読もしてもらうような工夫が，訓練意欲を削がないためにも発話への般化を促すためにも必要となるだろう。

❷ 文レベルの表出の改善を目的とする訓練

本邦で報告された伝導失語に対する表出訓練がほとんど単語レベルの訓練であるのに対し，欧米では早くから文レベルの表出訓練の報告がある。前述の Cubelli らは伝導失語例に対する訓練において文字カードを配列して語を構成する課題だけではなく，文字単語カードを配列して短文を構成する課題も実施している[49]。Boyle は自発話における音韻性錯語を減らして心理的な負担を軽減することを目的に，伝導失語1例に対して課題語，課題語を含む句，課題語を含む句を用いた短文の音読訓練を単一事例実験デザインに基づき実施した[56]。訓練によって情景画の説明における音韻性錯語の出現頻度が減っただけではなく，1分間に表出される音節数が減少する一方，意味内容数は増加して音韻探索の労力の軽減も示唆された。Kohn らも発話をより流暢にするため，伝導失語1例に短文の復唱訓練を実施している[37]。課題文は1文中の語数，語を構成する音節数，代名詞の有無などによってタイプ分けされている。訓練後，短文の復唱能力が改善しただけではなく，情景画の説明における情報伝達の効率も向上するなど，般化が認められた。症例の妻も夫が積極的に会話するようになったと証言したという。

本邦でも伝導失語例の中に構文の表出や理解に障害を示す症例がいることは知られている[57〜60]。構文の表出に関して波多野は一部の伝導失語例に文節末尾の助詞を誤り，自己修正を繰り返して正しい助詞に到達する漸近的接近様の症状がみられることを指摘し，「錯文法性錯語」と名づけた[57,58]。堀田らは助詞だけではなく，動詞などの述部を誤る伝導失語例を報告している[59]。筆者も自験例の症例2（**表1**）に同様の錯文法を認めたが，この症例は多発性脳梗塞で発症しており，脳損傷が広範にわたっていた。伝導失語例における構文障害が，流暢型失語の一般的な症状なのか，伝導失語特有の音韻配列の障害が影響しているのかは不明である。堀田らの症例に関しては，構文自体の障害と音韻配列の障害の両方の関与が示唆される。受動文の動詞句などは動詞を活用した上で助動詞を付与した多音節の句である。伝導失語例は多音節の句の生成，表出が必要な複雑な構文を回避して，あえて単純な構文を選択している可能性がある。いずれにしても個々の症例の構文や談話の能力を評価し，必要に応じて介入するべきであろう。

❸ 精神的なストレスへの対応

伝導失語例に対する訓練報告には精神的なストレスへの対応について言及しているものが少なくない[61〜63]。発話するたびに出現してしまう誤りに充分に自覚的で，正しい音韻系列を実現するために努力し続けているのであるから，不全感が強いことは想像に難くない。伝導失語例は一般に予後がよいと言われており，後方病変が主体で身体障害も概ね軽度であることから，復職の可能性が高い。しかし，その分，要求水準も上がると推察される。非実在語の復唱のような難易度の高い検査・課題の実施が，本人の自信を喪失させる危険を伴うことに我々は充分に配慮しなければ

ならない．小嶋は職場復帰を果たした軽度の伝導失語例の訓練経過を紹介し，長期にわたる心理的支持の重要性を説いている[61]．Simmons-Mackie も自信を持ってコミュニケーションできるようにという観点から，前述した代償手段の活用とともに，環境調整の必要性に言及している[52]．

最後に

医療施設における訓練期間の短縮化が進む今日，単一事例研究は訓練効果の検証に確かに有効な手段であるが，その実施には慎重にならざるをえない．ベースライン期を設けたり，対象課題の実施中に他の課題の実施を控えたりする必要があるからである．エビデンスに基づく訓練方法の構築のためには，複数の症例の詳細な症状を比較する「一連症例研究」；a case-series study[64] を組織的に実施することも検討されるべきであろう．伝導失語についても症例数が少なかったり，他の失語タイプを含んでいたりするものの，既にそうした試みが報告されている[65〜67]．

文　献

1) 川上　蓁：日本語音声概説. 桜楓社, 東京, 1977.
2) 正木信夫：言語音レベルの障害. 言語コミュニケーション障害の新しい視点と介入理論（笹沼澄子, 編）. 医学書院, 東京, pp.9-32, 2005.
3) Shallice, T., Warrington, E.K.：Auditory-verbal short-term memory impairment and conduction aphasia. Brain and Language, 4：479-491, 1977.
4) 田中須美子：伝導失語の呼称訓練に関する一研究. 平成4年度筑波大学修士課程教育研究科カウンセリング専攻リハビリテーションコース修士論文, 1993.
5) 濱中淑彦：失語症の類型学. 失語症臨床ハンドブック（濱中淑彦,

監修). 金剛出版, 東京, pp.175-189, 1999.

6) Dubois, J., Hécaen, H., Angelergues, R., et al. : Étude neurolinguistique de l'aphasie de conduction. Neuropsychologia, 2 : 9-44, 1964.
7) Franklin, S., Buerk, F., Howard, D. : Generalised improvement in speech production for a subject with reproduction conduction aphasia. Aphasiology, 16 (10/11) : 1087-1114, 2002.
8) Kohn, S.E. : The nature of the phonological disorder in conduction aphasia. Brain and Language, 23 : 97-115, 1984.
9) Jacquemot, C., Scott, S.K. : What is the relationship between phonological short-term memory and speech processing? Trends in Cognitive Sciences, 10 (11) : 480-486, 2006.
10) Kay, J., Lesser, R., Coltheart, M. : Psycholinguistic assessments of language processing in aphasia (PALPA) : an introduction. Lawrence Erlbaum Associates, Hove, pp.1-22, 1992.
11) Kay, J., Lesser, R., Coltheart, M. : Psycholinguistic assessments of language processing in aphasia (PALPA) : an introduction. Aphasiology, 10 (2) : 159-215, 1996.
12) Goodglass, H., Kaplan, E., Weintraub, S., et al. : The "tip-of-the-tongue" phenomenon in aphasia. Cortex, 12 : 145-153, 1976.
13) Gathercole, S.E., Baddeley, A.D. : Speech Production. In : Working memory and language. Lawrence Erlbaum Associates, Hove, pp.75-100, 1993.
14) Caplan, D., Waters, G. : Issues arising regarding the nature and consequences of reproduction conduction aphasia. In : Conduction aphasia (ed Kohn, S.E.). Lawrence Erlbaum Associates, Hillsdale, New Jersey, pp.117-149, 1992.
15) Shallice, T., Rumiati, R.I., Zadini, A. : The selective impairment of the phonological output buffer. Cognitive neuropsychology, 17 (6) : 517-546, 2000.
16) Caramazza, A., Miceli, G., Villa, G. : The role of the (output) phonological buffer in reading, writing, and repetition. Cognitive neuropsychology, 3 (1) : 37-76, 1986.
17) Waldron, H., Whitworth, A., Howard, D. : Therapy for phonological assembly difficulties : a case series. Aphasiology, 25 (4) : 434-455, 2011.
18) Waldron, H., Whitworth, A., Howard, D. : Comparing monitoring

and production based approaches to the treatment of phonological assembly difficulties in aphasia. Aphasiology, 25 (10) : 1153-1173, 2011.

19) 田中須美子 : 仮名文字による語の構成を用いた呼称訓練の検討—伝導失語症例に対する単一事例研究. 言語聴覚研究, 3 (2) : 57-65, 2006.

20) Kohn, S.E. : The nature of phonemic string deficit in conduction aphasia. Aphasiology, 3 (3) : 209-239, 1989.

21) 小池澄子, 伊藤直樹, 村上宣人, ほか : 非流暢な伝導失語を呈した皮質下梗塞の一例. 失語症研究, 13 (1) : 9-17, 1993.

22) 船山道隆, 小嶋知幸, 稲葉貴恵, ほか : 伝導失語に収束した新造語ジャルゴンの1例—新造語発現の機序についての一考察—. 高次脳機能研究, 30 (3) : 467-477, 2010.

23) 大東祥孝, 浜中淑彦, 波多野和夫 : 錯語の臨床解剖学. 失語症研究, 4 (1) : 29-35, 1984.

24) 大東祥孝, 浜中淑彦, 波多野和夫 : 錯語の神経心理学的検討—続報—. 失語症研究, 5 (1) : 771-779, 1985.

25) Kertesz, A., Benson, D.F. : Neologistic jargon:a clinicopathological study. Cortex, 6 : 362-386, 1970.

26) Lecours, A.R., Lhermitte, F. : Phonemic paraphasias : linguistic structures and tentative hypotheses. Cortex, 5 : 193-228, 1969.

27) Gandour, J., Akamanon, C., Dechongkit, S., et al. : Sequences of phonemic approximations in a Thai conduction aphasic. Brain and Language, 46 : 69-95, 1994.

28) 平野 綾, 奥平奈保子, 金井日菜子, ほか : 呼称において多彩な錯語を呈した流暢型失語の1例—誤反応分析を中心に—. 高次脳機能研究, 30 (3) : 418-427, 2010.

29) 物井寿子 : ブローカタイプ (Shuell Ⅲ群) 失語患者の仮名文字訓練について—症例報告—. 聴覚言語障害, 5 (3) : 105-117, 1976.

30) 物井寿子 : 失語症の読み書き障害の訓練—仮名書字訓練を中心に—. 神経心理学, 6 (1) : 33-40, 1990.

31) 天野 清 : 語の音韻構造の分析行為の形成とかな文字の読みの学習. 教育心理学研究, 18 (2) : 76-89, 1970.

32) Wambaugh, J.L., Kalinyak-Fliszar, M.M., West, J.E., et al. : Effects of treatment for sound errors in apraxia of speech and aphasia. JSLHR, 41 : 725-743, 1998.

33) Schuell, H.M., Jenkins, J.J., Jiménez-Pabón, E. : Aphasia in adults :

diagnosis, prognosis, and treatment. Hoper and Row, New York, 1964.（笹沼澄子，永江和久，訳：成人の失語症：診断・予後・治療. 医学書院, 東京, 1971.）

34) Simmons, N.N. : Treatment of conduction aphasia. In : Language handicaps in adults（ed Perkins, W.H.）. Thieme-Stratton, New York, pp.44-55, 1983.

35) Brookshire, R.H. : An introduction to neurogenic communication disorders : 4th edition. Mosby-Year Book, 1992.（笹沼澄子, 監訳, 勝木 準, 訳：神経疾患によるコミュニケーション障害入門. 協同医書出版社, 東京, 1996.）

36) 宇野 彰：障害メカニズム別発話促進法とその適応症状―モダリティの相互作用に関する訓練効果研究. 失語症研究, 16（3）: 227-232, 1996.

37) Kohn, S.E., Smith, K.L., Arsenault, J.K. : The remediation of conduction aphasia via sentence repetition : A case study. British journal of disorders of communication, 25 : 45-60, 1990.

38) Le Dorze, G. : Étude des effets de l'intervention auprès d'un cas d'aphasie de conduction avec trouble d'accès au lexique. JSLPA, 15（3）: 21-29, 1991.

39) Bachy-Langedock, N., de Partz, M.-P. : Coordination of two reorganization therapies in a deep dyslexic patient with oral naming disorder. In : Cognitive approaches in neuropsychological rehabilitation（eds Seron, X., Deloche, G.）. Lawrence Erlbaum associates, Hillsdale, New Jersey, pp.211-247, 1989.

40) Bruce, C., Howard, D. : Computer-generated phonemic cues : an effective aid for naming in aphasia. British Journal of disorders of communication, 22 : 191-201, 1987.

41) Yamadori, A., Ikumura, G. : Central（or conduction）aphasia in a Japanese patient. Cortex, 11 : 73-82, 1975.

42) 山鳥 重：伝導失語の諸問題. 脳神経, 31（9）: 891-897, 1979.

43) 山鳥 重：言い間違いのふしぎ―伝導失語. 言葉と脳と心―失語症とは何か. 講談社, 東京, pp.145-183, 2011.

44) 物井寿子：文字言語障害の治療. 失語症臨床ハンドブック（濱中淑彦, 監修）. 金剛出版, 東京, pp.610-617, 1999.

45) 今村恵津子：仮名書字を用いた軽度伝導失語の訓練. 聴能言語学研究, 11（1）: 28-34, 1994.

46) 宇野 彰, 上野弘美, 小嶋知幸, ほか：伝導失語症3例の改善機序

—シングルケーススタディ法による復唱訓練と仮名音読訓練—. 言語聴覚療法, 13 (1) : 5-16, 1997.

47) 田中須美子, 藤田郁代, 安田菜穂：伝導失語に対する仮名文字を用いた呼称訓練の検討. 失語症研究, 12 (1) : 40-41, 1992.

48) 吉村貴子, 齊藤章江, 板倉　徹：伝導失語の錯語減少への訓練について—表象安定を目指した方法—. 神経心理学, 16 (2) : 135-144, 2000.

49) Cubelli, R., Foresti, A., Consolini, T. : Reeducation strategies in conduction aphasia. Journal of Communication Disorders, 21 : 239-249, 1988.

50) Nickels, L. : Therapy for naming disorders : revisiting, revising, and reviewing. Aphasiology, 16 (10/11) : 935-979, 2002.

51) Kohn, S.E., Smith, K.L. : The relationship between oral spelling and phonological breakdown in a conduction aphasic. Cortex, 27 : 631-639, 1991.

52) Simmons-Mackie, N. : Conduction aphasia. In : Aphasia and related neurogenic language disorders third edition (ed LaPointe, L.L.). Thieme, New York, pp.155-168, 2005.

53) 細縦有里：伝導失語への訓練経過. 失語症のリハビリテーション—全体構造法のすべて—第2版 (米山恭三, 監修, 道関京子, 編). 医歯薬出版, 東京, pp.181-192, 2004.

54) 今村恵津子：事例7 伝導失語の訓練経過—音韻性錯語を中心に. シリーズ言語臨床事例集第4巻 失語症 (竹内愛子, 藤林眞理子, 杉本啓子, 編). 学苑社, 東京, pp.211-235, 2002.

55) 小川七世, 橋本竜作, 西尾慶之, ほか：回転寿司を連濁せずに「かいてんすし」と音読する logopenic progressive aphasia (LPA) の1例. 臨床神経心理, 21 : 49-56, 2010.

56) Boyle, M. : Reducing phonemic paraphasias in the connected speech of a conduction aphasic subject. In : Clinical Aphasiology (ed Prescott, T.). College-Hill, pp.379-393, 1988.

57) 波多野和夫, 浅野紀美子, 森　宗勧, ほか：一部の伝導失語症例に見られた「錯文法性錯語」と言うべき言語症状について. 失語症研究, 6 (2) : 1049-1055, 1986.

58) 波多野和夫：錯文法と伝導失語. 失語症研究, 11 (2) : 104-109, 1991.

59) 堀田牧子, 竹内愛子：助詞と述部の生成に障害を示した伝導失語の1症例. 失語症研究, 14 (4) : 240-247, 1994.

60) 中嶋理香, 松井明子, 濱中淑彦, ほか：伝導失語における聴覚的文理解の構造について. 失語症研究, 12 (2)：182-188, 1992.
61) 小嶋知幸：改訂第2版失語症の障害メカニズムと訓練法. 新興医学出版社, 東京, pp.143-151, 2005.
62) 山田那々恵：PACE後, 主にロールプレイ活動を行った伝導失語例の訓練. 失語症者の実用コミュニケーション臨床ガイド（竹内愛子, 編）. 協同医書出版, 東京, pp.100-103, 2005.
63) 福井正人：伝導失語に対する言語療法アプローチ―理論的な考えに基づく訓練に加え心理的側面にもアプローチを行った一症例―. 関西総合リハビリテーション専門学校紀要, 2：27-35, 2009.
64) 伏見貴夫, 辰巳　格：音韻機能の障害. 言語コミュニケーション障害の新しい視点と介入理論（笹沼澄子, 編）. 医学書院, 東京, pp.95-130, 2005.
65) 春原則子, 宇野　彰：失語症者における各発話モダリティでの音の誤反応分析―呼称, 復唱, 漢字音読, 仮名音読間の比較―. 失語症研究, 13 (3)：247-255, 1993.
66) 春原則子, 宇野　彰：失語症者の音の誤りにおける自己修正の量的, 質的分析. 音声言語医学, 37 (1)：1-7, 1996.
67) 大田めぐみ, 小嶋知幸, 加藤正弘：伝導失語の改善過程―発話における誤りの経時的変化を中心に―. 失語症研究, 18 (3)：215-224, 1998.

● 索　引 ●

■英文索引

A
Albert ····································· 61

B
Broca ····································· 51
Broca 失語 ························· 59, 98

D
Dejerine ······························ 59, 60
diffusion tensor imaging ············· 18
dual-route model ······················ 38
dual-stream model ···················· 43

F
fMRI ····································· 100
Freud ······················ 52, 57, 58, 59, 60

G
Geschwind ·························· 52, 61
Goldstein ························· 52, 62, 63
Grammatical-SLI（G-SLI）········· 205

L
Lhermitte ································ 61
Lichtheimのシェーマ ·················· 4
Liepmann ·························· 52, 54
logopenic progressive aphasia（LPA）··· 173
　　―の画像所見 ···················· 179
　　―の記銘力 ······················· 178
　　―の言語性短期記憶（vSTM）····· 178
　　―の呼称 ··························· 177
　　―の診断基準 ···················· 180
　　―の精神症状 ···················· 179
　　―の聴理解 ······················· 177
　　―の頭頂葉機能 ················· 178
　　―の発語 ··························· 175
　　―の病理所見 ···················· 180
　　―の復唱 ··························· 177

M
Marie ···················· 52, 58, 59, 60, 62
Meynert ································· 57
Mini Mental State Examination（MMSE）
······························· 101

P
Pappenheim ···························· 52
PET ···································· 100
phonological loop ···················· **138**
phonological short-term store（PSTS）···
···························· 135, 138, **139**
pointing span ··············· 131, 143, 144

R
Rapid Automatized Naming（RAN）······
································ 221, 225
repetitionの障害 ····················· **115**
reproductionの障害 ············ 111, **115**

S
specific language impairment（SLI）··· 204
stimulus onset asynchrony（SOA）··· 160

STM症候群 …**131**, 134, 136, 137, 139, 140

T
tapping span ……………………………135, 143

V
voxel-based morphometry analysis（VBM）
　…………………………………………179

W
Warrington …………………………… 52, 63
Wernicke ……………………………………51
Wernicke-Lichtheimの図式 …………… 74
Wernicke失語 …………………………18, 98
working memory ………131, 134, 135, **139**

■和文索引

あ
アナルトリー
　………………57, 59, 60, 98, 112, **114**, 153

い
一次聴覚野 ………………………………153
逸脱刺激 …………………………………160
意味性錯語 …………………**140**, 143, 145
意味的側面の代償的利用 ………………244
意味の付与 ………………………………109

う
運動性失語 …………………………………52

え
エコーイック・メモリー（echoic memory
　：残響記憶）……………………………158

エピソードバッファー／エピソディック
　バッファー（episodic buffer）…106, **232**
遠隔記憶（remote memory）……………100
縁上回 ………………………………55, 71, 110
遠心性過程 ……………………………55, 56

お
押韻判断 ……………………………………85
音韻意識（phonological awareness）
　―課題 ……………………………………85
　―の発達 …………………………………199
音韻ストア ………………………………232
音韻（性）出力バッファー …39, **111**, 113
音韻（性）障害 ………………71, 203, 223
音韻性錯語（phonemic paraphasia）
　………7, **72**, 73, 75, 78, 79, 98, **112**, 116
音韻性錯書 …………………………………7
音韻性失名詞 ………………………………73
音韻性短期記憶（phonological short-term
　memory：pSTM）………………156, **232**
音韻性短期貯蔵庫（short-term store：STS）
　………………**107**, 109, 111, 122, 156
音韻性の誤り ……………………………116
音韻性の短期記憶 ………………………208
音韻操作課題 ………………………132, 141
音韻操作能力 ……………………………199
音韻知覚の発達 …………………………196
音韻認識能力（phonological awareness）
　……………………………………………**223**
音韻の配列・選択 ………………………112
音韻配列 …248, 250, 251, 252, 254, 255,
　257, 259, 261, 262, 266
音韻表象（phonological representation）
　……………………………………82, 223
音韻（的）符号化

……**73**, 75, 248, **250**, 251, 253, 254, 261
音韻符号化モデル ……………………83
音韻類似(性)効果……………102, 156
音韻ループ…105, **107**, 111, 113, 139, 156, **231**, **232**
音韻聾(phonological deafness)……155
音節数による相違 ……………………9
音節の分節化 …………………………86
音素 ………………………………195

か

ガーデンパス効果 ……………………32
会話および言語の特異的発達障害 …204
下前頭回 ……………………………113
下頭頂葉皮質皮質下損傷 ……………65
感覚性失語 ……………………51, 52
感覚貯蔵庫(sensory register)………103
感覚登録器(sensory register)………158
緩徐進行性失語(slowly progressive aphasia without generalized dementia : SPA)…173

き

記憶 …………………………………**98**
　―痕跡 ……………………………165
　―心像 ……………………………57
　―の多重貯蔵モデル ……………103
　―分類 ……………………………100
機能的構音障害 ……………………202
弓状束 ………………………53, 61, 65
弓状束説 ……………………………17
近時記憶(recent memory)…………100

け

形式性錯語 …………………**140**, 145

言語性短期記憶(short-term memory : STM) ………………56, 63, 140
　―の解剖学的基盤 …………110, **114**
　―の選択的障害 …………97, **104**, 123
　―の評価 …………………………120
　―の容量 …………………………108
　―モデル ……………………108, **113**
言語性短期記憶障害(言語性STM障害)
……10, 98, 109, 112, **114**, **131**, 134, 155
原発性進行性失語(primary progressive aphasia : PPA) ……………………174

こ

語彙性 ………………………………156
語彙性判断 …………143, 144, 145, **146**
語彙選択 ……………………………**73**
構音器官の発達 ……………………200
構音言語の喪失 ………………………51
構音の発達 ……………………200, **201**
構音プログラム ……………………153
構音抑制 ……………………………102
構音リハーサル過程 ………………232
語音弁別障害 …………………19, 98
語音聾(word sound deafness) ……153
語形聾 ………………………………**146**
語長効果 ……………………………102
古典的失語症分類 ……………………3, 4
コネクショニスト・モデル ……39, 236

さ

錯語 …………………………………53
サブレキシカル・ルート ……………152
産生型(reproduction) ………………234
産生型伝導失語(reproduction conduction

aphasia）………………………88, **137**

し

視覚言語性 STM …………………111
視覚言語性の情報処理 ……………113
視空間スケッチパッド …………105, 232
刺激間間隔（interstimulus interval：ISI）
　………………………………163
自己修正 ……………………………117
辞書 ……………………………………82
事象関連電位（event related potential：ERP）………………………………159
失語 ……………………………………61
失行 ……………………………………61
失構音 ………………………………153
失認 ……………………………………61
自発語 …………………………………55
出力音韻辞書（output phonological lexicon）
　………………………………154
受容性言語障害 ……………………204
受容-表出混合性言語障害 …………204
純粋運動失語 …………………………60
純粋語唖 ……………………………112
純粋な STM 障害 ……………………116
照合 …………………………………154
上側頭回 ………………………55, 111
小児失語 ……………………………**215**
初頭効果 ……………………………102
シルヴィウス溝周辺失語症候群…4, 98, 124
シルヴィウス裂 ……………………110
シルヴィウス裂周囲 ………………208
新近効果 ……………………………102
進行性伝導失語 ……………………190
心像性 …………………………120, 156

深層失語 …………………33, **140**, 145, 146
親密度 ………………………………120
心理学 ………………………………100

す

数字 …………………………………**109**
数唱 ……97, 109, **121**, 121, **131**, 134, 143
スパン ………………………………151

せ

接近行為（conduite d'approche）
　………………8, 27, 71, **78**, 79, 91, 117
舌端現象 ………………………………84
前頭葉 ………………………………113

そ

相互活性化モデル …………………39, 236
即時記憶（immediate memory）……100
ソノリティ（聞こえ，sonority）………92

た

短期記憶 …………**98**, 100, 101, 108, 123
短期貯蔵庫（short-term store）…103, 106
単語のモーラ分解・抽出 ……………86

ち

遅延聴覚フィードバック（DAF）……90
チャンク（chunk）………………108, 233
注意制御 ……………………………238
中央実行系（central executive）
　………………………………105, 113, **232**
中心後回 ……………………………113
中心前回 ………………………111, 113
中枢性失語 ………………………52, 64

中前頭回 ……………………………113
聴覚言語性短期記憶（auditory-verbal STM） ……………………111, 234
聴覚性語彙性判断 …………………141
聴覚的知覚 ……………………………206
聴覚的把持 ……………………………159
聴覚の発達 ……………………………196
長期記憶 ……………98, 100, 101, 106
長期貯蔵庫（long-term store） …103, 106
超皮質性感覚失語 ……………………18
超皮質性失語 ………………………114
聴理解 ………………………………110

て
手続き記憶の障害 …………………206
伝導失語……53, 71, 75, 98, 111, 115, 234
　―の亜型分類 ………………………12
　―の症候 ……………………………5
　―の病巣 …………………………15
伝導理論 ……………………………254
テンプレートマッチング …………154

と
島 ……………………………53, 55, 65
統語構造 ……………………………28
頭頂葉 ………………………………110
特異的言語障害 ……………………203

な
内言語 …………………………………64

に
二重課題 ……………………………123
入力音韻辞書（input phonological lexicon）

……………………………………154
認知神経心理学的モデル …………152

は
発語失行 ……………………………153
発語準備過程 …………………55, 56
発達性読み書き障害 ………………224
汎化 …………………………………243
範疇的な知覚 ………………………197

ひ
非語復唱 ……………………………207
皮質障害説 ……………………………17
左縁上回 ………………………………79
左上側頭回 ……………………………78
左側頭平面 ……………………………79
左中心後回 ……………………………79
表出性言語障害 ……………………204
標準刺激 ……………………………160
非流暢性 ……………………………176
品詞による相違 ………………………9

ふ
復唱 …55, 64, 97, 110, 131, 133, 135, 136, 137, 140, 141, 142, 143, 144, 145, 147, 151, 152
復唱型（repetition） ………………234
復唱障害………10, 11, 53, 55, 65, 98, 115
復唱型伝導失語（repetition conduction aphasia） ……………………88, 137
復唱能力 ………………………………54
分化障害 ………………………………64
文の復唱 ………………109, 116, 118
文法障害 ……………………………206

へ
並列分散処理モデル ……………………41
弁別素性 ……………………………………10

ほ
忘却 ………………………………………122

み
ミスマッチ・ネガティビティ（Mismatch Negativity：MMN）………………159

む
無意味音節の復唱 ………………**116**, 121

め
命名 …………………………………………55
メモリー・プローブ・インターバル（memory probe interval：MPI）……160

も
モーラ言語 ………………………………154
モダリティ変換 …………………110, 113
模倣 …………………………………………64

や
山鳥 …………………………………………54

ゆ
有標性（markedness）……………………92

よ
要素的症状 …………………………98, 124

り
理解力 ………………………………………54
離断症候群 …………………………………62
リハーサル ………………103, 118, **122**
リハーサル過程 ………**107**, 109, 115
リハーサルシステム ……………………156
リハビリテーション ……………………121
流暢性 ……………………………………176
臨床神経学 ………………………………100

わ
ワーキングメモリ（working memory：WM）
………………………………**105**, 123, **231**

● **内容紹介** ●

『伝導失語とは何か？』がわかる1冊！
伝導失語に関連する問題を詳細にまとめたかつてない論考集！

本書は、2011年11月に鹿児島で開催された日本高次脳機能障害学会サテライト・セミナーでの講演を核として、伝導失語に関わるさまざまなテーマを追加し、サテライト・セミナー特集として編纂されたものである。
第Ⅰ章「伝導失語とは？」、第Ⅱ章「音韻性錯語」、第Ⅲ章「復唱障害，言語性短期記憶障害」、第Ⅳ章「特殊型，小児の病態」、第Ⅴ章「伝導失語の言語治療」の全5章で構成され、伝導失語関連のほとんどすべての問題について、詳細にまとめて論じている。
伝導失語を多面的に学び、臨床に役立てられるようにまとめられた、充実の1冊。

ⓒ 2012　　　　　　　　　　　　　　第1版発行　2012年12月1日

伝導失語
―復唱障害、STM障害、音韻性錯語―

（定価はカバーに表示してあります）

検印省略

日本高次脳機能障害学会 教育・研修委員会 編

発行者　　　　林　　峰　子
発行所　　株式会社 新興医学出版社
〒113-0033　東京都文京区本郷6丁目26番8号
　　電話　03（3816）2853　　FAX　03（3816）2895

印刷　株式会社 藤美社　　ISBN978-4-88002-843-9　　郵便振替　00120-8-191625

・本書の複製権・上映権・譲渡権・公衆送信権（送信可能化権を含む）は株式会社新興医学出版社が保有します。
・本書を無断で複製する行為、（コピー、スキャン、デジタルデータ化など）は、著作権法上での限られた例外（「私的使用のための複製」など）を除き禁じられています。研究活動、診療を含み業務上使用する目的で上記の行為を行うことは大学、病院、企業などにおける内部的な利用であっても、私的使用には該当せず、違法です。また、私的使用のためであっても、代行業者等の第三者に依頼して上記の行為を行うことは違法となります。
・JCOPY 〈（社）出版者著作権管理機構 委託出版物〉
本書の無断複写は著作権法上での例外を除き禁じられています。複写される場合は、そのつど事前に（社）出版者著作権管理機構（電話 03-3513-6969、FAX 03-3513-6979、e-mail：info@jcopy.or.jp）の許諾を得てください。